imaginist

想象另一种可能

理
想
国
imaginist

带着
裂痕
生活

The End of Trauma

How the New Science of Resilience Is Changing How We Think About PTSD

[美] 乔治·A.博南诺 著　张绚 译

George A. Bonanno

复原力如何
帮助我们
应对创伤

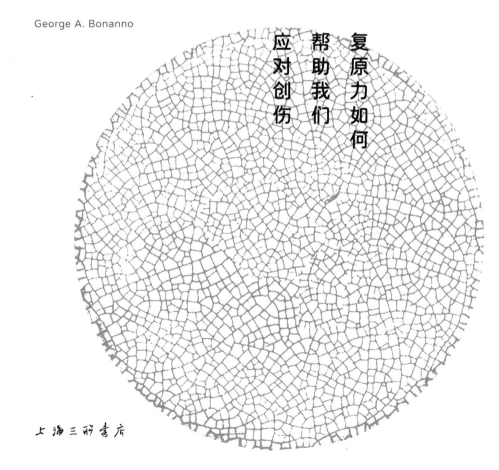

上海三联书店

The End of Trauma: How the New Science of Resilience Is Changing How We Think About PTSD
by George A. Bonanno
Copyright © 2021 by George A. Bonanno

This edition published by arrangement with Basic Books, an imprint of Perseus Books, LLC,
a subsidiary of Hachette Book Group, Inc., New York, New York, USA.

著作权合同登记图字：09-2023-0633

图书在版编目（CIP）数据

带着裂痕生活：复原力如何帮助我们应对创伤 /
（美）乔治·A. 博南诺著；张绚译 . -- 上海：上海三联
书店，2023.9
　ISBN 978-7-5426-8205-5

Ⅰ . ①带… Ⅱ . ①乔… ②张… Ⅲ . ①创伤—心理应
激—精神障碍—治疗 Ⅳ . ① R641.05 ② R749.05

中国国家版本馆 CIP 数据核字 (2023) 第 158662 号

带着裂痕生活：复原力如何帮助我们应对创伤
［美］乔治·A. 博南诺 著　　张绚 译

责任编辑 / 苗苏以
特约编辑 / 肖　瑶
装帧设计 / 高　熹
内文制作 / 陈基胜
责任校对 / 王凌霄
责任印制 / 姚　军

出版发行 / 上海三联书店
　　　　（200030）上海市漕溪北路331号A座6楼
邮购电话 / 021-22895540
印　　刷 / 山东新华印务有限公司

版　　次 / 2023 年 9 月第 1 版
印　　次 / 2023 年 9 月第 1 次印刷
开　　本 / 1230mm×880mm　1/32
字　　数 / 234千字
印　　张 / 11
书　　号 / ISBN 978-7-5426-8205-5/R·136
定　　价 / 68.00元

如发现印装质量问题，影响阅读，请与印刷厂联系：0538-6119360

致拉斐尔和安吉

作者说明

本书记录了多位勇敢之人亲身经历的故事，他们都曾遭遇极端或潜在的创伤性事件。为保护当事人隐私，除杰德·麦吉芬（Jed McGiffin）和马伦·韦斯特法尔（Maren Westphal），其余人物均为化名。

目 录

第三部分　进入游戏

第四部分　基本要素

第五部分　跟着我重复

我为何安然无事？

　　我第一次见到杰德是他来哥伦比亚大学教育学院参加临床心理学博士项目面试的时候。当时，我是教育学院的教授。那天，杰德和其他大多数候选人一样，衣着整齐，态度恭敬地走进了我的办公室。不过，他能"走"进我的办公室这一点让我颇感意外，我知道他曾遭遇一场可怕的交通事故，几乎丧命。见到他之前，我并不确定他还能不能行走。

　　杰德没有太多地谈论那场事故，我们有很多其他事情要谈。直到很长一段时间后，我才了解到完整的事件。

　　五年前，杰德还是一个在纽约艰难谋生的音乐人，正如他所说："我是一个音乐家，但不得不同时在餐厅做服务员来维持生计。"他在位于格林威治村的巴布餐厅工作，那是全纽约最好的餐厅之一，但他还是想做出改变。他的女友梅根当时正在学习护理，刚刚和他搬到一起。杰德一直对心理学颇感兴趣。他在上城区的城市学院上了几节课，感觉不错，计划从下一学期开始全勤上课。

12 月 21 日，刚刚结束了夜班的杰德在脑海中盘算着未来。那会儿餐馆刚刚关门。凌晨 1 点半左右，杰德来到地下室，请餐厅的侍酒师帮忙挑选了四瓶葡萄酒，作为家人的节日礼物。他把酒放进背包里，就出了门。

这天晚上很冷。杰德整个人缩在他的连帽衫里，在西八街的角落里等红灯。信号灯倒映在结冰的路面上折射出冷白色的光，杰德走向了那个十字路口。突然，一辆垃圾车从拐角处快速驶来并撞向他。他还没意识到发生了什么，就已经被撞倒在地。

杰德曾跟我说："我记得所有的事情，整个过程仿佛历历在目。我被前保险杠撞倒，然后被卷进车的前轮下。我向左边倒去，所以我的左腿向外移动了一点，车的前轮就从我的左腿上碾了过去。"

前轮碾过杰德的腿，然后经历了一个短暂的停顿。

一秒。

两秒。

而后，车的双轴后轮再次碾过。"一辆 25 吨重的垃圾车……就这样从我身上碾过去了。"

神奇的是，杰德背包里的四瓶酒居然完好无损，但杰德的腿和臀部已然血肉模糊。那是一场惨烈的交通事故。杰德疯狂地尖叫着。

最先到达现场的是消防队的应急小组。他们的速度很快，只用了几分钟的时间。阿德里安·沃尔什队副找到了杰德并握住他的手。杰德记得自己的意识很清晰，他知道自己处境危险。

"我知道那是生死关头。我没有昏迷，相反，我在尖叫，我记得我叫了好一阵子。"

随后，杰德得知本该来接他去圣文森特医院的救护车迟迟未到，尽管医院离事故地点只有六个街区，但救护车被堵在了路上。等待的过程让人痛苦不堪。

"当时真的很可怕，消防队到了，我非常清楚地记得那辆垃圾车。我可以从我躺着的地方看到消防队把那辆车拦在了路边，我真的记得很清楚。"

在救护车来之前，什么也做不了。可救护车在哪儿呢？

"当时周围有很多人在喊叫，沃尔什队副也在大声喊叫，她试着换个方式把我送去医院。他们开始有些担心了，沃尔什队副冲着消防队发火，她指着她的车，大喊道：'我们就不能把他挪到这里面去，然后把他送到圣文森特医院吗？'"

随着时间的推移，杰德的情况越来越危险。沃尔什队副事后曾说，那夜气温低是不幸中的万幸，杰德躺在冰凉的人行道上，一定程度上减缓了失血速度。但即便如此，杰德依然失血过多。医护人员给他输入了 50 个单位的血液，几乎是人体内正常血量的 5 倍。

而救护车整整过了 25 分钟才来。对杰德来说，这 25 分钟无异于永恒。除了任凭命运摆布，杰德别无选择。

"我记得我好像在人行道上进行了一会儿冥想，也可能是在尽力跟上我自己的呼吸。我不知道我在做什么。我当时很震惊。

周围一片喧闹,有人喊着:'赶紧上车!'车,就是所谓的救护车。善良的沃尔什队副握着我的手,试图让我保持冷静。而我处于恍惚之中,只能尽力而为。"

再然后,真正的救护车就到了。在又一阵清晰的疼痛来临之前,杰德感受到了短暂的解脱:"我知道,我的意思是我可以清楚地说出来,把我挪到救护车里的过程有多痛苦。我自己动弹不得,而被人们搬动的时候,真的疼极了。他们将我推来推去,把我抬起来。"

在整个过程中,杰德完全保持着清醒。"那种痛苦撕心裂肺。你知道,就像一切在突然之间变得只剩空白。我想,从事故地点到圣文森特医院的这条路上,我应该一直在尖叫。那时我的意识也慢慢模糊了,疼痛使然。"

救护车一路飞驰,很快,杰德就被送到了圣文森特医院。杰德大喊着要吃止痛药,但却没能得到任何用来缓解疼痛的药物。没有时间了。

"我记得急救员对我说,'坚持住,我们到了医院就给你拿药'。"

当他们终于到达圣文森特医院时,医生们包围了杰德,并立即开始询问他,他们需要细节信息来进行治疗。杰德的回答很明确:"先给我吃止痛药,然后我再回答你们的问题。"

他的意识开始渐渐模糊。但有一点他记得很清楚,他当时看到了女友梅根。当晚她正在他们位于布鲁克林的公寓里,得知消息后直接去了医院。

"我记得梅根在那里,她很担心我。那段记忆太难受了,她看起来很伤心，泪流满面。我记得当时的无助感。我想做点什么来安慰她，比如说一句'我会好起来'之类的。我记得当他们把我推进手术室时，我很有信心，我对梅根说：'我在手术室门口等你。'然后，人们就把我推走了。"

这是杰德对那晚的最后记忆。

杰德在手术室里血流不止，骨科专家们焦急地讨论着如何最大程度地救治他的断腿。随后，血管外科的首席医生来了。他很快看了一眼，就挥手让其他医生散开。事后，杰德拼凑了一下当时的回忆，他记得血管外科医生说了一些话，大意是"像你们这样争来争去，这个人根本不可能活下来，必须先想办法止血"。然后，杰德记得血管外科医生推搡着把骨科专家们赶出了手术室。

杰德的情况很危急，不清楚需要多久才能接上断肢，也不清楚这条腿是否能保住。他根本无从得知这些。医生很快就出去和梅根以及杰德的亲属们解释杰德的伤情，并请他们做好准备，杰德很有可能走不出这次难关。

在创伤中心的第一个晚上，杰德在手术室里待了几个小时。医护人员努力维持着他的生命。由于他的伤情过重，医生们决定进行多次手术，而最安全的方法是通过医学手段，让杰德进入昏迷状态。事故发生三天后，医生已确定无法保住杰德的腿。他的整条左腿被截掉，髋关节也相应地被切除。医生们还在计划之后的手术，因而杰德将不得不在一段时间内保持昏迷状态。

医学上的诱导性昏迷（induced coma），与由事故导致的比如头部外伤导致脑部肿胀或缺氧时的昏迷略有相似。医学上的昏迷由控制剂量的巴比妥类（barbiturate）药物诱发，它们通常是戊巴比妥（pentobarbital）或丙泊酚（propofol）。巴比妥类药物能够减缓大脑的新陈代谢，并诱发出一种类似于麻醉的暂时性深度无意识状态。

虽然大脑在药物诱导的昏迷中活动减缓，但仍然进行着认知加工。患者常诉说在昏迷期间经历了激烈和生动的梦境。有时，这些梦境中包含了他们昏迷期间周围的声音、经历的医疗救治，或是一些感官体验，如被触摸或移动等。

其中一个梦境令杰德终生难忘，梦中的他正不停地向下坠落。他已经不是一个真实存在的个体，在完全失重的状态下无休止地坠落。那种感觉并不愉快。"我身处一个类似敞篷车的物体里，那也有点像一架飞机，我的身体已经不复存在，但我在一个瀑布旁边，直直地向下坠落。对，我与瀑布平行坠落。速度非常快，可以说是飞速猛冲；但又不是飞行的感觉，我并不受任何控制。这有点模糊，但情绪和感觉是清晰的，我正处于不断下坠的自由落体状态中，太可怕了。

"我不知道下坠的状态持续了多久，我只感觉到不停地下落。似乎过了很久之后，我听到'呼'的一声，总算是落地了。

"真的是很不容易，但这并没有对我造成什么伤害，有一种'哦，我又重新回到自己的身体里'的感觉。终于不会再这样坠落了，我又重回我的肉身，一切都结束了。我一直处于一种……怎么说呢，仿佛是在鬼门关前走了一遭，然后我的魂魄又回归肉体了。

"还有，这听起来可能有些疯狂，我听到了曾经在芬兰浴见过的那位巫医的声音，他对我说'你被诅咒了'或是'你的家人被诅咒了'之类的话，还说什么'现在债务已经解决了，一切都会好起来的'。"

杰德在回忆到这位巫医时笑了起来，他把这类梦称为"诡异的心灵之梦"。在杰德的另一个梦中，名厨马里奥·巴塔利带着合作伙伴乔·巴斯蒂安尼奇一起来看望他。他们是巴布餐厅的老板，杰德认得他们。事实上，在杰德昏迷时，马里奥和乔的确曾到医院看望他。他清楚地听到，或者至少记得听到母亲告诉他这两位来看他了。但是，在巴比妥药物的作用下，杰德的脑中记得他们的会面并不是发生在无菌病房里，而是在南方某地（像是弗吉尼亚）春天的绿地上。杰德记不清他们的对话，只记得马里奥和乔来过，而且周围的环境非常安宁。

在昏迷期间，杰德的很多梦境都发生在充满田园风光的地方。

"整个梦境的背景是，我在一个豪华的护理机构进行长期疗养。那里有一个凉亭，还有连绵起伏的山丘，阳光灿烂，非常温暖舒适。"

那个凉亭让杰德想起，他长大的那个小镇也有一个类似的凉亭。在其他几个梦中，也曾出现过这个亭子。还有好几次，他梦见了他和梅根的婚礼。而关于婚礼的梦则非常离奇。

杰德回忆道："第一个梦真的非常奇怪。我姐姐当时的男友，也就是她现在的丈夫，我的姐夫，在网上搜索韩国的地下市场，想给梅根找一件复古风的'婚纱',类似于 20 世纪 60 年代披头士的那种风格。之后,我们开车绕过环山,沿着道路蜿蜒而上,来到一座穹顶建筑旁,建筑顶端有一个凉亭。我们开的是一辆红色的敞篷车,梅根那天很开心。整场婚礼都充满了 20 世纪 60 年代的复古风格。

"梦中并没有出现太多关于婚礼的细节,但我清楚地记得我们重复了一遍整个过程。梅根的父亲对婚礼的某些环节不满意,所以我们不得不重来。也就是说我们举办了两次婚礼。"

杰德做过很多与医院有关的梦,大多数都很诡异,有些甚至令人颇为不安。这些梦境充斥着偏执,或是暗指对某些错误行为的惩罚。他称这些梦境为"扭曲"的梦。

"有一次,我被困在一艘潜艇上整整两个星期。我困在那儿做厨师。那是一种对做了坏事的人的惩罚,似乎是因为我有什么不端的行为,所以受到了惩罚。"

在另一个梦中,杰德记得有位护士给他刮了体毛。这很可能是现实世界的残留,去除体毛是术前准备的一部分。但在梦中,杰德是从远处看着自己经历这一切,那种感觉痛苦至极。那位护士显然在刻意惩罚杰德。

"太尴尬了。有点施虐的意味,好像我是个坏孩子或者什么劣迹斑斑的人,我不记得他们说了什么,但显然他们很生气,他们在惩罚我。"

据杰德回忆,最糟糕的一场梦发生在农场里。"那不是什么令人心旷神怡的疗养所,而是一个农场,我更愿称之为恐怖的减肥训练营，但它同样位于气候舒适的南方。这里的每个人都严重肥胖，瘫睡在各自的床上。这里就像一间鹅肝加工厂，只不过被饲养的是人罢了。每个人都通过静脉注射获取营养物质，我也躺在床上，被动地接受喂养。我肥胖的身体几乎要从床沿溢出。我觉得我被圈养了。"

＊ ＊ ＊

人们对这种噩梦背后的形成机制知之甚少，也不清楚这种情形在诱导性昏迷患者中的发生频率。但似乎许多经历过诱导性昏迷的病人都表示曾经历过类似的梦境，且这些梦境都是阴森可怖的。[1]

一些病人描述说，他们感到被不善的、黑暗的或邪恶的"存在"包围，被带至"各种地方"，经历了"可怕的事情"。诱导性昏迷往往会让这类梦境变得更加恐怖，原因很简单，因为诱导性昏迷可以持续很长时间，所以这样的梦似乎永无止境。与我们通常在正常睡眠过程中经历的梦境不同，昏迷中的梦境没有入睡和苏醒的周期。一个人在昏迷期间所经历的梦境可能是持续不断的。一位曾经的患者这样形容："这就像一个持续的噩梦，我无法从中醒来。"另一位患者则表示："似乎是一场永远持续的噩梦……一连串的可怕事件相继发生，无休无止，环环相扣。"

正因为是持续不断的，这些梦境才生动且详细到令人难以置信，几近超现实（hyperreal）。许多经历过诱导性昏迷的患者提到，即使他们从昏迷中苏醒，也需要几天的时间才能意识到梦中的事件并不是真实发生的。更糟的是，许多人即便恢复了清醒，在昏迷中产生的梦境也并不会烟消云散，相反，它们久久萦绕于心，像是留下了一段伤痕累累的记忆。

还有一位患者说，"我在昏迷时做的噩梦，至今仍在继续"，并补充说，"无论是过去的，还是当下的，都十分真实"。

有些患者则说，这些梦境留下的记忆甚至比当初遭遇导致昏迷的伤害更加糟糕。他们还说"克服噩梦带来的影响比恢复身体层面的健康更难"，以及"相比于身体上的痊愈，我花了更长的时间来忘记昏迷时产生的梦境"。

截至目前，我们尚不知如何对待这类回顾性记忆，因为从来没有人对此进行过系统的研究。或许，只有那些深受其害的人才愿意花时间叙述自己的遭遇。事实上也并非所有从昏迷中苏醒的幸运儿都经历过这类噩梦，也有病人表示自己根本不记得昏迷中做过的梦。

近期的一项研究显示，曾进入重症监护室（ICU）的病人所述经历竟然惊人地相似。在重症监护室里，病人产生幻觉的情况十分常见，部分是由于精神活性药物所致。这种症状的术语叫作"ICU谵妄"（ICU psychosis）。[2] 上述研究显示，88%的受访病人说，他们在ICU时产生的幻觉和噩梦形成了侵入性记忆（intrusive memories），其中包括护士把病人变成僵尸、枪口喷血或鸟儿相互嘲笑等情形。他们还表示，在出院后的若干个月内，这些画面依然不断入侵他们的意识。

* * *

而杰德经历了所有的一切。他不仅遭受了一场巨大的伤害，还清楚地记得其中的每一个细节：车轮碾轧他的腿，尖叫，鲜血，冰冷的路面，灼烧的痛感以及梅根脸上的泪痕。而现在，那些在昏迷期间产生的诡异又无法磨灭的梦境，更是将他的痛苦推向了顶峰。如果这些都还不够，那么最残忍的就是一旦杰德苏醒，首先需要面对的便是自己失去一条腿的事实。

杰德的家人非常担心。他已经在昏迷中度过了漫长的六个星期。在此期间，他接受了近20场手术，身体任凭医生处置，重新组合后又拼缝在一起。除了截肢，他还接受了气管切开术以及结肠改道手术。当他苏醒时会发生什么？他会记得什么？当他得知自己被截肢后会有什么反应？人们会以什么方式告诉他？他将如何应对这场磨难所带来的创伤？

令所有人惊讶的是，杰德醒来时已经知道自己失去了一条腿。他不确定自己是怎么知道的，但他的的确确知晓这一事实。或许是在昏迷期间听到了医生们的讨论，或许他通过某些方式感受或者理解了自己所接受的治疗，抑或他只是单纯地知道这场灾难的后果有多么严重。

"我有一种感觉，我失去了一条腿，"杰德回忆说，"我似乎看到我的断腿留在了人行道上，我看得到它，惨不忍睹。我知道自己在鬼门关前走了一遭，所以从某种程度上说，我已经知道了。不管出于什么原因，我醒来时就觉得我已经失去了一条腿。所以我并不惊讶。"

从诱导性昏迷中苏醒的过程是循序渐进的，需要持续数日，人的意识因而可以重新进行时空定位，大脑也因而能够重新控制身体。这个循序渐进的过程有利于降低苏醒时陌生环境带来的冲击。杰德还记得自己慢慢地、像拼图般一点点地开始感知到周围的情况。"我当时脑中没有出现'哦，原来我在重症监护室'这样的想法，完全没有。"杰德说道，"回忆的过程是缓慢推进的，我知道我失去了一条腿，但我也记得当我往下身看时，看到我的腹部有一个洞，然后是插满全身的管子，还有所有的伤疤。"

杰德还必须忍受治疗带来的副作用："我记得我醒来后发现自己不能说话。有人告诉我，在拔掉呼吸机之前，我都不能说话。"在苏醒后的第五天，杰德才能够开口说话。在此之前，他只能通过手势或写字来交流。因为插着呼吸器，他的喉咙极度干燥。

"醒来后最难受也最令人心烦的一点是，我极度口渴。我的喉咙像骨头一样干，而他们不允许我喝任何东西。他们必须先确保我完全清醒，然后我才能进行吞咽动作。我的身边站着一整支专门解决吞咽问题的医护团队。"

在恢复意识之后，杰德最初的记忆非常温馨。他回忆说，自己非常渴望见到梅根。他记得，"她在，就很安心"。

但很快，回忆就陷入了黑暗。杰德开始回想起他如何失去了一条腿，短短几天内，他被这场事故的回忆彻底吞没。

"我当时还不能说话。但我记得，这段记忆不停地冲击着我，事故场景不断地在我的脑海中重现。这些回忆冲击力十足，你知道，就像一种来自深处的创伤性冲击。我在想：'天哪，我不能相信我必须面对这一切！'"

昏迷中的梦境也开始困扰他，或者说，这些梦境更加令他痛苦。

"我花了更长的时间，试图不去想起那些梦境。但你知道，这些梦境深深印刻在脑子里，那些关于偏执、侵犯、惩罚，对所处环境感到恐慌的种种场景，每一个都具备强大的冲击力。"

然而之后令杰德惊讶的是，这种被噩梦笼罩的状态戛然而止。

侵入性的画面逐渐减少，随后消失无影。杰德依然记得事故的所有细节，那些生动的梦境也依然历历在目，只是仅仅几天后，这些记忆不再入侵他的意识。没有闪回（flashbacks），也没有纠缠着他的恐怖场景。虽然只要他愿意，他依然随时能想起这些，但他也能在主动进行回忆的同时保持意识清醒。

"无疑，在醒来后的最初几天，那些回忆像巨浪般吞噬了我，但后来，一切慢慢退去，你知道，那速度非常之快。我也曾觉得这着实有趣，那些拥有强大冲击力的记忆是如何突然消失无影的，我再也不会有刚醒来时那样的强烈反应了。"

对杰德来说，这种转变是深刻的。

"我非常急切地想知道，为什么我没有陷入混乱？你知道的，我真的很疑惑。如果每个人都有创伤后应激障碍（post-traumatic stress disorder, 简称 PTSD），为什么我安然无事？这就是我的问题，真的。为什么我可以安然无事？"

* * *

为什么杰德会安然无事？

在经历了如此可怕的事故之后，怎么可能会有人没事呢？

这个问题看上去非常深刻，且无从回答。

但是事实上的确有答案。诚然，我们永远无法绝对地确定为什么杰德没有出现心理问题。毕竟他对于昏迷期间发生的事情已经了无记忆，但除此之外，我们是能够解释他为何没有出现心理问题的；而且不仅如此，我们同样能够解释为什么其他遭遇过重大不幸的人也没有出现心理问题。

这得从我们如何看待创伤说起。从传统的观点来看，杰德在心理上必然已经崩溃，他看似迅速变得安然无事只不过是一种幻觉，是对潜伏在其意识深处更具杀伤力的心理创伤的暂时性否认。在过去半个世纪的时间里，这种观点在很大程度上主导着我们，但事实上它是非常片面的。

直到最近，我们对创伤的了解大多源于对重大创伤反应（如PTSD）的研究。毫无疑问，我们应该尽一切努力去研究重大创伤，但问题恰恰出现在我们局限于此而忽略了那些并没有出现极端反应的人的时候。我们对于创伤后的不良反应知晓颇多，但对于正常的、良好的反应却知之甚少。而且不幸的是，我们慢慢地相信事情只会向坏的方向发展，认为创伤应激（traumatic stress）将无可避免地带来持久的伤害以及 PTSD。

这种思维是本质主义（essentialism）的体现。它根植于这样一种信念，即创伤性事件具有"自然本质"，有一个不可改变且不可观察的性质导致我们以某种方式进行感知及做出行为。[3] 我们也试图用这样的方式探究 PTSD。而当我们追溯这些概念的本质时，我们假设这些概念并非由人类发明或创造，它们始终存在，而人只是发现了它们。本质主义的假设并不一定是错误的。狗与猫是不同的，石头与水也不相同。但有时，本质主义的概念不能够切中问题核心，特别是涉及心理状态时。而且，正如下文即将讨论的，有关创伤的传统观点在很大程度上偏离了主题。无论是创伤还是 PTSD，均不是静态的、不可改变的。相反，它们是动态的，且边界模糊，会随着时间的推移而发散和变化。

诚然，PTSD 或类似事件时有发生，且可悲的是，一旦发生，当事人往往一蹶不振。但是，类似 PTSD 的这类极端反应并不只是在经历了诱发创伤的事件后于一瞬间产生的。暴力或者其他威胁到人身安全的事件，无疑会给人带来难以磨灭的伤痕，大多数经历过此类事件的人，或多或少地表现出某种形式的创伤应激。比如，他们可能会深陷惊吓与焦虑，或者极力地想要摆脱令人不安的思想、图像以及记忆。这些反应因人而异，因事而异，而且通常是短暂的，持续时间短则几小时或几天，最长不过几周。这种短暂的创伤应激是完全自然的反应，但并非 PTSD。

当创伤性应激迟迟未散并持续发酵和扩大，最终稳定为一种相对持久的焦虑状态时，就形成了 PTSD。但这个最终结果并不如我们想象的那样普遍。过去几十年的研究无疑表明，大多数接触到暴力或危及生命的事件的人，并不会发展为 PTSD。而这只能说明，事件本身并不具有本质的创伤性。事实上，没有任何一起事件，哪怕是暴力或威胁生命的事件，其本质上是具有创伤性的。这些事件只是"潜在的创伤"，其余的很大一部分取决于我们自己。

所谓的"其余部分"千变万化，比那些标准观点提出的假设要丰富得多。虽然大多数人没有患上 PTSD，但有部分人仍然会受到其他形式的影响。例如，他们可能需要与创伤性应激斗争几个月或更长的时间，然后才逐渐恢复；又或者他们起初的反应并不大，但随着时间的推移，情况慢慢变得严重。然而，即使我们能够解释不同的案例，我们仍然发现大多数人（或者说绝大多数人）能够恰当地应对创伤性应激。大部分经历过潜在创伤事件（potentially traumatic event）的人能够在相对短暂的时间内恢复正常生活，而不会陷于长期困境中不能自拔。简而言之，大多数人都具有复原力（resilience）。我通过自己的多项研究反复验证了这一点，其他科学家的研究也表明了这一点。纵观所有已进行的研究，包括对各类高厌恶事件或潜在创伤事件的研究，它们几乎均得出了复原力这一结果。

但是，尽管我们得出了人具有高复原力这一经验事实，我们仍然面临一个更大的问题，即为什么当可怕的事情发生时，我们能够应对自如，摆脱其带来的困扰并继续我们的生活？是什么赋予了我们如此强大的复原力？

讽刺的是，这个问题恰恰揭露了传统观点的失败之处。如果 PTSD 单纯产生于创伤性事件，那么根据相同的本质主义逻辑，大多数人之所以具备创伤复原力，仅仅是因为他们本身就具有复原力。换言之，传统观点的唯一解释，只能是具备复原力的人具有的某种本质使其免受影响。

大家看到的多数关于复原力的表述，都陷入了这种静态的本质主义逻辑。这些表述告诉人们，复原力是一些良好的品质，具备高复原力的人拥有七类或五类要素，如果你具备这些要素，那么你就拥有复原力；反之，如果你不具备这些要素，你就不具备复原力。这种直截了当的方式自有其吸引力，直白、简单，并且让人们觉得，人可以尝试着发展这些要素，从而获得复原力。

但只要细想就能够发现这一逻辑的缺陷，问题不在于这些要素的数量。我自己的研究已经发现多项与复原力相关的特征。毫无疑问，我们会发现更多的特征，所以数量并不重要。问题在于我们无法列出一张复原力特征清单，因为我们无法穷尽这些特征。我将其称作"复原力悖论"（resilience paradox）。我们可以确定复原力的统计学相关因素，即所谓拥有强大复原力之人的特征，但令人颇感矛盾的是，当事件发生时，这些相关因素并不能告诉我们哪些人具备复原力而哪些人不具备。

其原因在于复原力和创伤类似，是一个动态目标。由潜在创伤事件引起的应激会随着时间的推移而产生影响，甚至在我们极力控制这种应激的时候，它也会发生转化或变化。这类事件时常能够创造出新的应激和问题，从而影响我们的生活。例如，事件可能导致我们身体受伤，或令我们暂时失去工作或住所。适应事件带来的影响则需要时间，而非简单的、固定的特征。

事实上，大量的研究表明，没有一种或一组特征是永远奏效的。毫不夸张地说，任何特征，任何我们可能想到的行为，都有利有弊。简单而言，在某种情况下或某个时间点上有效的特征，在另一种情况下或另一个时间点上或许并不奏效，甚至可能是有害的。即便是那些看上去明显有用的特征和行为（如表达情感、寻求他人的支持），也不是放之四海而皆准的。而在某些情况下，我们通常认为有问题的特质和行为（如抑制情感）又恰恰是我们所需要的。这意味着，我们必须在对抗事件影响的过程中，一刻不停地找出最佳解决方案，而后不断地进行调整。换言之，我们必须具备灵活性（flexibility）。

乍听简单，但所谓灵活性的内涵十分丰富。由于灵活性对于如何接受厄运起着至关重要的作用，我将在本书中对其进行着重分析。首先，灵活性不是一个被动的过程。潜在创伤事件是令人痛苦和不安的，而通常我们所求的无非是忘记这些事件。接受这类事件需要我们积极而系统地思考正在经历的事情及其原因，而要有效地思考则需要主动地参与，需要我提出的"灵活性思维"（flexibility mindset）。

一旦拥有了这种思维和信念，我们就具备了应对挑战的基本要素。这种思维模式将指引我们采取被我称为"灵活性序列"

（flexibility sequence）的一系列步骤。当我们不断循环这些步骤时，我们就能够识别我们正在经历的事件，并知道我们应该如何去应对。这其中还包含一个关键的纠正环节，我们可以通过这个环节确定我们选择的策略是否有效、是否需要更换策略。当这些步骤结合在一起，无论我们具备何种特征、行为以及资源，我们都能够灵活地利用拥有的工具，从而适应环境向前迈进。值得注意的是，这些并不是罕见的能力，只是人类思维中从未被重视的特质，人们也可以对其进行培养以放大这些特质。

每当我在公开演讲中阐述以上观点时，总有听众告诉我，很难相信以往关于创伤的认知竟有诸多谬误。或许，读到这里，你也在思考同样的问题。如果是这样，也并不奇怪。毕竟，以上观点可能与你之前听到的内容相差甚远。当然，一味地说传统观点毫无根据，也是不准确的。传统观点，尤其是关于PTSD的概念，是在理解创伤这条漫长道路上不可缺少的一步。但现在，我们在这条路上走得更远了。而且，正如下文即将陈述的那样，我们在这条路上收获的见解和论据足以使人坚信，传统的观点已不再可行。

在接下来的章节中，我们将逐渐搭建一个全新的、逻辑更为紧密的框架，这个框架将不仅描述不同创伤的结果（比如复原力或PTSD），也将解释这些不同的结果是如何形成的。我们将深入挖掘促成这一新观点的问题和想法，并将探寻其背后的若干科学研究。当然，在这一过程中我们还会提到杰德的故事，书中多处将提及对他的访谈。我们还将听到其他与痛苦逆境相抗争之人的故事。千里之行，始于足下。在开始这段旅程之前，我们首先需要回到人类第一次尝试理解创伤的时候。

第一部分

三分之二

第一章

发现创伤后应激障碍

在纽约自然历史博物馆的人类起源展馆内，陈列着一座令人震撼的立体模型。这座模型非常大，人如果能够走进其内部，可以轻松地站立和走动。同时，它也非常逼真。

模型内的灯光被刻意调得很灰暗，参观者甚至需要一些时间来适应灯光。而在显示出的图像中，你首先会注意到至少一个有着类似人类长相的人物，就在最靠近玻璃的位置。看上去，那是个小个子的早期人类祖先。他赤身裸体，蹲在地上。

此处展现的是更新世（Pleistocene）时期的一个场景，距今大约一百万年，或许更长。这是个直立人。他在一条小溪边弯下腰，双手从河里捧出水来喝。他赤身裸体，体毛繁盛，看上去很放松。正值黄昏时分，这条小溪位于山脚下，溪水想必清冽怡人。

当你的眼睛进一步适应灯光后，可以逐渐看到更多的场景。你注意到，似乎出现了动物，那是成群的鬣狗。它们的警惕性很高，竖着耳朵，从后方靠近那位直立人。

如果你靠近一些，观察其中某只鬣狗，就能看清它的姿势。它使用了具有攻击性的蹲姿，看起来充满威胁。而后，你的目光聚焦到另一只鬣狗身上。这只离得更近，它蹲着，鼻子向前伸，耳朵冲着后面，一定是在准备攻击。史前时期的鬣狗体型较大，是凶悍的捕食者。而此刻我们的祖先似乎完全没有意识到危险即将来临，他手无寸铁，完全放松了警惕。你突然惊觉，几乎肯定他一定会遭遇厄运。

但如果他以某种方式设法在袭击中幸存下来呢？他是否会被闪回所困扰？他是否会不断地回忆起那些充满血腥和痛苦的画面？——可怕的动物扑面而来，咬牙切齿，咆哮着，打斗，奔跑。他是否会因为不断回想起那场遭遇而倍感困扰？他是否会遭受侵入性记忆和噩梦的折磨？

这些我们将永远无从得知。我们对更新世时期的所有了解，都是源于骨骼化石和其他考古线索，我们只能拼凑出过去生活的某些场景。没有书面文字，没有艺术作品，没有记录成文的思想或经验。

直到很久以后，距今大约四万年前，人类才第一次用小雕像和洞穴壁画来展现他们的经历。在这些最早期的艺术作品中，动物、狩猎队和武器是最常见的事物。显然，那是当时人类的主要关注点。那时的人类是脆弱的，生活充满了危险。但就在同一时期，人类也开始扭转局势。他们开始保护自己，改变生存平衡。曾经的猎物慢慢变成捕食者。

但这是心理创伤吗？狩猎和武器意味着危险，这一点很明确。如何在洞穴壁画上体现创伤呢？我们可以画出武器、狩猎或攻击。但创伤是一种心理反应，语言才是最简单的表达途径。所以我们得继续往前走，来到距离我们更近的时代。事实上，在距今约五千年前，人类才开始发展和使用文字。

从这个角度出发，我们会开始期待找到人类最早关于某种持久的心理创伤的记录。即便不是在距今约五千年前，也是在那之后不久。

但当我们真正看到五千年以来的文字记录时，我们惊讶地发现：心理创伤似乎是近现代才有的概念。

发现创伤之前的时代

在最早的文字记录中，我们最可能找到有心理创伤相关描述的作品是讲述特洛伊战争的荷马史诗《伊利亚特》(*Iliad*)。它起初或许只是由人们口头传颂[1]，公元前 1000 年前后才以文字形式被记录了下来。故事的大部分内容是神话，也包括了几个世纪中迈锡尼人和赫梯人之间的真实战争，也就是通常所称的"特洛伊战争"的细节。可以说，《伊利亚特》的文字非常写实，将战斗场面描述得栩栩如生，勇士们在战争中负伤、致残或死亡，字里行间充斥着恐惧、苦恼、畏惧和勇气。双方都遭受了毁灭性的损失，士兵们流下了痛苦的泪水，他们哀号着，呻吟着。尽管双方相距很近，但他们丝毫没有掩饰饱受折磨后的悲痛之情。

精神病学家乔纳森·谢伊（Jonathan Shay）发现，这种描述与他从参与过越南战争的现代士兵那里听到的"有毒的战斗经历"故事惊人地相似。[2] 然而，谢伊指出，对于希腊人和特洛伊人在战争结束后可能感受到的情感创伤，荷马只字未提。[3] 我们能读到很多描述士兵们因为失去战友、朋友和家人而倍感痛苦的描写，但其中完全不曾提及他们在战后的创伤反应，如噩梦或侵入性闪回。

还有许多其他的历史记载也描述了悲惨的事件，在今日看来，这些都可以被称为创伤性事件。但在大多数情况下，这些描述从未使用"创伤"或"创伤性"等字眼，也不曾提及任何类似 PTSD 的症状。在很长一段时间里，有文字可考的历史从未提及"危险或令人恐惧的事件可能导致持久的心理障碍"这个概念。

只有极少数历史记载曾提及与持久心理创伤有些许关联的片段。其中，最著名的也或许是人类最早的相关记录，是莎士比亚于 16 世纪末在《亨利四世》（*Henry IV*）中描绘的一个场景。这个场景出现在一个简短的段落中：国王的精神状态每况愈下，王后珀西夫人非常担忧，而国王的问题似乎来自战争之后的噩梦和心事。我们很难断定国王的情况是否可以被称为真正的 PTSD，除了这段简短的文字，书中的珀西夫人和国王都没有再提到这个话题。

17 世纪，英国贵族塞缪尔·佩皮斯（Samuel Pepys）在以第一人称写作的《佩皮斯日记》(*The Diary of Samuel Pepys*)中有过相对清晰的描述。佩皮斯是一位知识分子,是国王查理二世的知己,也是艾萨克·牛顿的朋友。他一生显赫,收藏了大量书籍,成就颇丰。但人们知道他,更多的是因为他的日记。在动荡的十年间,佩皮斯事无巨细地记录了自己的思想和活动,以及他对朋友、宫廷和日常事件的观察。

佩皮斯的日记中或许提到了创伤后反应,而其他文字资料对此却无只言片语,这可能并非偶然。佩皮斯未曾公开披露自己的日记。他用古英语写作,并使用速记代码,且就目前所知,他生前从未传播过日记的内容。他身故后,其大量藏书以及这些日记均被捐赠给剑桥大学。而在人们发现这些资料并对之进行破译和出版之前,它们被尘封了一个多世纪,无人问津。

《佩皮斯日记》中有一段内容意义重大,记录的是1666年那场摧毁了伦敦的大火。深夜,佩皮斯被远处的火焰惊醒,但他认为这并不严重,于是躺回了床上。第二天,他震惊地发现,大火肆虐了整整一夜,摧毁了数百座房屋。他首先从伦敦塔的有利位置观察了灾情,之后乘船巡视。由于大火仍在持续,他急忙进宫汇报情况。

在整个事件中,佩皮斯都表现得非常暴躁。当然,任何一件事都可能让这位17世纪的贵族暴跳如雷。那是一段非常艰难的时期。他睡眠严重不足,只偶尔地吃几口东西。他费尽心力确保他家人的安全,又将大量珍贵藏书和黄金转移到安全的地方。但他的生意往来和宫廷职责也迫使他必须关注这场恐怖的火灾的进展。有条件的话他就乘船，但大部分时间他必须步行。

他抱怨说："我们已经做好踩着滚烫的木炭穿越城市的准备。"

在日记里，佩皮斯依然保持着镇定自若，但他没有刻意地不去记录在当时环境下的痛苦。他经常流泪，常常被恐惧所笼罩。他曾写道："天空看起来是多么的可怕，暗夜里，一切都在燃烧。这足以让我们失去理智，的确非常可怕，因为大火看起来就像在我们身旁，整个天堂都在燃烧。"

经过漫长的五天，火势终于消退了大半，但这段经历一直跟随着他。在扑灭大火前的一晚，他记录道："自己睡得很好，但心中仍有着对火的恐惧。"几个月后，他仍然"在大部分时间里被对大火的恐惧所困扰，直到今天都无法摆脱这种恐惧"[4]。半年后，佩皮斯发现自己仍会在夜间因大火的记忆惊醒。

"奇怪的是，事到如今，我依然每晚都沉浸在对那场大火的恐惧之中，而就在昨夜，由于不停地回想起大火，我接近凌晨2点才勉强入睡。"[5]

寻找创伤

佩皮斯从未使用过"创伤"这个词。根据《牛津英语词典》，虽然这个词在17世纪就已经流传开来，但在当时，它是一个医学术语，用来描述身体上的重伤。直到19世纪中期，"创伤"这个词才较为广泛地被用来描述身体遭受的伤害。那时，工业革命正如火如荼地进行，随之而来的则是工业事故频发，造成了诸多严重的工伤。19 世纪的医生在为事故幸存者治疗时，偶尔会注意到他们的奇怪行为或神秘的、无法解释的症状。但人们相信，这些症状是由于潜在的身体原因造成的，而这种原因是什么尚未可知。

在 19 世纪中期，最著名的创伤案例当属由丹麦医生约翰·埃里克·埃里克森（John Eric Erichsen）提出的"铁路症候群"（railway spine）。[6] 当时，铁路在西方世界如雨后春笋般迅速发展。但不得不承认，早期的铁路旅行环境可谓肮脏不堪。车厢卫生条件很差，环境喧闹，最重要的是，乘坐火车是很危险的。凶残的暴力事件频发，且每每发生时，火车上几乎没有任何保护设施能够使人避免受伤。火车车厢很脆弱，框架结构为木质，只有极少的保护装置。事故的后果也往往触目惊心。

同时，越来越多经历过这些事故（包括一些轻微事故）的铁路旅客向他们的医生反映自己出现了古怪的精神症状，包括记忆力减退、缺乏食欲、做噩梦、感知混乱、焦虑，以及莫名的疲劳和烦躁等。最典型也最令人费解的是，这些乘客的身体上基本没有明显伤痕。对此，埃里克森的解释是，这些乘客的脊柱受到了极轻的、几乎无法察觉的挫伤，干扰了大脑信号，从而严重影响了情绪。

这一观点引起激烈的辩论。当时的医学界持怀疑态度，埃里克森力图改变，但他同时承认一部分旅客是因为想要骗取铁路公司的赔偿，而故意表现出有类似铁路症候群的症状。巧合的是，责任保险正是诞生于同一时期。[7]

无论是真是假，越来越多的工业事故幸存者开始寻求医生的帮助，讲述自己出现的奇怪症状。其中一些人则找到了柏林著名的神经学家赫尔曼·奥本海姆（Hermann Oppenheim）。奥本海姆逐渐相信，这些奇怪的症状不仅仅是由身体上的创伤造成的，还涉及一个潜在的心理问题。1889 年，他在一本名为《创伤性神经症》（Die Traumatischen Neurosen）的著作中提出了一个颇有争议的论点。[8] 但这本书并未造成持久的影响；事实上，除了对观念史感兴趣的人，很少有人记得奥本海姆。但无论如何，奥本海姆已经做出了他的贡献。这本于 1889 年问世的著作，首次在医学上用"创伤"（trauma）一词来描述单纯的心理反应。

弹震症

　　随着心理创伤的概念不断发展，时间来到了 20 世纪。就在这时，战争不期而至。"一战"的战火很快燃遍整个欧洲。从任何角度看，"一战"都是一场规模庞大、死伤无数、毫无意义的可怕对抗。在"一战"中丧生的人数是惊人的。当那些从战场上幸存下来的士兵最终回到祖国时，许多人似乎发生了奇怪的变化：他们很难从战争中走出，也很难形容究竟是什么在困扰着他们。

　　"一战"让人们熟知了"弹震症"（shell shock，直译为"炮弹休克"）。无疑，这个词描述的是一种精神崩溃状态，而非单纯的身体创伤。但是它的内在含义同时又表明，"创伤"这个概念的边界仍然模糊不清。"休克"（shock）一词描述的是一种严重但转瞬即逝的状态，可以在相对较短的时间内自然消退。人们觉得，在战场上受惊的士兵可以轻松地"克服"自己出现的异样反应。除此之外，这个词还带有明显的质疑甚至是侮辱意味。士兵们的心理障碍究竟从何而来？是单纯来自他们自身的弱点，还是来自他们的懦弱甚至是装病？

这些猜疑本身也具有杀伤力，尤其是对被猜疑的士兵而言。战争在严冬季节陷入僵局，出现了数以千计的"弹震症"病例。然而在硝烟弥漫的战场，这类病例往往得不到重视。反映有心理问题的士兵不仅得不到关注和信任，反而会受到惩罚，且是严重的惩罚。数百名士兵因怯懦而被处决，此即著名的"黎明枪决"（shot at dawn）。他们有些是因为逃跑，有些是因为拒绝执行命令，还有一些则是因为根本无法服从命令。无论如何，有一点毋庸置疑，的确有很多人受到了战争带来的创伤。

二十五岁的英国士兵亨利·法尔就是其中之一。整整两年间，他都在战壕里度过，几乎从未休息。某天，他接到命令前往索姆河战役前线。

索姆河战役是"一战"中规模最大、最血腥的会战之一，持续时间近五个月，死伤人数超过百万。那时的法尔已经受够了战争，他精疲力尽，拒绝执行命令。但他的长官们却不允许，他们指控法尔"面对敌人行为不当，懦弱不堪"，并将他送上了军事法庭。在审讯中，他很不明智地选择了为自己辩护。最终，审判只用了 20 分钟，第二天，法尔就被处决了。[9]

如今，有关心理创伤的研究历经近一个世纪的发展，事后想来，这些行为无疑是残暴野蛮的，这些士兵的亲友也经历了痛苦。数十年间，他们不断努力，试图为被处决的亲友正名。直到 2006 年，即"一战"结束近九十年后，许多士兵才最终得到迟到的赦免。

亨利·法尔的女儿格特鲁德是幸运的，能在有生之年看到父亲得以身后正名。

"我一直认为，"她说，"弹震症是我的父亲拒绝再次奔赴前线的真实原因，我相信许多其他士兵都遭受了这种折磨，不仅仅是我父亲一人。"[10]

令人恐惧的部分

1918 年，第一次世界大战结束，整个欧洲发出了一声叹息。这场战争是有史以来最血腥、杀伤性最大的战争之一，而对于"弹震症"，人们更愿意选择避而不谈。但问题在于它久久不愿退出公众视野。

令人意外的是，诗歌竟是造成这一情况的原因之一。许多年轻的英国知识精英都参加了战争，包括新一代的诗人。在此之前，战争诗一直是一种表达爱国主义的形式，讲述传奇的军旅生活，歌颂为国捐躯的无上荣耀。新一代诗人的代表之一威尔弗雷德·欧文（Wilfred Owen），在第一次世界大战爆发之初，也在用诗歌表达类似的情感。

哦，这是何等甜蜜与满足，能与他人在和平中生活，

但更甜蜜和更有意义的，是为同胞在战争中牺牲。[11]

但很快，欧文和他的诗作就发生了戏剧性变化。欧文应征加入英国军官团，他接受了七个月的训练，然后离开祖国，前往战场。起初，他的家书中总是透露着愉悦。然而，残酷的现实接踵而至，欧文被派往前线，加入已白热化的索姆河战役中。在给母亲的信中，他承认自己感到十分恐惧，他写道："我找不到任何理由，在最后四天里欺骗你。我遭受了七重地狱般的痛苦。"

放眼四周，满目皆是死亡和毁灭。但对欧文来说，最糟的莫过于"无处不在的恐怖"。

他写道："可怕的风景，邪恶的噪声，肮脏的语言，所有一切都是肮脏的，甚至从人口中说出的话也是肮脏的（因为所有的人都是魔鬼），一切都违背了自然，都破碎了，被炸毁了；还有因为来不及埋葬而被堆放在防空洞外已经变形的尸体，这是地球上最令人厌恶的景象。""在诗歌中，这些牺牲的人被称为最光荣的人。但如果与死去的他们整日整夜地坐在一起……一周后回来，发现他们仍然坐在那里，一动不动，'军人精神'就此消失殆尽。"

欧文被派往一个先遣站，用他的话说，"不是奔赴前线"，而是"去前线的更前线"。他被派往"无人区"，即铁丝网和交战双方的战壕之间的荒芜死角。

欧文在给母亲的信中写道："德国人知道我们待在那里，所

以决定就让我们死在那儿。"

德军曾多次炮轰该地区。为了藏身，欧文和其他 25 个人紧紧地挤在一个防空洞里，但其实那仅仅是地面凹陷形成的大洞。一枚炮弹在防空洞入口附近爆炸，彻底封死了他们最后的藏身之地，而且他们也不可能从另一个出口逃生。他们没有选择，只能等待。在等待的过程中，水逐渐渗了进来，深达数英尺（1英尺 =0.3048 米）。

"那 50 多个小时是我一生的苦难极点。我几近崩溃，干脆就让自己淹在水中，而水现在正慢慢漫过我的膝盖。"欧文写道。

"我没有洗脸，也没有脱靴子，更从未进入过深度睡眠。整整 12 天，我们就躺在洞里，随时都有可能被炮弹炸死。"

而后，当欧文睡着的时候，一枚炮弹在距离他的脑袋只有几码（1 码 =0.9144 米）的地方爆炸了。冲击力将他带至半空，并直接把他甩出了防空洞。也不知通过什么途径，欧文竟设法找到了另一个可以藏身的洞，"洞的大小刚好够人躺在里面"，他还找到一块波纹铁皮作为掩护。但对欧文来说最可怕的是，他的一位战友，休伯特·高克罗格少尉，也被炮弹炸出了防空洞，但他没能像欧文一样幸运地活下来，他的身体被炸得残缺不全，有一半掩埋在泥土中。

欧文在新的地方又被困了好几天，其间他一直和高克罗格的遗骸待在一起。最终，欧文被他的同伴发现并解救出来。"找到他时，他神志不清，浑身颤抖，行为怪异。"[12]

这个遭遇将他推向了崩溃的边缘。

他写道："你知道，让我发狂的不是德国人，也不是炸弹，而是和可怜的老知更鸟（我们以前都这么称呼高克罗格少尉）一起待了那么久。他就在我周围……好几个地方都有他，如果你能听懂我在说什么，可我真希望你不懂！"

欧文在战役前线度过了四个月，而后他被诊断为弹震症，被送到苏格兰的一家医院休养。

在那里，他写下了流传至今的战争诗。但在新的创作中，他不再以浪漫的文字描述士兵之间的战友情义，而着重揭露地狱一般的战争黑暗。他描写了噩梦，写到死去的士兵伸出双手要把他带走，写到垂死之人冷酷的面孔，这些场景长久地困扰着他。[13]

欧文本可以在战争期间一直留在英国。但经过一段时间的休整，他自愿返回前线。他肩负着一项使命。他仿佛听见有个声音在对他说，用文字记录士兵的经历是他的义务。

遗憾的是，他的回归以悲剧收场。就在战争结束的前几天，他在战斗中不幸丧生。他的母亲在停战日当天收到电报，知晓了儿子的死讯。

在另一位伟大的战争诗人西格弗里德·沙逊（Siegfried Sassoon）的努力下，欧文的诗作得以发表。这些诗在当时产生了巨大的影响，并流传至今，不仅因为其抒情、狡黠的现实主义笔调，更因为其中表达的对士兵遭遇的同情，这是前所未有的。[14]

欧文的诗或许很感人，但不得不承认，诗毕竟不是通俗小说。不管在当时还是如今，诗歌都是一种相对高雅的文学形式，品读是一种后天习得的能力。不过，一种更容易理解的形式很快就出现了，用来描述由战争带来的情感痛苦。1928 年，埃里希·玛利亚·雷马克（Erich Maria Remarque）出版了小说《西线无战事》（*All Quiet on the Western Front*）。雷马克通过扣人心弦的虚构手法，描绘了战争带给人们的心理伤害，讲述回归平民生活的重重阻碍。《西线无战事》一经出版，就迅速成为畅销书。

发现PTSD

第一次世界大战摧毁了欧洲。战后的领土争端很快又造成了新的政治紧张局势，更何况在二十年后，世界再次被战争所笼罩。"二战"的情况更加糟糕。技术在进步，战争策略也在进步，新的痛苦也随之而生。而且，心理创伤问题再次浮现，人们虽然不愿意谈论，但已无可避免。

到了"二战"时期，关于创伤的观念已经略有进步。从积极的方面来看，受到创伤的士兵表现出异样行为不再被视为懦弱，也不再因此受到惩罚。但同时，这类行为被归咎为心理问题，人们认为战争创伤是人固有的心理弱点，并经常用"神经症"（neurosis）这个词来形容它。此外，人们还认为创伤是暂时的、短暂的，只要稍作休息就可以缓解症状。

"二战"之后，《精神障碍诊断与统计手册》（*Diagnostic and Statistical Manual of Mental Disorders*）一书首次在美国问

世，也就是我们常说的 DSM，它是关于精神障碍领域的圣经。这本书的第一个版本，即 DSM-I，提出了一个宽泛的、类似创伤的诊断：急性应激反应（gross stress reaction）。与 DSM-I 中提到的大多数情况一样，并没有正式的标准或症状可以明确定义这个诊断。之所以将急性应激反应与其他形式的精神疾病相区别，仅仅是因为人们认为它是短暂的、可逆转的。有意思的是，DSM-I 中提出，如果急性应激反应持续存在，则应当舍弃这个诊断结论，转而考虑其他更明确的疾病，或许可以捕捉到更深层次的致病原因。

"二战"持续了六年之久，再一次给全世界造成毁灭性破坏。美国在战争后半段扮演了重要角色，随后迅速卷入以 1950 年朝鲜战争为开端的其他战争中。心理创伤问题层出不穷。DSM 的第二版，即 DSM-II，于 1968 年出版。在 DSM-II 中，"成人适应反应"（adjustment reaction to adult life）一词代替了"急性应激反应"，但它仍然是一个模糊的概念，没有实质变化。我们仍然缺乏一个有关创伤反应的诊断标准，而且这个新名词依然保留着之前的假设，即创伤反应只是短暂的障碍。

20 世纪 60 年代至 70 年代，全球经历了广泛的政治与文化变革。越南战争和电视的快速发展，或许是影响创伤认知的两个最重要因素。看似没有尽头的越南战争让人们无比反感，随着战事一再拖延，人民抗议不断，国家陷入了紧张局势之中。在这种背景下，战争伤亡成为全民讨论的话题。但这一次，受创伤的情况以及战争的恐怖都以电视转播的形式，通过夜间新闻直接传至美国的寻常人家。不久之后，人们又看到了活生生的案例：一部分从战场返回家乡的士兵发觉自己难以继续正常生活，或者很难重新融入社会。医疗机构束手无策，医生和治疗师们迫切需要一个解决方案，或者至少需要一个能帮助他们识别哪些人症状最严重的诊断标准。

在越南战争结束若干年之后，DSM-III 于 1980 年正式出版，首次提出持久的心理创伤反应的正式诊断标准，这就是 PTSD。它与之前提到的概念都不一样。确诊 PTSD 并没有假定这种障碍是短暂的和可逆转的，也没有假定它是由于懦弱或内心的软弱造成的。相反，它被视为一种疾病，即一些被普遍认为是对恐怖之事的反应。

PTSD 的症状分为几个不同的子类别。其中最突出的一类症状是围绕着侵入性记忆的，那是一种突然的、不由自主的、非常不愉快的记忆，不断提醒人们事件发生时的细节和痛苦，反复地、强行地进入人们的意识之中。就像佩皮斯对伦敦大火挥之不去的回忆一样，这些侵入性记忆常常以生动的梦境或噩梦的形式出现。但最糟糕的情况是，它会毫无预兆地侵入人们的正常生活。它们会突然出现，而且非常强烈，给患者造成一种暂时性的错觉，认为事件正在发生。这种症状俗称"闪回"，因为其在发生时，几乎和事件本身一样真实，同样令人感到不安。一个原本无害的词，一种声音或一个图像，可能以某种方式成为创伤性事件的提示信号，在瞬间触发侵入性记忆。后者一旦被触发，就会变得非常难以控制。神经科学认为，出现这一问题是因为患者"利用情境信息来适应恐惧的能力全面减弱"。[15]
简言之，即使患者身处非常安全、远离最初的创伤之地，例如，
坐在家里的椅子上，或在餐馆里，或是在安静的街道上漫步，
突然涌现的侵入性记忆也会非常真实。记忆不受周围环境的"背
景信息"的限制，让过去在当下重新上演。PTSD 患者会尝试回
避能唤起他们关于创伤性事件记忆的人或地点，来避免回想起
这些不由自主的记忆。但大多数情况下，这么做有弊无利。

记忆入侵的随机性，导致患者处于一种高度的觉醒状态：
感觉非常紧张，持续地保持"警惕"，仿佛危险就潜伏在某个角
落里。而由于不断地想要避免侵入性记忆，患者会陷入疲惫不
堪的"侵入—回避、回避—侵入"的螺旋式循环中。

这种循环会让人精疲力尽，这也是为什么 PTSD 患者往往
非常烦躁。他们会发现自己越来越难以集中注意力，睡眠也不
能恢复精力。他们没有喘息的机会，只有持续的不祥预感和恐惧，
有时则会觉得内疚或愤怒，有灵魂超脱、孤立和空虚之感。

武断的、不断扩大的诊断标准

PTSD 诊断标准的提出，掀起了业内的飓风。多年来，在一
线工作的心理健康专家一直认为，心理创伤是真实存在的。如
今，他们终于能够正式地表达这一观点，但他们走了一些弯路。
几乎是在一夜之间，新的治疗方案应运而生。研究人员也加入
了方案探索之中，他们迅速创建评估工具，以更好地识别 PTSD

以及跟踪其发生过程和变化。

但是，这项工作从一开始就存在严重问题。首先，PTSD 的诊断是基于医学疾病模型确立的。身体疾病源于感染性病原体或基因异常等生物学问题时，可以通过物理测试（如脑部扫描或验血）进行验证。这种情况下，症状是由生物学问题引起的，因此症状有助于解释疾病。但疾病模型并不适合被用于心理问题的确定，不存在明确的能够引发包括 PTSD 在内的心理障碍的病原体或生物学问题，也没有物理测试能够证实这类问题的存在。相反，严重的心理创伤是对外部和潜在的创伤事件经历的一种心理反应。或许一些身体上的缺陷会让一部分人更容易患上 PTSD，但没有明确的身体原因能够解释 PTSD 是如何或为何产生的。[16]

PTSD 的疾病模型本身就是一个僵化的本质主义假设，即人要么有 PTSD，要么没有，不存在中间状态。这个假设的问题在于，心理问题包括人们对潜在创伤事件的反应，往往不能被明确地划分。当然，我们可以制定类别，这很容易。但制定出的类别并不一定是自然界本身存在的。例如，我们习惯将人分为青年人、中年人和老年人，但是衰老程度并没有固定的分类，年龄只是不断增加的数字。PTSD 症状也是如此。暴露于潜在创伤事件的人可能会表现出各种各样的症状。有些人只有少数几种症状，有些人则有多种症状，而有些人有大部分甚至全部症状。这些症状被视作一个连续统一体才具有意义。统计分析表明，并没有一个清晰的指标，也没有隐藏的或明显的分类，能够清楚地指出心理障碍会在什么情况下出现或不出现。而事实上，大多数精神障碍发作都是如此。[17]

出现这类问题，部分是因为所谓的精神健康问题并不是根据经验总结而来，而基本上是由"专家委员会"发明的：专家们进行了讨论和争辩，有些讨论长达数月甚至数年，最终就某一种障碍有什么样的表现达成共识。整个过程可能相当曲折，与其说是"达成共识"，不如说是争论方之间"各退一步"，并由此得出一些相当复杂和多样的诊断标准。PTSD 的诊断及其各种子类别，是目前最复杂多样的。几年前，我的同事艾萨克·加拉策-莱维（Isaac Galatzer-Levy）和理查德·布莱恩特（Richard Bryant）对被诊断为 PTSD 的患者可能出现的症状组合进行了研究。针对早期的 PTSD 诊断标准，他们已发现接近 80000 种不同的症状组合。而针对最新即目前正在使用的 PTSD 诊断标准，症状组合数量已达到惊人的 636120 组。这意味着，在同一个诊断标准之下，被诊断为 PTSD 的 636120 人，每个人出现的症状可能都不相同。[18]

抛开这些让人厌烦的概念性问题不谈，PTSD 的诊断还有另一个难点。随着诊断标准的普及，我们惊讶地发现，确定哪些人患了 PTSD 以及哪些人可能患上 PTSD 竟然变得更加困难，部分原因在于 PTSD 的诊断标准中包括了一点："（患者）先前曾暴露于创伤性事件。"1980 年的诊断标准刻意缩小了创伤的定义范围，所谓创伤是指被认为是"超出人类正常经历范围的、几乎任何人都会感到痛苦的事件"。但多年来，随着诊断的普及，心理健康专家逐渐发现了一些被遗漏的病例。于是他们提出诊断的范围或许过于狭隘，很多 PTSD 患者与定义描述的不同。他们认为，每个人对创伤的反应是不同的。对某些人来说只是困难和不愉快的事情，对其他人来说可能就是创伤，而这些人理应得到确切诊断，并可选择是否进行治疗。

这些论点最终赢得了胜利。随后发布的 DSM 版本扩大了对创伤性事件的定义，囊括了更多的潜在性创伤经历。毫无疑问，拓宽定义是有效的，更多的人因此能够得到确诊。但不幸的是，修订后的措辞引发了一个至今未能解决的新问题：新版本的定义中包含了主观性因素，标准因而变得含糊不明，以致任何令人高度不悦的事件都可以被视为创伤。[19]

PTSD无处不在

并不是所有人都认可新的 PTSD 定义。哈佛大学心理学家理查德·麦克纳利（Richard McNally）曾在著名的《心理学年鉴》（*Annual Review of Psychology*）上发表过一篇关于创伤领域的评论，他将新的定义贬低为"概念上的税级攀升"。[20] 创伤专家杰拉德·罗森（Gerald Rosen）不满地指出，扩宽后的定义开启了一种可能性，即预期未曾发生的创伤也可能导致 PTSD，也就是说有可能出现"创伤前"应激障碍，这使 PTSD 的诊断变得几乎毫无意义。[21]

但不断拓宽的诊断标准不仅仅是一个学术或临床问题，它已经走出医学范畴，进入了我们的日常生活中，也由此开启了人类第一次关于PTSD的公开讨论。媒体和新闻时常报道一些真实的人和故事，例如：士兵们始终无法摆脱战争的阴影；袭击事件的受害者久久不能忘却被袭击的经过；飓风灾害的幸存者时常回想起自己是如何被狂风卷向高处；还有遭遇车祸的人们，心惊胆战于轮胎的摩擦声和汽车鸣笛声。

人们不可能对这样的报道视而不见。我们具备探测和应对威胁的本能，这是我们生物遗传的一部分。所以，当我们听到这类故事的时候，我们会本能地加以关注。尽管如今我们不再像自然历史博物馆里展示的那位古代祖先那样，赤身裸体地四处奔跑，但就如同他对远处潜伏着一群凶狠的掠食者一无所知，毫无防备地停下来喝水一样，我们的处境依然与他类似。诚然，如今我们的日常生活要安全很多，但我们深知环境并非坚不可摧，暴力伤害、袭击、灾难等可怕的事情依然可能发生。据保守估计，大多数人在其一生中至少要经历一次这样的事件；很多人会经历不止一次。[22] 不同PTSD患者的故事警示我们危险无处不在，也告诉我们危险会带来怎样的后果。

伴随着人们越来越多地关注PTSD，我们似乎有些矫枉过正。在塞缪尔·佩皮斯的时代，这是一种隐秘的疾病，令人羞愧和困惑，即便在私人日记中也要通过加密语言来记录。但当时间来到21世纪，它几乎成了海妖之歌。创伤不再是不可言说的话题，有以它为名的电视连续剧和在线游戏[23]，有以此为主题的网页和博客，一些机构和学术期刊的名字中也出现了这个字眼[24]。"创伤"

已经融入我们的日常生活，而且它的曝光率有增无减。记者大卫·莫里斯（David Morris）曾说过，创伤"几乎就像一种病毒，一种病原体，它所做的仅仅是在世界范围内不断地自我复制，直至最后，世界上只剩下创伤，PTSD无处不在"[25]。很显然，这一说法有些过激，可真相究竟在哪儿？相对于PTSD，复原力又是什么？复原力又在哪里？

第二章

寻找复原力

复原力的概念并非来源于潜在创伤事件。它不是可怕的机动车事故，也不是暴力袭击，更不是血腥的战争。这个概念最初甚至与人无关，而是关于树木的。

20世纪70年代初，环境生态学家克劳福德·斯坦利·霍林（Crawford Stanley Holling）首次开始使用"复原力"一词来描述森林和其他生态系统如何在受到持续威胁的情况下仍能长期存在。[1]霍林强调，具有复原力的系统（如森林）经常受到随机的、不可预测事件的困扰，比如火灾或昆虫数量急剧增加。这些随机事件会对森林的规模和状态产生影响。然而，尽管森林可能看起来不稳定，但这种不稳定性实际上是系统生存方式的一部分。例如，尽管火灾会造成严重的破坏，比如可能会减少森林的密度和面积，但从长远来看，火灾也会为森林提供大量益处。大火焚烧了地面的灌木层，让更多的阳光和水到达树龄较小的树木，而新植被的繁殖会为动物和益虫提供更多的食物。此外，火还可以滋养土壤，清除老树或弱树，帮助消灭疾病或害虫。一些树木经历了进化之后，火已然成为其繁殖周期的重要参与者。

在霍林撰写有关森林复原力的文献之后不久，这个概念也出现在有关儿童成长的研究中。[2] 关注弱势儿童福祉的理论家和研究人员注意到，大量的弱势儿童在充满挑战的环境中，似乎能够很好地应对生活的起伏，并最终能够过上正常、健康的生活。

早期，关于人类复原力研究的主要对象往往是那些有可能阻碍长期发展的问题，比如贫困或长期虐待等。[3] 例如，经济资源的缺乏往往会导致劣势的自循环。[4] 贫困和营养不良催生了儿童提前辍学和产生不良品行，这些又反过来限制了他们能够获得的工作机会，而缺乏工作机会又将再次导致贫穷。同样，虐待和霸凌会摧毁幼儿的世界观，以及他们的自尊心和信任感。这些问题可能引发社会退缩（social withdrawal）、孤立或暴力野蛮行为，并往往在日后导致他们受到侵害或自我伤害。[5]

但研究儿童成长的人员发现，尽管境遇堪忧，可孩子们拥有惊人的复原力。有相当数量的弱势儿童可以持续地达成发展里程碑。例如，在成年后，他们能够获得健康的社会关系，能够胜任工作，能够适应正常成年人生活的多个领域。[6]

这个发现令人震惊，也必然吸引了媒体的关注。各类报道层出不穷，"无敌的""无懈可击的"以及"罕见的超级儿童"等字眼频现。[7] 尽管每一个在艰难环境下生存的人都应当得到赞赏，但这些形容词其实具有很大的误导性。战胜困难的孩子并不是无敌的，也不是无懈可击的，他们不是超级儿童，这样的孩子也并非如新闻报道所描述的那样罕见。

这项研究的先驱之一，安·马斯特恩（Ann Masten）总结得最为恰当："我们对那些从困境中走出的儿童进行研究，其中最大的收获在于我们发现这种现象并非罕见。"[8]她还创造了一个美丽而富有诗意的短语来描述这种现象——"平凡的魔法"（ordinary magic）[9]。当然，并非所有经历过长期磨难的孩子都有好的表现。但正如马斯特恩和其他人所证实的那样，很多孩子在艰苦的环境中仍能茁壮成长，而非传统观点认为的那样——他们一定会出现异常。

预计被击溃

针对弱势儿童的研究有力地证明，人类有能力走出恶劣环境的影响。但是在日常生活背景下发生的刺激性更大的、独立的、潜在的创伤性事件呢？奇怪的是，尽管有越来越多的证据表明，即便在长期贫困的环境中，儿童依然可以健康成长，但人们对潜在创伤后的复原力这个问题几乎毫无兴趣。几乎所有人，包括人类发展方面的专家，都将显著威胁生命事件（acute life-threatening events，简称 ALTE）归为单独的一类。专家们认为，当面临"极具威胁的情况或灾难事件的直接后果"时，"没有人能够保持高水平的心理健康或反应能力"，而根据创伤性事件的定义，这类事件会将人"击溃"。[10]

这些假设几乎没有留下任何可质疑的余地。当出现急性创伤时，我们期待的最佳情况是受害者在忍受痛苦后逐渐恢复，就像在经历极端贫困之后慢慢恢复健康。[11] 而 20 世纪 80 年代至 90 年代，专家们在描述潜在创伤事件发生后可能出现的最理想结果时，常会说"复原力即康复"。从某种程度上说，时至今日他们仍然常常说这句话。[12]

如果急性创伤真的无可避免地造成急性痛苦（几乎所有人也都是这么认为的），那么为什么还要在人们经历了潜在创伤事件后寻找复原力呢？研究这类事件的人，无论其研究对象是儿童还是成人，多数都对复原力兴趣淡然，基本上只关注长期影响。或许正是基于这个原因，首个有关潜在创伤事件之后的复原力论据，并不是来自对这类事件本身的研究；相反，是来自对悲伤（grief）和丧失（loss）的研究，或者说是来自我自己对悲伤和丧失的研究。

悲伤的模式

我从 20 世纪 90 年代初开始研究丧亲（bereavement），那时我还是加州大学旧金山分校的博士后研究员。当时，关于丧亲的主导思想与关于创伤的主导思想非常相似。似乎所有的人、所有的研究都在关注精神病理学。正如创伤理论家已经开始研究 PTSD 一样，研究丧亲的专家们几乎一致认为，所爱之人的离世必将导致长期的痛苦和悲伤。和创伤理论家一样，丧亲研究专家也认为逐步恢复是最好的结果，但过程仍然是极其痛苦的。

那时的我对丧亲还较为陌生。我在之前出版的《悲伤的另一面》（*The Other Side of Sadness*）一书中讲述了我的研究过程，[13] 但我依然深表怀疑，怎么会有如此悲伤的情景？毫无疑问，失去亲人的痛苦不言而喻，一部分丧亲者会在很长一段时间内深受打击。但假定大多数人都会因为亲人的死亡而崩溃，这个想法是没有意义的。如若果真如此，人类怎么可能长存于地球呢？

更令人困惑的是，当时极少有关于丧亲的广泛且可靠的研究，基本上所有已经完成的研究都聚焦于那些在丧亲之痛中苦苦挣扎多年的案例。正是由于这些研究都专注于长期的悲伤反应，所以我们看不到任何其他的情况，比如那些或许很快就从丧亲中调整过来的人。但如果我们不了解人们如何能够高效地应对丧失，又如何能了解痛苦的极端情况？

当时我刚刚开始研究丧亲问题。我还很年轻，名不见经传，我的意见也不能产生很大的影响。但是其他一些更知名的心理学家也表达了类似的担忧。[14]

我认为是时候针对这些问题进行实验了。我和我的同事花了数年时间才完成第一项研究，但研究结果与传统的丧失观点完全相悖。很明显，我们的多位研究对象即丧亲者是具备复原力的。一些研究对象的症状持续时间较长，在丧亲的最初几年间，他们的悲伤和抑郁之程度始终维持在较高水准。而与此同时，我们并不意外地发现，其他研究对象则表现出不同形式的、循序渐进的康复模式。令人印象深刻的是，在我们跟踪观察的丧亲者中，有很大一部分人几乎没有表现出悲伤或抑郁，即便在丧亲的最初数月里也没有类似表现，且他们在研究的后续阶段中始终保持着这种健康的状态。

这并非发展心理学家所描述的"复原力即康复"的模式。这是直接的复原力作用，清晰而简单。当然，其过程中也有痛苦和悲伤，以及一些挣扎。当很重要的人去世时，我们总会感到痛苦。但是具备复原力的丧亲者似乎能够处理这种痛苦，并继续迎接他们日常生活中不断出现的挑战，甚至在丧亲发生后不久他们就能够做到。我们在采访他们时，从他们的生理反应、面部表情以及他们如何控制自己的情绪反应中观察到了这一点。

由于"悲伤的复原力"（resilience to grief）是一个全新的观点，我们非常想要确定它是否正确。我们安排了一些研究对象在他们的私人办公室里接受资深悲伤治疗师的独立评估，治疗师可以使用任何一种常用评估模式。这些治疗师无法接触到我们的数据，所以对我们的发现一无所知，但他们的评估结果与我们的一致，这便再次明确证实了复原力的存在。[15]

起初，许多丧亲方面的专家都持怀疑态度，我们的一些同事也认为我们的发现不过是侥幸。但随着我继续进行这项研究（有时我会使用不同的方法），慢慢地我发现了一些类似的模式：长期症状、逐步恢复和复原力。我们的观点随之越发清晰。[16]

之后，我的工作发生变动，来到位于纽约的哥伦比亚大学教育学院担任教职。虽然我继续研究丧亲之痛，但我长期以来对创伤反应的兴趣亦重新浮现。在我职业生涯的早期，我进行了为期一年的临床实习，这也是我博士学业的一个部分。当时，我与表现出 PTSD 的退伍军人一起工作。在那次轮流实习中，我注意到在这些退伍军人中，有一些虽然被诊断出 PTSD，但实际上他们看上去并不像患有 PTSD。当时我不确定应该如何理解这个现象。由于我的博士阶段刚刚开始，我只是把这些信息储存起来，放在我脑中的某个地方，然后继续我的实习。但当我来到纽约，即近乎十年之后，我又回想起那时候的观察。此时，我已经积累了很多有关丧亲者复原力的记录。如果我把目光投向更容易引起创伤的事件，如自然灾害或暴力袭击，我是否会发现同样的恢复模式？一种非常强烈的预感告诉我：我会的。

但是我应该从何入手呢？那时我已经发表了一些关于不同种类的潜在创伤的研究，但都是与其他研究人员合作完成的。我需要自己的数据。那么又该从哪里获取数据呢？在哪里能够找到创伤？正当我思考这个问题的时候，创伤找到了我。

当世界倒塌的时候

"9·11"恐怖袭击事件给全球带来了冲击。几乎所有人都预料到了最坏的情况。袭击的规模之大，加上各种图像和故事占据着媒体头条，人们预测 PTSD 会带来前所未有的影响。纽约市卫生专员预计会出现"公共心理健康危机"。危机热线确信会有大量的咨询电话，因此提前做好了应对准备。市政府官员咨询了全国各地的创伤专家，并"着手建立和培训一支志愿治疗师队伍"。不可否认，纽约市做了充足的准备，正如《纽约时报》所说，当时纽约"每平方英里（1平方英里=2.589988平方千米）的心理治疗师和心理健康机构数量居于全美首位"。国际知名的创伤专家就在纽约当地的大学授课。市政府官员从"1993年世贸中心爆炸案"和环球航空公司800号班机空难中汲取了教训，有能力在巨大的动荡时期进行迅速动员，并构思出富有创造力的预案。然而，官员们也想知道他们该如何照顾"一个受到创伤的群体"，并满足"必定会出现的需求"。[17]

袭击发生后不久，非学术性刊物《科学美国人》（*Scientific American*）发表了一篇文章，预测全国范围内与焦虑有关的患者数量将激增，尤其是受到事件直接影响的纽约市民。[18]据推测，"9·11"恐怖袭击这种令人痛心的创伤性事件，将大大增加PTSD高风险人群数量。事实上，由于"袭击带来的情感冲击"过于强大，"许多官员怀疑，即使是习惯于自力更生的人也可能会寻求专业帮助"。[19]联邦应急管理局（Federal Emergency Management Agency，简称FEMA）想必也持有同样的看法。在袭击发生后，联邦应急管理局为纽约市分配了前所未有的心理健康援助资源，总额达数亿美元，为所有需要的人提供免费的危机咨询。

之所以会有这样的预测，原因之一在于"9·11"事件是一次异常残酷且蓄谋已久的暴力事件。一位创伤专家指出："如果一架飞机在纽约的大雾中不慎偏航，撞倒了世贸大楼的其中一座塔楼，这同样也是巨大的创伤性事件，但相比之下，'某个人或某个团体蓄意谋杀大楼里的每一个人'这个事实带来的创伤要大得多。"[20] 当然，随着时间推移，受到事件直接影响的人们还将清醒地意识到，他们从一场暴力事件中侥幸逃生，但这一事件并非意外，而是一次蓄谋已久、冷酷到令人震惊的恐怖主义行为。面对如此残酷的现实，很难想象有人不会出现 PTSD。

但是，是否每个遭遇了袭击的人都注定要遭受痛苦？PTSD 是无从躲避的吗？对此，当时大多数心理健康专家一定会给出肯定答案。即使是那些相对谨慎的人，也认为发展出 PTSD 的概率非常高。

PTSD症状类型

一些早期研究似乎证实了这些可怕的预测。在袭击发生后的三天之内，兰德（RAND）公司开始对美国各地的代表性样本进行调查[21]，调查结果也随之占据媒体头条。44% 的人，即接近一半的被调查者表示出现了一种或多种过度应激症状。在距离纽约市 100 英里（1 英里 =1.60935 千米）范围内的人群中，这个比例甚至更高，达到 61%。兰德公司因其方法严谨而受到尊重，他们对最初的调查结果持相对谨慎的态度，并未过分夸大。例如，他们指出大多数创伤研究只阐述了发病率，而非出现症状的患者数量。但没有症状计数的比较数据，就很难知道有一个或多个过度应激症状究竟意味着什么。尽管如此，兰德公司仍然对自己的发现有足够的信心。在报告的最后，他们总结道："近日恐怖袭击事件造成的心理影响不太可能很快消失。"不久之后，陆续出现的其他研究数据似乎也证实了兰德公司的结论。其中最仔细的研究当属由纽约医学院的桑德罗·加利亚（Sandro Galea）及其同事进行的研究。他们聚焦纽约市，在袭击发生后五到八周内对曼哈顿居民进行调查。由于纽约是种族和文化多样性极高的城市，他们的研究特别注意到调查人口样本的代表性。加利亚研究的初步结果与兰德公司的研究一致。大约 58% 的曼哈顿居民，发展出一种或一种以上的 PTSD 症状。[22]

PTSD 症状类型是一方面，但实际的情况有些微妙。符合 PTSD 诊断标准的人群比例要小得多，只有约 7.5%。住在坚尼街以南、靠近世贸中心遗址的人群中，符合 PTSD 诊断标准的比例较高。综上所述，整体的 PTSD 患病率达到 20%。研究人员发现，在直接经历袭击的人群中（比如在飞机撞向大楼时人正在大楼内），PTSD 的患病率更高，接近 30%。[23]

这些数字可谓触目惊心。在 2001 年 9 月 11 日之后仅一个多月的时间里，直接受袭击影响的人群中已有近三分之一报告出现强烈的症状，足够被诊断为 PTSD。这一切似乎证实了人们对事件的最坏预测。

然而，这些早期的 PTSD 相关数据也可用于验证完全相反的结论。许多"9·11"幸存者并没有发展出 PTSD，换言之，在直接暴露于这场美国有史以来破坏性最强的恐怖袭击的人之中，大多数人尚未表现出 PTSD。但这些仅是早期数据，许多观察家预计 PTSD 患者数量将继续上升。

而随后，患病率开始急剧下降，这几乎出乎所有人的意料。当加利亚的团队在袭击发生六个月后再次进行研究时，他们发现曼哈顿居民中 PTSD 患病率已经从最初的 7.5% 缩减到不足 1%。[24] 直接经历袭击的人群的 PTSD 患病率虽依然显著高于其他人群，但同样也在下降。这种变化是如此明显，加利亚和他的同事得出的结论为："大多数可能发展为 PTSD 的症状都得到了迅速的缓解。"[25]

出现持续性创伤应激的病人寥寥无几，令人倍感惊讶。而同样令人惊讶的是，心理咨询处门可罗雀。联邦应急管理局为纽约市提供了数百万美元的免费危机咨询，这个决策此时看来像是受到了误导。简单来说，几乎没有人有咨询需求。即使在袭击发生后的早期，在精神病急诊科和诊所工作的志愿者基本无事可做。人们并没有用到这些服务。[26]

起初，这种情况的出现被归因于人们在意自身名誉，他们之所以不寻求咨询，是因为觉得这是软弱的表现。或者他们害怕面对自己的创伤，或者他们根本不知道有这种服务。于是，地铁和建筑物上贴满了告示，用以宣传免费治疗，并鼓励所有感兴趣的人前去寻求治疗，但依然无人问津。满怀善意又倍感沮丧的咨询师们开始自己寻找服务对象，他们还会给受袭击影响的企业致电，为他们提供服务。有时候，志愿咨询师们在消防队里徘徊，或偷偷钻过地面上的路障，想看看救援人员是否需要帮助。虽然这种强硬的方法或许能受到极度痛苦的幸存者的欢迎，但迫使人们接受治疗往往会适得其反，甚至弊大于利。[27]

我们如何理解这种模式？袭击发生后，许多人都出现了"一种或多种 PTSD 的症状"，这又意味着什么？这些简单的数据以及它们引发的反响，都让我们惊讶地发现，我们竟然如此轻易地忽视了真正的复原力。"PTSD 症状"听上去很可怕。但实际上，这个短语并没有实践意义或科学意义。"PTSD 症状"可能是指一个、数个或多个症状，也可能单纯地指一些日常问题。

比如轻微的皮疹。皮疹本身可能引起人的不适，但也可能是一些严重疾病的征兆，包括一些致命的疾病，如中毒性休克综合征（toxic shock syndrome）、落基山斑点热（Rocky Mountain spotted fever），甚至是癌症。[28] 但同样地，我们也需要知道，皮疹是非常常见的疾病，通常病程短暂，而引发皮疹的原因也可能仅仅是轻微的刺激或过敏。就其本身而言，如果没有其他并发症状，皮疹通常是良性的。只有当它与其他关键性指标，如发烧、疼痛、肿胀、恶心、头痛、腹泻或呕吐等同时出现，才值得警惕。

心理症状的情况也是如此。兰德公司将症状分为五种，依次询问了受访对象，并在研究报告中指出，多数人表现出至少一种应激过度的症状。这五种症状包括：感到烦躁，难以集中注意力，难以入睡或维持睡眠，提到袭击事件时感到不安，以及被与事件相关的梦境和回忆困扰。其中只有两个症状直接提及"9·11"事件，即"提到袭击事件时感到不安"及"被与事件相关的梦境和回忆困扰"。值得注意的是，很多人是在爆炸发生之后不久，就表示自己出现了以上症状。"9·11"袭击发生在星期二。兰德公司在三天之后，即星期五就开始了调查。那时，每个人都在关注袭击事件，相关报道占据了报纸、电视和互联网的版面。袭击发生后的第一个星期五，即调查开始的第一天，也是袭击发生后的第一个周末，时任美国总统的乔治·布什还宣布将那天定为全国哀悼日。在这样的背景下，或者说即使在这样的背景下，相比于计算有多少人在提到袭击事件时感到不安或被与事件相关的梦境和回忆困扰，统计有多少人没有出现此类情况会更加有意思。

兰德公司在调查中涉及的其他症状分别是易怒、难以集中注意力，以及睡眠问题，这些也属于 PTSD 症状，但也是常见问题。兰德公司的团队曾指出，在症状数量方面，几乎没有可比数据供他们从调查发现中寻找规律。在当时，这的确是事实。几乎所有有价值的研究都围绕着诊断标准，几乎没有记录未被确诊为 PTSD 的人员之症状。几年之后，我和我的研究小组决定，我们需要收集有关这些相同症状的数据，以便调查实际情况中这些症状的普遍程度。我们的结果显示，"9·11"事件调查报告中指出的 PTSD 症状，实际上或许只是日常生活中常见的情感表达。

例如，我们曾进行过一项实验，针对一组近期未受到任何创伤的对象，测量了他们的 PTSD 症状。不出意外，这组对象中只有少数人符合 PTSD 的诊断标准。他们的 PTSD 患病率与全国非暴露人群的 PTSD 患病率一样，处于较低水平。[29]但当我们测量单一症状的发生频率时，我们发现了不同的情况：约40% 的对象会表现出至少一个 PTSD 诊断标准中的症状。换句话说，即使是近期没有受过创伤的非 PTSD 患者，也有 40% 的人可能会表现出一种或多种 PTSD 患者会出现的状况，即易怒、难以集中记忆力，以及睡眠困难。这并不意味着他们就患有PTSD。恰恰相反，当某些 PTSD 症状单独出现时，它们通常只是对日常生活中常见烦恼的反应。

复原力的盲点

2002 年 9 月 11 日，在"9·11"袭击事件发生一周年之际，美国心理学会（American Psychological Association）发表了一份简短的报告，题为《"9·11"之后我们学到了什么？心理学家们分享教训反思及未来方向》。但并非每一位为这份报告做出贡献的心理学家都做好了准备接受这样一个事实，即我们曲解了创伤早期的信号，或者说我们预测的信息误导了判断，甚至可以说，众人预期的广泛性创伤未曾发生。这个结果或许有些尴尬，而这些学者选择了忽视，转而关注"9·11"袭击事件造成创伤的新途径，以及可能在未来造成困扰的新的焦虑来源。但著名的创伤研究者、密苏里大学创伤恢复中心主任帕特里夏·雷西克（Patricia Resick）做出了最深刻和最真诚的反思。她一针见血地指出："关于这次袭击对全民心理健康的影响的预期是错误的。"她曾写道："我们得到了什么教训？强烈的情绪不等于精神疾病。"[30]

雷西克这句话的重大意义难以言表；这或许就是我们从"9·11"事件中得到的最大教训。大多数人暴露在高度厌恶或威胁生命的事件中，都会在短期内受到持续的影响，比如在几天甚至几周内感到痛苦，在梦中备受困扰或是做噩梦，以及在回想起这些事件时感到恐惧。这些反应是非常自然的，它们表明一个事实，即我们的应激反应正在努力工作，尝试帮助我们去适应。但短期创伤性应激不是 PTSD，持续数周的创伤性应激也不是 PTSD。只有当创伤性应激持续不散，才会进入 PTSD 的范畴。[31]

这些早期的、短暂的悲伤让我们感到困惑，也使我们无法看到自身的复原力。我称之为复原力盲点（the resilience blind spot），它与视觉系统中的盲点很相似。每个人都有一个视觉盲点，只是我们不曾注意到。我们用眼睛看到的物体是由数百万个排列在眼球背面视网膜上的光感受器生成的。这些光感受器与联合神经元相连，最终聚集在一起形成视神经，视神经始于视网膜，然后传送至大脑，形成视觉感知。由于视网膜上视神经出口的位置没有光感受器，因而每个人都有盲区。除非我们闭上一只眼睛并进行某些特殊练习，否则我们几乎不可能"看到"这个盲点。即便能做到，也十分艰难，因为我们的大脑预估了本应出现在盲点的信息，然后将信息填入，让我们有无缝衔接的感知体验。

打个比方，复原力盲点的作用也是如此。潜在创伤事件总是会令人不安，令我们感到恐惧和脆弱，让我们将感知与切实的危险紧密联系在一起。我们只能看到威胁，甚至难以想象痛苦不会出现。在这种情况下，我们根本看不到复原力的存在。

心理健康领域的新声音也常常加剧了复原力盲点问题，这一点同样不足为奇。自"二战"以来，心理健康行业一直在稳步发展。心理学、精神病学和社会工作曾被视为是不务正业的职业，而如今它们已位于最常见和最受尊重的职业之列。在学校、工作场所、大学和政府机构中都有心理学专家的身影。多年来，我们已经开始依赖这些专家来帮助我们应对现代世界中无穷无尽的挑战。心理专家帮助我们学习和提升效率；他们在饮食习惯、用药、睡眠和人际关系等方面提供建议；根据技术发展，他们向我们提出建议，并且向我们解释什么能使我们快乐而什么不能，等等。

随着 PTSD 概念的不断普及，专攻创伤的心理学专家获得了更多的尊重。但是我们对潜在创伤事件的理解和认识仍然是崭新的，也是有限的。因此，当此类事件发生时，我们很自然地想要寻求创伤专家的指导。同时，因为我们没有其他可信赖的人和事物，所以当创伤专家告诉我们"创伤无处不在"时，我们并没有质疑。[32] 当他们说创伤将"贯穿我们的个人生活和世界"以及"没有人能够躲避创伤的影响"时，我们同样选择了相信。[33] 当他们写到"创伤是普遍存在的"，并把创伤描述为"人类生存不可分割的一部分""创伤有多种形式，无人能够幸免"时，我们依然深信不疑。[34] 所以当"9·11"袭击这类事件发生，创伤专家告诉我们即将出现心理健康危机时，我们也只能别无选择地相信他们。

然而，问题不在于我们为什么如此轻易地就接受了这些可怕的预测，而是在于在对创伤和 PTSD 的理解仍然有限的背景下，为什么专家仍有充分的信心做出此类预测。

* * *

珍妮弗·迪克曼（Jennifer Dyckman）医生在中西部郊区的一家心理健康诊所工作（她同时也是一位治疗师，此处我隐去了关键细节以保护她的身份和诊所信息）。这个诊所的业务非常丰富，除了为个人和团体提供心理治疗外，它还定期为周围社区的治疗师提供教育活动和培训研讨会。

迪克曼医生是诊所的创始人，也是心理创伤方面的专家。她从事治疗师工作已超过二十年，过去十三年她一直在这间诊所工作。在寻常工作日中，她最多的时候需要照顾四个病人，参加一到两个会诊，列席组织会议，还要与她一对一指导的初级治疗师工作。她的日程安排得非常满，但迪克曼热爱这项工作，她也很少感到枯燥和疲惫。

与她的大多数同事一样，她需要努力跟上专业进步的步伐。她阅读期刊，参加行业会议，但她发现，多年来她对新的研究的兴趣越来越淡。对她来说，参加行业会议更多是为了与同行建立联系，而非为了获取新的想法。她读到的大多数研究文章似乎都无关痛痒，对她的日常工作没有什么助力。但这也未曾给迪克曼医生带来困扰，她对自己的能力很有信心，而且她在诊所里是公认的领袖人物。她对创伤见解颇深，对每个走进诊所的创伤患者，她认为自己能够像所有关心这位患者的人一样，给予其悉心照料。无论从哪个方面看，她都有资格如此自信。她非常擅长这项工作。

但美中不足的是，像迪克曼医生这样的治疗师在工作过程中，很少能遇到那些接触过潜在创伤事件但没有表现出症状的人。因为除非有特别的原因，否则没有出现 PTSD 症状的人不会去寻求心理健康专家的帮助。此外，由于他们不常见到对创伤有复原力之人的案例，因此，他们认为的复原力存在情况会低于实际情况。换言之，他们容易形成复原力盲点。

为什么我们说这是一个问题？如果迪克曼医生擅长治疗PTSD，她为什么要关心这个问题呢？只要她在帮助真正需要帮助的病人，那么她对"复原力普遍存在"是否有准确的认知，究竟又有多重要呢？实际上，如果诊所接收的只是受到严重创伤的患者，那就不存在问题。只有在模棱两可的时候，才会出现复杂情况。当不清楚某人是否患有 PTSD 时，复原力盲点的严重性才会显现。

例如，在模棱两可的情况下，创伤性应激可能被误诊为PTSD。更糟糕的是，独立于创伤反应而出现的问题，诸如孤独、疲劳或抑郁等问题，可能会被当作 PTSD 的另一种变体进行处理。此外，有时潜在创伤事件（如"9·11"袭击）会以一种令人困惑和迷茫的方式改变一个人的生活，或者只是给人带来了一些困难，但不一定是创伤性的。这些问题也很容易被误诊为PTSD。而对于这些情况，无论采取何种干预措施，其最初的诊断就是错误的。

更严重的问题，还包括这种盲点会让我们怀疑复原力是否真的存在。我们开始变得不确定。看到有人从创伤中恢复，我们想到的是弄虚作假。对于充满正能量的事件，我们看到了软弱。在充满乐观的人身上，我们却一再否认——只看到黑暗的未来以及隐藏在表象之下的创伤症状。在不知不觉中，复原力的盲点还会让我们质疑自己的本能。在这一点上，一个治疗师团队曾经发表了一篇论文，将复原力视为"心理健康的幻觉"。[35]

捷径与分布

尽管上述现象非常明显，但也是完全可以理解的。治疗师们并非愚钝无知。在美国，所有持有执照的心理治疗师都必须取得被认可的培训机构颁发的高级学位证书。产生复原力盲点与人的知识水平或其接受的培训并没有直接联系，相反，它源于人类一系列常见错误。几乎每个人，无论是治疗师还是普通人，都很容易受到影响。阿莫斯·特沃斯基（Amos Tversky）和丹尼尔·卡内曼（Daniel Kahneman）两位心理学家倾尽毕生的精力研究这些错误。他们的研究产生了巨大的影响，卡内曼还凭借这项研究获得了诺贝尔奖（特沃斯基在卡内曼获奖前几年去世，遗憾的是，根据委员会的规定，他无法成为获奖人）。他们研究的核心是一套他们称之为"直觉启发法"（intuitive heuristics）的捷径（shortcuts）。[36] 他们的研究表明，因为我们在日常生活中每天要面对大量信息，所以我们会使用启发法。普通人每天都会做出数以千计的快速、实用的决策，而且这往往是在信息不完整的情况下进行的。我们需要启发式捷径（heuristic shortcuts）来理解这一切。一般情况下，这些捷径的效果很好。

但它们也经常把我们引向错误的方向。

代表性启发法（representativeness heuristics）是常见的捷径之一。当我们假设某人或某物属于某个类别时，我们会使用这种启发法，这仅仅是因为这个人或物似乎符合我们对这一类别的刻板印象。例如，我们可能会假设一个人是大学教授，因为他或她的穿着和行为似乎符合我们对大学教授的印象。但是，正如特沃斯基和卡内曼所指出的，代表性启发法会引导人们做出错误的判断。[37] 在刚才的例子中，大学教授实际上不是一个很常见的职业，所以这种启发法很可能会误导我们。

另一个捷径是可得性启发法（availability heuristics）。我们根据想起某个事例的难易程度来判断一个事件的发生频率或可能性，即为可得性启发法。换句话说，我们想起某个事例的难易程度有所偏颇，而我们会把有偏颇的可得性误认为是该事件发生的实际频率或可能性。对飞行的恐惧就是可得性启发法的典型案例。飞行会让许多人感到不安，这并不是一种完全非理性的恐惧，因为的确偶尔会发生飞机坠毁事件，而且一旦飞机坠毁，后果通常是凄惨的。飞机失事也会产生一些戏剧性的、令人不安且难以忘却的画面，当我们在飞机上突然遇到对流时尤其容易想起这些画面。如果最近的新闻中曾报道过坠机事件，我们可能会陷入另一个常见的启发式错误，即锚定效应（anchoring）。在这种情况下，我们会根据自己所掌握的最新信息进行判断。实际上，飞机失事的概率是非常低的。诚然，飞机坠毁的确时有发生，但天上每时每刻都有大量飞机在飞行，相比之下，飞机失事的比率是微不足道的。

我们都很容易犯这些错误。但是，受过严格训练的专业人士，比如医生或律师以及心理健康专业人士是否也容易犯错呢？他们既然训练有素，难道不能避免这些错误的判断吗？出人意料的是，答案是否定的。[38]研究已经证实，心理治疗师尤其依赖启发式捷径。[39]

由启发式带来的对创伤和复原力的错误判断，到底有多大的偏差？实际的分布情况是怎样的？本书的读者大多应该会通过某些途径听说过"分布"这个概念。我们在学校里会学到，如果对某个事物（比如人的身高）进行大量样本采集，我们往往会得到正态分布（normal distribution），亦称高斯分布。用可视化图表术语来说，它呈现出"钟形曲线"，因为正态分布的形状像一座钟。大多数测量值都非常接近某个中点，即统计平均值，然后沿"钟"的边缘向两侧扩散（见图1的左侧）。我们之所以

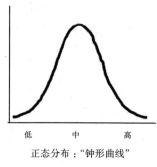
正态分布："钟形曲线"

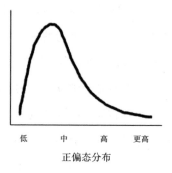
正偏态分布

图1　分布曲线

得到身高的正态分布，是因为大多数人的身高都比较相近，因此聚集在中间，而处于高矮两端的人相对较少。

传统观点认为，心理健康也应该呈现正态分布。我们假设大多数人的心理都相当健康，因而大多数人应该聚集在分布的中间位置，而处于心理健康状态不佳或心理健康状态极好两个极端的人应该相对较少。但实际上，事实并非如此。心理健康通常不呈现正态分布，而是呈现我们所说的"正偏态分布"（见图1的右侧）。

以抑郁症为例。有抑郁症症状的人的数量通常呈现不对称的钟形曲线。大量具有相对较低水平抑郁症症状的人，形成聚集在抑郁症量表底部的态势；表现出较高抑郁症水平的人相对较少，其呈现的曲线沿着正向延伸较远。由此，我们得到了一个有长尾巴的正偏态分布曲线。[40]

当出现潜在创伤事件时，心理健康情况的分布会发生什么变化呢？在这种情况下，传统观点一般认为，由于大多数人都深受潜在创伤事件的影响，整个症状的分布将简单地向高分区移动。但这个假设也已被证明是错误的。在潜在创伤事件发生之后，症状的分布只发生了轻微的变化，曲线的倾斜度降低，并向高分区延伸，但大多数仍然聚集在底部的低分区域。事实上，无论是抑郁症、悲伤，还是 PTSD 症状，情况都是如此。

在我看来，这是人类具备复原力的简单而有力的证据。我通过图 2 的几张图表重现了几种不同类型的潜在创伤发生后的症状分布，从中可以清楚地看到上述模式。这些图表展示了不同症状离散水平的频率比例分布，其数据来自我们基于不同种类的症状（如 PTSD、悲伤、抑郁和一般痛苦）、针对发生在现实生活中的不同种类事件（包括丧失、创伤，以及大规模枪击事件）进行的研究。毋庸置疑，这些都是能够引发创伤的严重事件。然而在每张图表中，都能明显看到大量的数据聚集在症状低分区。换言之，分布图是最简单有力的证据，我们从中可以看到大多数人是具备复原力的。

这些图表还透露了一些其他信息。如果仔细观察，可以看到数据并没有形成完全平滑的曲线。事实上这根本就不是曲线，而是参差不齐、凹凸不平的图像。我们发现这些凹凸不平的地方恰恰是极其重要的信息。这意味着分布可能是多模态的（multimodal），用简单的话来说，即人们在多个不同的点上聚集。每张图表之间略有差距。但总体上看，处于症状低分区的人，即我所谓的具备复原力的人，往往会聚集成一个群体。从图表上看，在中间区域也有一两个群体，在高分区或许也会形成一

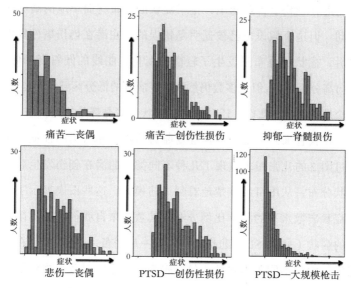

图 2　潜在创伤发生后的症状分布

图表数据来源：T. A. DeRoon-Cassini, A. D. Mancini, M. D. Rusch, and G. A. Bonanno, "Psychopathology and Resilience Following Traumatic Injury: A Latent Growth Mixture Model Analysis," *Rehabilitation Psychology* 55, no. 1 (2010):1–11; G. A. Bonanno, C. B. Wortman, D. R. Lehman, R. G. Tweed, M. Haring, J. Sonnega, D. Carr, and R. M. Nesse, "Resilience to Loss and Chronic Grief:A Prospective Study from Preloss to 18-Months Postloss," *Journal of Personality and Social Psychology* 83, no. 5 (2002):1150–1164; I. R. Galatzer-Levy and G. A. Bonanno, "Optimism and Death: Predicting the Course and Consequences of Depression Trajectories in Re-sponse to Heart Attack," *Psychological Science* 24, no. 12 (2014):2177–2188; G. A. Bonanno, P. Kennedy, I. Galatzer-Levy, P. Lude, and M. L. Elfström, "Trajectories of Resilience, Depression, and Anxiety Following Spinal Cord Injury," *Rehabilitation Psychology* 57, no. 3 (2012):236–247; H. K. Orcutt, G. A. Bonanno, S. M. Hannan, and L. R. Miron, "Prospective Trajectories of Posttraumatic Stress in College Women Following a Campus Mass Shooting," *Journal of Traumatic Stress* 2, no. 3 (2014): 249–256。

个群体。即便我在不同的时间点创建类似的图表，我们依然会看到类似的群体划分。但关键的是，我们也观察到一些群体的分布发生了变化，这给我们带来另一条重要的研究线索。它意味着在分布中，人的群体划分是随着时间推移而变化的。换言之，他们正在生成轨迹。

复原力的轨迹

"9·11"事件发生时，我正在上城区哥伦比亚大学的办公室里，距离事发地点还有很远的距离。很快，我的妻子给我发来电子邮件，告诉我有一架飞机袭击了世贸大楼的北塔。和其他所有人一样，我想象的是一架小型直升机由于飞行员的失误造成了悲剧性后果。当时，我几乎可以肯定会有人员伤亡，两个，三个，也许会有更多。除此之外，我没有再多想什么。

过了一会儿，我走出办公室，来到走廊。我惊讶地发现，我的同事们已经三五成群，用低沉的语调说话。他们的惊恐显而易见。每个人似乎都知道正在发生着更严重的事情，但具体是什么还不清楚。

我向校园里最高的建筑走去，希望眺望到世贸大楼。此时学校已经在疏散楼内人员，电梯已经上锁，但楼梯仍可通行。我决定走上去，快速地探个究竟。当我爬上楼梯时，身边走过几位正在下楼的同事。他们走得很急，且默不作声。一位同事看着我，只是摇了摇头，似乎在说："真是太可怕了。"我加快了脚步，爬到顶楼，走到了屋顶上。

眼前的一幕让我双腿发软，几乎跪倒在地。

我可以清楚地看到两座塔楼，北塔正冒着浓烟。一片巨大的灰黑色云彩布满天空，向东飘去。

和许多人一样，我目瞪口呆、目不转睛地看着这一幕，无法动弹。

我不记得我在屋顶上停留了多久。几分钟？半个小时？

随后，我跑下楼梯，去幼儿园接我的儿子。老师们正在等待家长的到来。我拉着他的手，很快到达附近的一个公园，我的妻子和女儿正在那儿等我们。

等我们安全回家之后，我开始了许多纽约人都在做的事情。我努力让自己变得有用。我尽可能地往市中心走；我加入了志愿者队伍；我和我的同事组织了一场公共论坛。我们的诊所二十四小时营业，随时为有需要的人提供帮助。

几天过去了，我越发清晰地感到，我必须从这一事件中学到点儿什么。"9·11"袭击事件是悲惨的、令人痛心的，但也是前所未有的机会，让我们去探索人类在此类大规模创伤发生后所表现出的全部反应。按照我原来的计划，我仍然想研究复原力。但在那个时候，我还不确定这个课题是否有继续的可能。可这已经不重要了，我现在的目标是从这场袭击中学习，无论用什么方式。

我的研究小组随即开始工作。我们尽可能地联系了直接经历袭击的人，对他们进行了采访，监测和记录了他们的行为、面部表情和生理反应。我们进行了详细的心理健康评估，并在接下来的两年时间里多次重复进行评估工作。后来，我与之前提到的流行病学家桑德罗·加利亚开展合作，他系统地收集了整个城市的数据。

我们从这些研究中学到了很多东西，包括发现幸存者表现出了三种轨迹，即长期症状、逐步恢复和复原力，这与我在早期研究中观察到的一致。我曾在悲恸的人身上看到过这些轨迹，现在我在经历了大规模恐怖袭击的人身上，再一次清楚地看到了它们。这些轨迹很可能是人们在面对所有类型的潜在创伤时的典型反应，这一点正逐渐变得清晰。最重要的是，复原力轨迹又是典型反应中最常见的。这一发现帮助我明确了定义。我提出，处于正常生活环境下的人遇到独立的、可能具有高度破坏性事件时，"随着时间推移，能够通过稳定轨迹继续维持健康的状态"，这充分证明了复原力轨迹（见图 3）。[41]

在随后的二十年里，我和我的研究团队不断寻找相同轨迹反应的证据。在这一过程中，其他研究人员也开始绘制轨迹图，证据被不断积累，越来越多。2018 年，我和艾萨克·加拉策-莱维及我的学生桑迪·黄（Sandy Huang）一共统计了 67 个不同轨迹分析的结果。结果高度一致：在几乎所有的分析中，复原力轨迹是我们观察到的最常见模式。[42]

在某些情况下，出现复原力的比率非常高。例如，在部署作战行动之前，我们对士兵进行了评估，随后在战后又重复对其进行评估，结果士兵显示出令人惊讶的高度复原力。我还参

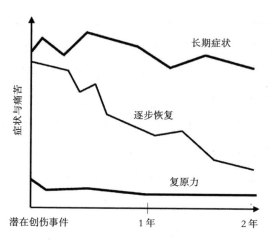

图 3　随时间变化的复原力轨迹［改编自 Bonanno（2004）］

与了一项研究,研究数据来自名为"千禧世代研究"（Millennium Cohort Study）的项目。这是一项前瞻性研究，即我们从军事部署之前到战争结束之后，始终对士兵进行跟踪研究。事实上，这是美国军事史上最大的前瞻性人群研究，涉及的美国士兵远超十万人。[43]当我们根据这些数据绘制 PTSD 的轨迹时，得出的结果显示，83% 的士兵表现出复原力轨迹，也就是说他们只出现了很少或几乎没有出现 PTSD 症状。[44]具备复原力的人数比例出奇地高。这是为什么呢？原因或许有多个，但最有可能的是士兵在出征前进行了大量的训练和准备。我们对潜在的创伤经历（例如可能会发生什么、事件将如何随着时间的推移而展开等）了解得越多，就越能够更好地应对它们。

但不是每个人都可以做好如此程度的准备。遭遇车祸、严重事故或枪击等创伤性事件的普通百姓，通常不会收到警告，也没有机会做应对准备。他们只不过开启了寻常的一天，只是突然在某一时刻，发现自己躺在救护车里，正被飞快地送往最近医院的创伤科。许多经历过创伤性事件的普通人会表现出长期的恢复轨迹，伴随着较多的 PTSD 症状。考虑到这类事件的可怕特性，这一点也就不足为奇了。尽管如此，复原力轨迹依然是最常见的结果，在各项研究中占比达 62% 至 73%。[45]

在研究其他严重事件（例如自然灾害、性侵和人身攻击，以及大规模枪击事件等）时，我们也看到相近的复原力轨迹的出现频率。在癌症和急性心脏病等突发的、威胁生命的医疗事件中，复原力轨迹的出现频率也是类似的。[46] 在经历过亲人亡故的人群中，我们依然看到了类似的复原力轨迹的出现频率；近日，我们对经历了其他类型的丧失（例如离婚或失业）的人群进行了研究，发现复原力轨迹的出现频率依然如此。[47] 在所有这些研究中，复原力轨迹总是最常见的结果，占比约三分之二，可以称其为"健康的大多数"或"健康的三分之二"。

新问题

在众多类型的创伤中，复原力的高出现率缓慢但毋庸置疑地改变了范式（paradigm）。新的问题逐渐显现。我们不再只针对出现不良反应的人群，不再只关注创伤后的崩溃，而开始关注正常的反应，开始探究具备复原力的大多数人，即那三分之二的人，探寻他们如何管理情绪，如何稳定地适应创伤后的生活。但这不仅仅是我们的关注点从不良反应向良好反应的转变，也并不仅仅意味着我们能够忽视严重的创伤反应。恰恰相反，将复原力纳入研究版图能够扩大我们的视野，随着我们不断深入了解具备复原力的人，我们便能探索如何利用这些知识来帮助其他人，即剩余三分之一左右表现出极端反应的人。

唯一的问题，或者说这项研究最初面临的唯一问题在于，如何洞察具备复原力的人究竟做了什么而激发了复原力，而这个问题的困难程度超乎想象。

第二部分

故事和预言

第三章

显而易见

　　杰德从昏迷中醒来后，他总结了所发生的一切：一辆 25 吨重的垃圾车从他身上碾轧了过去。他伤势颇重，左腿被截肢。显而易见，这是他经历过的最糟糕的事情。但值得注意的是，杰德只出现了短暂的创伤反应，没有持久的创伤症状。我们现在已经知道，复原力实际上是对潜在创伤最常见的反应，了解到这点之后，杰德的情况或许就没那么令人惊讶。也许，如果他知道这些研究结果，他自己也不会感到如此惊讶。

　　但无论惊讶与否，我们仍然需要答案，仍然需要知道为什么杰德能够妥善应对创伤，复原力从何而来？是因为杰德身上具备什么，还是因为他做了什么？洞察的方法之一就是近距离地研究杰德的经历，从中我们或可获得一些信息——他说的话以及在事故中他进行自我管理的方式，这些也许可以解释为什么他能够很好地走出事故阴影。

　　事故发生的当晚，医院里曾出现一个短暂但引人关注的时刻。就在杰德被送进手术室之前，他似乎已然感受不到害怕。虽然他几乎快要失去意识，在有意识和无意识之间徘徊，但他记得女友梅根的到来给了他极大的支持。他很乐观。他记得自己被推入手术室时，感到"非常有信心"，好像在某种程度上他已经知道他"会好起来"。乐观和自信是非常重要的，我们将在本书的后续章节做进一步探讨。但截至目前，我们已经感知到乐观发出的信号。它是否会告诉我们什么？如果是这样，那又会是什么呢？

传统观点显然不会认可这种可能性。那只是短暂的一瞬间，与杰德遭遇的整个残酷事件相比，这样一个转瞬即逝的时刻，怎么可能产生很大的影响？显然，复原力盲点会对判断造成影响。但除此之外，一直以来的研究显示，复原力怀疑论者还会认为，严重的或"创伤性"的经历只会带来严重或极端的创伤反应，而非复原力。[1]例如，据我们所知，大规模暴力事件所造成的心理伤害往往大于人为的技术灾难，对应产生的复原力更小；而与自然灾害相比，人为技术灾难造成的伤害更大，产生的复原力更小。[2]在针对"9·11"事件的研究中，我们明确地看到了在事件中的暴露程度与复原力水平的关系。例如，在袭击中身体受伤的人具备的复原力水平为全部研究对象的最低值。[3]

如果受创伤程度对复原力的影响像研究结果所体现的那样明显，那么我们依然无法解释为什么杰德能够在短短一瞬间就找到了心理平衡点。另一个明显的问题在于，杰德曾经长时间昏迷。我们对药物诱导的昏迷所知甚少，并没有数据显示昏迷能带来何种心理上的益处。相反，正如我们所见，昏迷本身也是创伤性记忆的来源。不过，杰德似乎把昏迷中的记忆删除了，而且删除得同样彻底。

那么，其他经历过严重和潜在创伤事件的人的情况又如何呢？如果我们也对他们进行研究，也许我们能够看到更直接的创伤反应或复原力。像杰德这样，以第一人称叙述的、生动而详细的关于极端创伤应激的报告并不易得。不过幸运的是，作为"9·11"事件研究的一部分，我们时常能对幸存者们进行采访。其中有三次采访极具说服力。在袭击发生时，这三位采访对象都正在世贸中心。他们都经历了看似无休止的、无法抗拒的惊吓、恐惧和混乱，他们也都险些未能在大楼倒塌前逃生。他们在事件当天的经历为我们提供了难能可贵的资料，他们所叙述的是普通人通常无法经历也无从获取的故事。单单出于这些原因，他们的故事就值得我们做进一步探讨。这些叙述不仅仅为我们揭开了潜在创伤这个神秘世界的面纱，也为我们解决眼下问题提供了绝妙思路。例如，如果某人有可能经历长期的创伤或发展出 PTSD，我们是否能通过此人对经历的描述，在早期判断出其发展为 PTSD 的可能性？以及能否判断此人是否具备复原力？通过人在事件发生之后早期的所说和所为，我们是否能够判断此人在此之后能否良好地康复？

威尔、蕾娜和伊娃

"9·11"事件发生当日，在世贸中心的南塔二号楼，伊娃刚刚开始一天的工作，她的办公室位于塔楼的中间楼层。上午8点30分左右，她正在收拾自己的办公桌，而后她听到了爆炸声。她不确定发生了什么。在高楼里，人们总会不时地听到一些声音。你可能会耸耸肩，然后继续做你正在做的事情。但伊娃马上就察觉到这个声音很特殊。

威尔也听到了。他刚走出地铁站，正穿过世贸中心下拥挤的交通枢纽大厅。每天这个时候，这里都是同样拥挤。人流交错，迂回，相互擦肩而过。

突然，传来"砰"的一声。

通勤者们互相撞了个满怀，而后各自转过身来，相互对视。威尔可以看到每个人脸上都写着担忧。他自己也感到很担心。他记得自己当时在想："在这么高的建筑物里，除非发生了什么不好的事，否则不会传出这样的声音。"

而蕾娜距离撞击更近，因为她在北塔的高楼层工作。她刚走出办公室来到走廊，便被雷霆般的爆炸声吓了一跳。她发出一声奇怪的呜咽。起初，她感到很尴尬，而后是惊恐。

她说："我跑到大厅里，我的一些同事已经站在那儿了。每个人都在环顾四周，互相看着对方，脸上带着困惑的表情。随即，他们开始说话。"

蕾娜无法听清他们在说什么。一个人喊着大家要冷静，一个人大声说应该往什么方向走，还有一个人尖叫着说得走到办公室中央位置，也有人提到了炸弹之类的词。

然后，突然间所有人的目光都集中到窗外。

"可以看到火球，"蕾娜告诉我们，"透过巨大的窗户，我们看到了黑色的烟雾和橙色的火焰，从我们头顶上方某个地方飞出来，飞向对面的南塔。就像电影里才会有的那种会喷射火球的飞行器，你知道，就像一个巨大的武器……类似火焰喷射器，在电影里才会出现。"

* * *

起初，伊娃并没有意识到她所处的危险境地。她和几个同事围聚在窗前，试着分辨声音来自哪里。那天天气很好，天空出奇的清澈和湛蓝。要不是空中飘落的纸张，很难想象发生了灾难性事件。被爆炸冲击出窗户的办公用纸像流水一般，从伊娃他们的窗外掉落。这让伊娃想起纸带纷飞的阅兵式。

她的一位同事决定让大家疏散。伊娃也在思考，没有任何公告，没有任何警报，但显然大楼发生了突发事件。她也认为此地不宜久留，于是向楼梯间走去。

但是楼梯间在哪？

她开始寻找楼梯间，但没有找到。她忽然感到自己迷失了方向，然后发觉周围已经没有了同事们的身影。她开始惊慌失措。这时，她看到一些人正往大厅尽头的一扇门涌去，她便跟了上去。

所幸这扇门的确通往楼梯，她急忙开始下楼。但几乎就在同时，她放慢了脚步。此刻这个楼梯间内已经很拥挤了，下面有很多人，而且还有很多人正从上方楼层下来。在那短暂的瞬间，伊娃意识到她自己正处于极大的危险之中，周围的人她都不熟悉。她感到孤独和恐惧，开始哭泣。

* * *

在北塔高层的蕾娜已经开始设法求生，但她还没有离开她的办公室。

一架大型飞机刚刚撞向她上方的楼层。大楼颤抖了一下，然后开始摇晃。她事后回想时说道："真的很强烈，我在想：'哦，我的上帝，整座大楼都要坍塌了，我们估计会被甩到南塔去。'这一切发生得太快了。我的大脑在飞速运转。当时真的很可怕，因为我们所在的楼层很高。"

情急之下，蕾娜抓住了一张桌子。她也不知道为什么，她还记得她当时也觉得这个举动没什么意义。如果大楼倒了，一张桌子也救不了她。但她需要抓住什么，什么都可以。

此时，周围的人开始喊叫并向楼梯跑去。蕾娜放开抓住的桌子，跟了上去。她转到一条走廊上，却看到一个无法理解的场景：办公室被完全摧毁了。刚才还井然有序地排列着的纯白墙面和木板门，现在变成一片漆黑。木头和电线东倒西歪，形状各异的金属片暴露在外。人们的头发和西装上都有被炸碎的天花板碎片，脸上全是血迹和污垢。蕾娜从一扇门看过去，她看到了火。

她感到自己的心脏在胸口猛烈地跳动。

一群人正试图挤进楼梯间。蕾娜告诉自己要冷静。她试图不跟人群推搡，但意识却在脑中尖叫。她趿拉着鞋，踩上台阶的时候，已经做好冲刺的准备。

"我当时没有想太多，就像进入了自动驾驶状态。但我很害怕，我走在台阶上，你知道，飞快地走，就像从台阶上跑下来一样。我的身体素质很好。我想快点走，我想离开那里。我知道那条路很长。在我的记忆深处，并不觉得当时我能意识到逃生是多难的一件事儿。我只是想：'赶快让我们离开这个鬼地方……我要尽可能快地离开。'"

楼梯间不断地变得拥挤，蕾娜被迫放慢了速度。她镇定下来："我突然想到，这座楼里有那么多人，楼梯间一定会很拥挤，而且这里越来越热，非常热。过不了多久我们就会被困住。"

事后，蕾娜花了很长时间才勉强想起自己在楼梯间内待了多久。在下楼逃生的大部分时间里，她并不清楚自己处在大楼的什么位置，也不知道究竟发生了什么。周遭热得令人难以忍受，空气沉闷且散发着恶臭，到处弥漫着强烈的化学气味，或许是汽油的味道。蕾娜的眼睛被刺得生疼，她试图用上衣的领子挡住脸。楼梯间布满了碎玻璃，渐渐地，开始渗水，积水越来越多，水面开始反光，使人更加难以辨别玻璃碎片。但她没有停下脚步。

下楼过程中周围人的形象令蕾娜久久难忘。一些人试图推开旁人独自逃生，但大多数人都是在沉寂中逐步向前走。有些人似乎受到了惊吓，还有一些人无疑已经彻底被恐惧笼罩。有些人的身体素质糟糕透顶，例如那些穿着高跟鞋的女生，她们根本没办法越过堆在楼梯上的瓦砾。她们别无选择，只能脱掉鞋子，赤脚走过混合着玻璃、金属以及积水的台阶。蕾娜非常感激上苍让她在那天早上穿了双舒适的运动鞋。

在经过好几个地方时，她都看到被严重烧伤的人。她无法理解和形容这段经历，但同时又倍感不安。"每个人都为他们让路，让他们先走。"她回忆说，"他们看起来状况很糟。我看到有人的皮肤已经变得黏稠，就像身上挂满了糨糊。他们的衣服破了。只有些残留的布条挂在身上，就像……我之前从没见过被烧伤的人，所以我没法打比方。我不确定我看到的是什么，只依稀记得一张女性的脸，她全身严重烧伤，瞪大双眼，面无表情。"

稍后，蕾娜与一群消防员擦肩而过，他们正向楼里走去。这些画面仍然困扰着她。

"这些人带着重型设备。楼梯间很热，他们艰难地往上走。他们很平静，就像士兵一样，你知道，就像进入战斗状态的士兵。我记得他们的表情看起来很平静。这是他们的工作，这是他们的职责。这个场景令人安心，但我估计他们都牺牲了，我的意思是，他们一定已经牺牲了。当时，他们每个人都在往上走。没有人知道双子塔之后会坍塌，而他们却必须要上去拯救这座建筑。"

* * *

当伊娃和蕾娜正挣扎着下楼逃生时,威尔也在以不同的方式经历这场灾难。交通枢纽大厅已经开始混乱。威尔徘徊了一会儿,试图多获得一些信息,然后他也觉得应该尽快离开。奇怪的是,他发现自己迷失了方向,不知道自己身在何处。他常走的出口被堵住了,人们在他眼前跑来跑去,而后一切似乎都变得和原来不一样了。对于接下来发生了什么,威尔完全记不清了。无论是记不得这里原先的样子,还是他找不到其他出口,二者都令他越来越焦虑和困惑,最终他意识到自己在不停地绕圈。然后,似乎经历了很长一段时间,他终于找到一条通往街道的路。

当威尔重新站到室外时,发现自己来到灾难现场的正中心位置。围观的人群已经聚集起来。到处都是警察,几个区域已经被封锁起来。

威尔挣扎着想要弄清楚发生了什么事情,但恐惧感逐步替代了困惑和疑虑,直至彻底将他笼罩起来。他随即注意到,许多人都盯着上方,并且指指点点。他看到大量的烟雾,但看不到其他东西。他试着换个地方以便看得更清楚,并在此过程中听到人们的交谈,但是只言片语没有给威尔提供有用的信息。

他继续走了几步,然后再次抬头。这回他能清楚地看到世贸大楼被撞出一个巨大的窟窿,大火熊熊燃烧,产生的浓烟向东边飘去。这怎么可能呢?威尔停下了脚步,他根本无法理解自己看到的场景，也不知道接下来该怎么做。他盯着看了很久，被吓得目瞪口呆。突然，在某一瞬间，威尔清醒过来，并意识到他仍然处于危险之中。大楼正在逐渐解体，周围的许多人看起来都感受到了震动。威尔想着他应该走得更远点，突然人群中有人开始尖叫。威尔抬头一看，看到有什么东西从大楼里掉了下来。他身体的每一个细胞都想赶快离开，但他却无法迈开脚步。他不禁开始研究那个坠落的物体，他从来没有见过任何东西从这么高的地方掉下来，这个物体虽然体积不是很大，但显然还是很危险的。然后，威尔注意到，这个物体在动，物体上面还有更小的部分在动。这时他才惊恐地意识到，他看到的不是这座建筑物的一部分，而是人的手臂！从楼里掉下的居然是一个人！

为什么这个人要跳下来？威尔无法理解。今天发生的事情已经彻底颠覆威尔的逻辑，现在又有人从空中坠落。为什么这个人要跳下来？为什么有人要在那个时候从那么高的地方跳下来？是被爆炸的气浪推出来的吗？那上面到底发生了什么？

过了很久，当威尔真正有时间思考并掌握更多信息时，他才慢慢将这些问题的答案拼凑起来。在北塔最高层工作的人由于位于飞机撞击位置上方，因而被困住了。他们没有办法穿过火焰下楼，可悲的是，人们也没有办法从上方展开营救。飞机撞击大楼后自爆形成了一个巨大的火球，大楼随之被火球烘烤，继而开始坍塌。那些被困的人很快就无法承受高温，他们聚集在打开的窗户前，大口大口地呼吸着空气。到了最后，当他们意识到毫无生还可能时，有人干脆一跃而下，然后其他人也陆续跟着纵身跃下。大楼有百余层高，这些人很可能在到达地面之前，就已经停止了心跳。围观的众人只能惊恐地看着这一切。每有一个人跳下，他们就尖叫一次，而后陷入一片死寂，直到再有人跳下。

威尔的思绪混乱不堪。

"对于发生的事情，我无法解释。在我的生活中，我从未有这样的感觉。从来没有。从来没有。从来没有。我从未遇到这样的事情。在我的生活中，从来没有。"

* * *

伊娃所在的楼层比蕾娜的要低，因而她相对较早地到达了楼梯间的底部，但她对所发生的事情仍然一无所知。她很疲惫，也很害怕，但她认为至少她自己的磨难终于结束了。她很快就能走到贸易中心广场，那儿有商店和人群，这一切马上就结束了。但事实并非如此。楼梯间的出口仍然在大楼内部，这是个伊娃不熟悉的地方，她不知道自己身在何处。带着困惑徘徊了一段时间后，她终于发现一个熟悉的地标，并走到一排通往广场的玻璃门前。这个出口已经被封锁，但透过玻璃，伊娃瞥见了正在发生的灾难。广场已被灰烬覆盖。火光交错，有物体不停地坠落，随后伊娃也听到了人群中发出的惊恐尖叫声。

她把头扭向一边。她看不到更远处的高楼，所以还不知道究竟发生了什么能够造成如此重大的事故。这一切的不合情理使她惊呆了，失去了方向感，陷入呆滞。而后，她抬脚想要离开，却不知道自己要去哪里。不知不觉中，她已经站上一架还在运行的自动扶梯上。她听到一个男人大声地打电话。她听到他说一架飞机撞上了世贸大楼的北塔。这个信息完全不合逻辑。她无法把这个信息和所见的景象联系在一起。这怎么可能呢？

她越走越远，但仍然停留在世贸大楼内的某个地方，她的思绪在飘荡，事后想来，她那时候想的事情是毫无意义的。她注意到，所有的商店都关门了。通常在这个时间点，商店都是营业的，热闹非凡。为什么它们要关门？她看到一小群人聚集在一个角落里，两台电视机正在播放画面。她走到他们旁边，这时她才恍然大悟。

"我猜这些屏幕之前是播放股票信息的，但那时正播放着CNN（美国有线电视新闻网）对世贸中心一号楼的实时转播。那是我第一次看到发生了什么，我和几个人在一起，我不知道具体有几个人，一些人像傻瓜一样站在周围。至于我，我看了电视转播后才醒悟过来。我当时想：'哦，我的上帝。'这真是太可怕了。这是多么恐怖的事啊。"

这时，伊娃的身体也苏醒了。她以最快的速度向地铁站走去。一名港务局的警卫告诉她，地铁入口已被封锁，并把她带至自由街上的一个出口。她终于走出大楼来到街上，看到了正在进行中的混乱场景。

街道已经被灰烬覆盖。人们站在路边，都在往上看。接下来发生了什么，伊娃已经记不清了。但不知怎的，她最后走到了世贸中心南塔对面的三一教堂。她抬起头看，瞬间，就在她正上方，第二架飞机撞向了高楼。

"这是我见过的最可怕的场景。就像，我不知道怎么形容，我一抬头，就看到一根巨型的白色管子直直地插进了楼里，速度非常之快。那是什么？我不知道。一枚导弹？一枚巨大的导弹？这一系列事情发生得太快了。我记得我当时在想：'这是什么导致的？'我试着把所有信息拼凑在一起。这不是一个单独的事件。那是怎么发生的？我觉得那是我第一次感到身处战争环境，我心中已经拉响警报。"

人们一边奔跑一边尖叫。伊娃转过身也想跑，但一个高大的男人从她身边跑过。他们撞在了一起，那个男人推开伊娃，他的前臂撞到了她，伊娃倒在地上。她愣住了。

"这是我第一次感觉我快要死了。我以为我会被踩死。我以为人群会把我压在地上，然后从我身上碾过去。事到如今我仍然会想，当时没有被东西砸到是多么幸运啊。一架巨大的飞机撞上了这座宏伟的建筑，而我却没有被任何东西砸到，这真是不可思议。"

伊娃努力站起来，深吸一口气，然后跑了起来。她不知道该做什么，也不知道该去哪里，只能不停地跑。

* * *

当蕾娜最终到达底楼时，世贸中心的两座楼均已遭到袭击。

从楼上逃出来已经让她筋疲力尽。蕾娜在极度痛苦的状态中走下 80 多层楼梯。和伊娃一样，当她走出楼梯间时，她也认为一切苦难已经结束，而广场上的混乱和损毁令她震惊不已；但与伊娃不同的是，蕾娜一直走到街道上才了解到发生了什么。

"当我走出楼梯间时，我松了一口气。户外很明亮。太阳，你知道，蓝天上的太阳非常明亮。我走出来了。我感到……一种解脱的感觉。"

她立刻想到了自己的家人，她知道他们肯定非常担忧。她准备给丈夫和孩子所在的学校打电话，让他们知道她平安无事。但很快，人群、警察和车辆将她团团围住，她的欣慰之情也在短暂间消失无踪。她跌跌撞撞地穿过人群，远离世贸中心大楼，想找到一个可以冷静一下的地方。

然后她回过头来，抬头看了看那座大楼。

"我甚至不知道该怎么说、该怎么解释我的那种感觉。我大概是在想'哇，发生了什么'。两座大楼都在燃烧，还有黑色的滚滚浓烟。黑烟和橙色的火焰笼罩着两座大楼。巨大的烟云，你能想象吗？就这样翻涌而出。"

这时候，人群里的其他人给了她新的信息，她看到他们脸上的恐惧和惊慌。她急忙问附近的人：怎么可能发生这样的事？到底怎么回事？人们告诉她有飞机袭击了大楼，与此同时，五角大楼也受到了袭击。似乎发生了重大的恐怖袭击事件。她看了看那两座楼。

"我那会儿才意识到，出事的就是世贸中心。就是……我也不知道怎么说，我当时想这座楼估计会倒下来，它们要是倒了，废墟一定会把我压在下面的。"

想到这里，蕾娜的疲惫感消失了。她尽可能快地跑了起来。

* * *

威尔努力让自己冷静下来，尸体从大楼上掉下来的一幕让他惊呆了。一定发生了很严重的事，他意识到自己最好赶快离开。但是，尽管自己看到的场景足够恐怖，他还是无法挪动脚步。他开始慢慢向后退，而后转进小巷里，又止不住回头看了看，这才终于强迫自己赶快离开。他盲目地跑了起来，此时他已经不知道自己在哪儿了，迷迷糊糊地跑过几个街区之后，他觉得自己和事发地点应该已经有了一段距离，然后他坐了下来。他不知道还能做什么。

就在这时，他听到了一个奇怪的、低沉的声音，像是金属在呻吟。他听得很真切。世贸中心共有两座高楼，有一座已经从内部发生了断裂。

威尔看到大楼开始解体，又有一部分坍塌下来。威尔知道这意味着什么。他站了起来。但他动弹不得，他只是站在那里看着，像是被定住了，冻住了。他亲眼看见大楼倒塌。他能听到那座建筑轰然倒下的声音。大楼彻底化为废墟。

"我仍然在看，就站在那里看着。然后，地面传来隆隆巨响。人们开始尖叫和奔跑，准确地说，是尖叫着奔跑。我终于意识到'终于来了，大楼砸下来了，我会死的'。然后我就跑着离开了。"

一切都混乱不堪。威尔经过被震碎的窗户，看到一群人蜷缩在一个入口处。他也走过去，和他们挤在一起。还有一些人也陆续走了进来。威尔的整个身体都在抽搐，他觉得自己应该继续再往前跑，但此时他已经无法移动。轰隆声越来越响，震耳欲聋。威尔周围的人又一个个跑回了街上。威尔向前俯身，望向大楼倒下的方向。"它就在那里。像发生了一场巨大的雪崩，而大楼就像一个发出隆隆声的怪物。烟雾、灰尘，一朵巨大的乌云升腾而起。那是……我不知道。那个画面看起来并不真实。这朵乌云正以匪夷所思的速度，呼啸着席卷了大楼下方的街道，并且正向我们冲来。我的大脑，我的思想或者……我只顾得上跑。我的意思是我只知道应该快跑，越快越好。我边跑边想，死期到了。我真的是这么想的：'我要死了。'"

但威尔并没有跑得很远。"乌云"追上了他，气浪将他甩到地上，并把他卷入黑暗中，他几乎什么都看不见。他听到有脚步声，但他什么都看不清楚。他拉起衬衫遮住脸，跌跌撞撞地向前走。他撞到了人，蹭到了墙壁、一些物体还有车辆。整个世界都被灰尘所笼罩，而后他的头又撞到另一个人。他听到一个声音，然后就失去了平衡，滚到人行道上，看上去就像在灰尘里游泳。他对自己说："站起来，继续往前走。你必须离开这里。"稍后，他支撑着站起来，再次跌跌撞撞地跑了起来。

此时，他隐约看到一扇半开着的门。就在一刹那，他决定推门而入。或许正是这个决定挽救了他的生命。世界清静下来，威尔开始剧烈地咳嗽，并试着平复呼吸。里面似乎有一束光，但他看不清。他的脸上和眼睛里满是灰尘和污垢，他开始呕吐起来。

而后，威尔慢慢地发现他在一个大屋子里，像是一栋大楼的大厅，他说不上来。房间里还有其他人，他们正激动地交谈。有人说他们必须离开，这栋楼也不安全。还有的人在大喊大叫。总之，他们在争吵。威尔听不清，也看不清。他的心在剧烈地跳动，他也还在咳嗽。平稳呼吸之后，他几乎又是在瞬间做了一个决定，转身跑回街上。

威尔不知道在这栋楼里待了多长时间，似乎只有几秒钟，但当他回到户外时，灰尘已经少了很多。

"我仍然很害怕，你知道，但我的思路清晰了一些。我想，也许我可以到河边去。但我不知道我在哪里，我什么都分辨不出来。但我觉得我一直在向东走。如果我的感觉没错，那最后我就会走到东河。我像是按下了脑中的应急开关，警报声依然响彻脑海，我想我或许可以游到布鲁克林去。我可以游过河，我会游泳的。"

* * *

另一边，蕾娜已然惊慌失措。她跑到了富尔顿街，发现那里挤满了人。但她还是挤了过去，然后从两栋大楼中间看到了布鲁克林桥。她的大脑在飞速运转。

"我当时在想：'我应该走那座桥，然后离开这里，到河的对岸去。'但随后我又觉得这个办法很困难。我停下来站在原地，觉得四周一切事物都在移动；我又觉得过桥或许不是什么好主意，大桥也可能成为袭击目标。当时的我就像被上了发条一样，朝着不同的方向走。你知道的，就和那种上发条的玩具一样。我拿不定主意，我跑到了上城区，我应该是向北边跑的，往纳苏郡方向，还是威廉街？我现在已经记不得了。然后我又绕了回来……之后我又改变了主意，向大桥的入口跑。"

蕾娜走到市政厅公园，然后她的脚步就停了下来。这里也是一片混乱。围观的人群已经挤满公园，扩音器重复播放着"远离本区域"的警告。消防车一边鸣笛，一边慢慢地向前移动，试图进入事故现场。警察也在艰难地继续工作。人群没有动。有些人在哭泣，有些人在拍照，还有些人在录像。

蕾娜停下脚步，回头看了看世贸中心。

"那是事发之后我第一次清晰地看到大楼。我看到了火焰和烟雾，而我不久之前就在那里！我努力地去弄明白这一切，你知道我脑中想着：'怎么会发生这样的事儿？'你能理解吗？我无法接受。我试着理清思绪，我或许应该打个电话。而且，我还想好好看一看世贸大楼。

"这是最令人难以置信的一瞥。我想说的是，那一幕根本不可能发生。那不是真的，不该是真实的。我想停下来看看，不会耽误太久。但停下来是一个疯狂的决定，我想说的是，这是一次恐怖袭击，市政厅怎么可能是安全的？这可是政府大楼啊，但我必须要看一看。这里，周围有很多人，看上去要安全一些，但这里根本就不安全。总之，停在这里并非明智之举。我的大脑在飞速运转。当时我应该在原地转了几圈。"

一位年长的人对着蕾娜淡淡地微笑了一下，并拿出一瓶水给她。长者的善意让她颇为感动。她喝了一点水，又把瓶子递了回去，但那位长者示意让她留着。她倒了一些水在头上，清理头发上的灰尘。又有一些人向她走了过来，他们开始问问题。蕾娜意识到自己的样子很狼狈。她衣衫不整，浑身都是灰尘和污垢。而后，人们开始以飞快的语速交谈起来。蕾娜听不清他们在说什么，于是，走到街上，想再看看情况。就在这时，她看到也感受到了威尔在几条街外看到的场景。

"大楼那个方向发出了一声巨大的轰隆声，其中一座楼开始摇晃，而后倒塌，"蕾娜如是说，"是北塔，呃，不对……是南塔。你知道，就在那瞬间……它就开始从内部下陷，然后就倒了下来。这是我见过的最可怕的事情。整栋建筑，所有的混凝土、钢铁和玻璃都摇摇欲坠，还有人，还有……我记得我被吓哭了，然后开始狂奔。大楼倒塌的速度出人意料，我像脚上装了弹簧一样飞快地跑。直到今天，我也不完全确定我有没有被卷进烟云里，但至少我没有待在原地等着被卷进去。"

* * *

威尔也在奔跑。他发现自己位于布鲁克林大桥和曼哈顿大桥之间，他觉得最好应该离开曼哈顿岛。他推断，走曼哈顿大桥可能更安全，但布鲁克林大桥离得更近。于是他走过去，加入了上桥的人群。

他仿佛加入了一支幽灵部队。走在桥上的人，大多数也被卷入了刚才那阵烟尘。他们的脸上和头发里都有厚厚的一层白土，就像恐怖的僵尸电影中的人物。

人群在慢慢移动。威尔感到很紧张。他试图插队，有人看了他一眼，另一个人对他大喊。威尔没有理会，他不在乎，也不准备弄清楚是谁在吼他。他已经焦虑得无以复加，他想快点过桥。这个时候，他已经意识到自己正在经历一场恐怖袭击。虽然他并不完全确定，但他知道这座桥很可能也是袭击者的目标。桥非常坚固，但在那个时刻，它似乎也只是一个脆弱的弧形建筑，轻易就会倒塌，而桥上的他会坠入东河。他有预感要在桥上走很长一段时间。

有不少人已经停下了脚步。他们都在回头看，看向曼哈顿。而威尔继续往前走，边走边大声地问道："你们这些人到底是怎么了？"人群并不配合他的出逃计划。威尔觉得自己像推着一堵人墙，艰难前行。他们毫无表情，像是被痛苦的情感冻住了，然后，陆陆续续出现了震惊以及不信任的表情。威尔也转过身去。"那是我第一次看清到底发生了什么。我看到了一团巨大的烟雾，我没有看到大楼。双子塔只剩下一座，而另一座……就这样消失了，完全消失了。我能听到自己剧烈的心跳声，就像心脏在耳旁一样。我转过身，继续前进。我比任何时候都更想离开那座桥。再之后，有些人开始尖叫。我再次转身看向世贸大楼，仅剩的那一栋楼也倒下了。'我的上帝。'我没有继续看下去，这一次没有。我转过身，冲向挡在我面前的人。我可能说了一句话：'给我滚开，老兄，我得离开这里，让开。'"

* * *

伊娃有幸没有亲眼看到大楼倒下。但仅此而已，她也经受了一系列惊吓。在她离开南塔几分钟后，她亲眼看见第二架飞机撞向她头顶上方的大楼，对这一幕她感到无法理解。随后，她察觉到自己可能会被逃跑的人们踩在脚下，于是赶紧起身向前跑。她也不知道她要去哪里。

还没走多远，她看到了一组镀金色的旋转门。她心想：我要进去，我要进到这个门里。这些门实际上并不是镀金色的，几个月后，伊娃在重走当时的路时确定了这一点。但这里看起来很安全，伊娃跑了进去。

"我不记得有没有听到爆炸声，应该是听到了。而我唯一记得的，是我听到了尖叫声。每个人都在尖叫，我却没有。我太害怕了，以致叫不出声。我几乎无法呼吸，我非常害怕，呼吸也变得非常急促。"

伊娃走进的是一所学校。她冒出一个想法：觉得自己会被赶出来，稍后就会有一个警卫出现，告诉她必须离开。但是她没有看到警卫。她走过大厅，来到一部电梯前，靠在墙上。随后她蹲在地上，用手臂抱住了双腿。

几分钟后，伊娃注意到大厅里还有一个女人，她在不住地抽泣。另一个人，或许是门卫，正在安慰她。伊娃从这个场景中获得了一种难以言明的安慰。随后又有几个人出现了。伊娃站了起来，有人把他们引到一个类似礼堂的地方。

他们都不确定到底发生了什么。伊娃尽力把仓促交谈的片段拼凑起来，她仍然相信她看到的场景是一枚大型导弹击中了南塔，而且她知道此刻自己距离世贸中心并不远，大约只有半个街区。

恐惧笼罩着她。其他幸存者陆续不断地来到这里。每次门一打开，都会涌进一团烟雾，人群中有人大喊："快关上门，这是一扇防火门。快关上。"

最后，人群里有人表示大家都应该疏散到附近的炮台公园，但伊娃不知道具体是谁的提议。伊娃和那个在大厅里哭泣的女子结成伴，她现在已经基本平静下来了。两人交流之后，一致拒绝离开这里。

"我们非常坚持。现在回想起来很诡异，但当时我们就像一支游击队。你知道，我们当时想的是：哪里是安全的？哪里能够藏身？我们都觉得炮台公园是一个开放的区域，歹徒很可能从空中袭击我们。"

但随后，一群孩子出现了。这完全出乎伊娃的意料。他们排成一列，手拉手走进房间。伊娃不确定这是哪里来的孩子，但他们的出现抚慰了她。有人示意她跟在孩子们的后面。她不知道还能做什么，于是服从了安排。她跟着队伍，再次回到混乱的室外。

"我们走到街上，每个人都在跑。然后，我一定是听到了那个声音。我不知道，我不记得了。但我看到南塔已经倒塌了。要不是我已经看不到那栋楼，我都不知道它已经坍塌了。我六神无主。但是，我的上帝啊，那真的太可怕了，那一刻是当天最糟糕的瞬间。"

当这一小队人马来到炮台公园附近时，伊娃和她的伙伴再一次表达了拒绝。

"我们说我们不想进去。躲进去不是什么好主意。然后警察终于来了，并对我们说：'拜托了，现在需要你们进去。'那一刻，你什么都看不见，也无法呼吸。每个人都在跑，我不知道发生了什么事。我以为会有一些带着机枪的人从烟雾中冲出来，然后开枪。我真切地相信，那就是即将发生的事情。周围的人们仍在尖叫和奔跑，真的，太可怕了。"

恐惧已经击溃了伊娃，她靠在一栋楼的墙上，想就这样躲起来。她记得那时候她在想，如果能让自己看起来像建筑物的一部分，就能伪装自己，就会更安全，就不会成为被袭击的目标。她的同伴看了她一眼，拉了拉她的胳膊，示意她跟上。伊娃照做了。

"天空一下子变得非常黑暗。我不知道我在哪里。我想说的是，我们是在黑暗中行走。我也不知道其他人在哪里，能见度只有几英尺。直到后来，烟雾逐渐散去，我才再次看到蓝天。哦，对了，我忘了说后来我看到了太阳，我感到很开心。这听上去有些疯狂，但我确实突然就开心起来了。我试着戴上太阳镜，但它已经蒙上了厚厚的灰尘，所有的东西都蒙上了灰尘。道路上也满是灰尘，而人们的双肩上，你知道，就像堆起了两座灰尘小山。"

伊娃和她的同伴讨论过她们是不是应该试着走布鲁克林大桥。就在他们谈话的时候，一个穿着商务套装、提着行李箱的男子不知从哪里出现。他无意中听到了她们的谈话。他说自己从外地来，只打算在曼哈顿待上一天。这个人的出现，让伊娃感到安心，她几乎觉得有些滑稽。"就像《绿野仙踪》的桥段。我们对他说：'你为什么不和我们一起去呢？'"没过多久，一位老妇人向他们走来，他们也邀请她加入。

于是，这个四人小队开始向布鲁克林大桥走去，但他们已然很害怕。和威尔一样，伊娃并不觉得大桥是安全的。大桥也是著名的地标，伊娃认为这里将成为袭击的目标。他们又走了一段，然后决定去相对更安全的曼哈顿大桥。不过，伊娃还是觉得"非常、非常可怕"。当他们经过桥面时，她尽力控制自己的焦虑，一个想法反复出现在脑海中，她努力在和这个想法抗争。

"我不明白为什么有人想杀我。有人想杀我，而我甚至根本不认识他们。我不明白为什么会发生这样的事。"

最后，在经历了一段看似无止境的漫长时间后，他们下了桥，来到了布鲁克林的杰伊街。令伊娃惊讶的是，他们在那里发现了一辆等待中的城市巴士。"车就停在那里。"他们上了车，然后立即有人过来询问他们。

"我说了我们刚从哪里来。这是事件发生以后，我们首次遇到不在现场的人。这感觉很奇怪，因为在此之前，我们看到的每个人都直接受到了事件的影响。而突然之间，我们就像来到一个新的地方，而周围的人都发出了'哦，我的上帝'这样的感叹。那会儿大概是上午 11 点半左右，每个人都已经知道发生了什么，出了什么事。一切就快结束了。我想：'或许快结束了。这个可怕的经历终于要结束了。'"

带它回家

我们当初进行这些采访时，目标是尽可能做到客观和专业。即便如此，在袭击发生后不久，听着这样的故事，还是会让我们坐立不安。而且尽管这些叙述详尽而生动，我们依然面临着一些问题。基于每个人所叙述的细节，我们能否预测在事件发生之后，谁能够较快地从阴影中走出来、谁会挣扎得更久以及谁具备复原力呢？

各位读者此刻或许已经做出了假设，甚至有些人已经正确地匹配了每个人和他们对应的结果。但我想说的是，即便匹配正确，也极有可能是巧合。我曾经在不同的人群中进行过这个测试，当然这是非正式的。每次，我都要求他们阅读同样的叙述，然后请他们预测结果。总的来说，结果多少有些随机性。我并非轻视各位，我从不轻视任何一个人。这个测试其实并不简单。这些叙述包含了太多的信息，很容易让人联想到这样或那样的结果。

每个叙述都包含一些似乎预示着持久性创伤反应的线索，

而与此同时，每个叙述又都发出了许多信号，预示着主人公能够很好地应对发生的一切。总而言之，这三位都有相同的概率表现出复原力轨迹。

但事实却是他们三位的结果各不相同。威尔遭受的创伤最严重，持续时间也最长。他患上了严重的PTSD，并与病魔斗争多年。这是典型的持续性轨迹。而伊娃在一段时间内饱受痛苦，在那期间，所有事情对她而言都无比艰难。一年之后，她渐渐地能够控制这种痛苦。这是典型的、循序渐进的恢复轨迹。而蕾娜则表现出最好的结果，她在事件发生后的早期表现出一些创伤性应激，但并没有持续很久。这显然就是复原力轨迹。

如果在开始阅读他们的叙述之前，我先告知各位他们三人表现出了不同的轨迹，能够帮助大家进行判断吗？实际上这多少是有帮助的，至少大家知道了概率，就知道他们每个人都出现了一种轨迹，即便随机猜测，也有33.3%的机会猜对。

我尝试着让一些人进行上述测试。我先分别解释了持续性轨迹、恢复轨迹和复原力轨迹这三种结果，并告诉参与测试的人，三位叙述者每个人都出现了其中一种结果，且各不相同。但结果显示，作用并不大，测试的结果依然具有随机性，提前告知也没有降低测试的难度。

如果被测试的人换成受过训练的临床医生呢？他们的临床专业知识会带来什么不同结果吗？在上文中我们已经提到，受到启发式偏差（heuristic biases）的影响，加之复原力盲点的问题，临床判断很容易出现偏差。因此我们推断，临床医生可能会认为三个叙述人都不会出现复原力轨迹。但同时，如果他们知道这三个人中有一个人表现出了复原力，这个信息应该能在某种程度上消除他们的复原力盲点，让他们能够更好地利用专业知识进行判断。

我邀请了一些医生参与这个小测试，他们大多也表示难度很大。不少人的预测完全错误，但也有人预测准确。这些医生作为一个被测试团体，他们预测出蕾娜表现出复原力轨迹的比例要高于几率，但也只是略高而已。他们中有45%的人认为蕾娜会呈现复原力轨迹。鉴于随机猜测正确的概率也有33%，45%的正确率实际上是一个很低的水平。换言之，我们可以说即便他们知道了三人之中有一个具备复原力，但依然有大多数人（即55%的人）未能正确识别出来。

那么，我们如何将这个情况与研究结果联系起来呢？既然研究显示，创伤越严重，症状就越糟糕，为何临床诊断的准确性如此之低呢？这是因为事实上创伤的严重程度与症状的联系并没有那么紧密。仔细观察的话，我们就会吃惊地发现二者的统计关系并非我们想象的那样。

至此，我们应该停下来，好好思考一下统计关系究竟意味着什么。受创伤严重程度和创伤结果是相关的。如果两件事情的关联率大于偶然性时，只能说明当一件事情发生时另一件事情也有可能发生，而并不意味着两件事一定同时发生，甚至不能证明它们在大多数情况下同时发生。举例而言，暴力犯罪率往往在温度相对较高时发生，但并不意味着如果我们在大热天到户外去，就会被打劫，二者的相关性并没有这么高。受创伤严重程度和创伤结果之间的关系也是如此，彼此关联性很弱，换言之，受到严重创伤与更极端的创伤结果同时出现的情况只占相对较小的比例。

我在前一章提过一个军事作战部署的大规模人群研究。不知诸位是否还记得，那项研究显示 83% 的士兵都表现出复原力轨迹，这个比例高得超乎寻常。而当我们分析士兵在创伤性事件中的暴露程度时，我们又发现，暴露程度最高的士兵（比如亲眼见到伤残的士兵和平民）从统计上看表现出复原力轨迹的比例较低，即在战争中暴露程度较高的人复原力较低。然而，与研究中复原力的总体出现概率相比，这种差异实际上是很微小的。绝大多数曾高度暴露在战争中的士兵（81%）仍然显示出复原力轨迹。[4] 而这并非个例，其他研究也体现出类似的结果。甚至在一些研究中，如果考虑到其他因素，创伤严重程度的影响会大大降低，甚至忽略不计。[5]

综上所述，我们几乎可以清晰得知，尽管创伤严重程度与创伤结果存在广泛的联系，但这种联系并非绝对，很明显还有更多其他的影响因素。无论这里的"更多因素"具体是什么，都将是揭露复原力运作原理的关键。其中涉及的内容非常广泛，创伤严重程度只是冰山一角。当我们把视野扩大至与复原力相关的其他特征和行为时，我们还会得到更多的惊喜；或者说，我们会得到一个悖论。

第四章
复原力悖论

在苏醒之后的最初几个星期，杰德的病情渐趋稳定。他开始思索自己的未来，这场车祸彻底改变了他的人生轨迹。他依然非常虚弱，几乎坐不起身。但他知道，他将不得不习惯在失去四分之一身体的情况下，继续生活在这个世界上。这条路必将充满艰辛，也一定会有沮丧的时刻。那他的女朋友梅根呢？充满焦虑的探视取代了所有的浪漫约会，正如杰德所说，"这本不该是她和我在一起后应有的生活"。他还能进行正常的性生活吗？他们的恋人关系还能维持下去吗？他们还能共同完成重要的人生里程碑吗？比如结婚、生子，如今看来，这些是否已然遥不可及了呢？

而眼下，杰德必须先面对一个令人望而生畏的事实，那就是他要经历一个漫长的恢复期。他必须增强上半身的力量，以便使用拐杖等工具来代替缺失的那条腿。这时，他又得知了一个令人颇为震惊的消息：他还需要接受后续手术。医生为了挽救他的生命付出了很大的努力，但有些手术的目的仅仅是维持他的生命。一旦他恢复了一部分体力，就得继续接受手术，这也就意味着他需要承受更多的痛苦。这一切听起来已然很可怕，但杰德知道能成功进行手术已属不易，还有更糟糕的可能性。重大事故后的医疗结果往往是不可预期的，可能会出现并发症或者其他损耗身体的问题。

随着新的痛苦不断出现，杰德越来越深入地理解到这次事故给他带来的影响。虽然他不曾陷入极度的抑郁，但他向我倾诉时曾表示，他曾经"进入到一些相当黑暗的地方"，有时还在努力寻找出路。

他的思绪飘回医院的病床上，回到他刚从昏迷中醒来，被焦虑的创伤记忆所淹没的时候。但只过了寥寥几日，症状就减轻了。每个人都很惊讶，包括杰德自己。他不知道为什么这些症状会消失。起初，他感到疑惑，甚至是好奇和感兴趣。现在，随着新一轮的挑战开始，他近乎绝望地寻求答案：为什么他在最初就具备如此强大的复原力？哪些努力是有效的，而哪些是无效的？他必须知道答案，才能更好地武装自己，踏上前方已知的艰难道路。

* * *

在职业生涯的大部分时间里，我一直在探索复原力与其他严重潜在创伤性反应的区别。我从三十年前开始探寻复原力，但起初我的目的只是证明它是真实存在的。而当时人们普遍认为经历潜在创伤后，产生复原力是罕见现象，所以我必须确保自己是正确的。但很快我和我的同事就搜集了大量证据，证明了复原力并不罕见，相反，复原力是常态。只是，我们的困惑和杰德刚苏醒时的一样，我们不知道复原力从何而来。几年之后，随着搜集到的证据越来越多，我们可以看到复原力轨迹的平均出现率约为三分之二，上述问题也更加吸引了我们的关注。为什么是三分之二？

如果大多数遭受创伤的人能够回到稳定的健康心理状态，为什么总有相当一部分的人（平均约占三分之一）依然苦苦挣扎？

我们已经提到，创伤的严重程度对恢复多少有一些影响，尽管这种影响程度小得惊人。而且，很明显，还存在着其他影响恢复的因素。多年来，我和我的团队已经确定了一些与复原力相关的行为和特征。也有越来越多的人加入这项研究，发现了更多的行为和特征。此外，复原力的概念逐渐突破学术研究的范围，通俗读物和媒体也开始传播相关信息。越来越多的行为和特征被认为能够激发复原力。通俗读物提到的特征与研究人员所确定的有时相同，有时则不然。从某个时刻起，我不太清楚具体是什么时间点，这些行为和特征的范围已经无限扩大，以致多少有些显得泛泛无用。

如果我们把所有的——无论是通俗读物、媒体中提到的，还是学术期刊中提到的——行为和特征放在一起，列出每种特征和行为是如何以一种或多种方式与复原力产生联系，我们就会得到这样的结论：有复原力的人能控制自己的感受，能感知自我且留心周围的事物。他们会关注自己的身体感觉，能忍受痛苦的情绪，坦言悲恸，并且能面对自己的恐惧。他们学着自我照料、自我养育、自我关怀，以及自我尊重。他们有好奇心，有幽默感，显然也有让自己快乐的能力。他们心态乐观，充满希望，有耐心，同时也有顽强和坚韧的品质。他们具备良好的解决问题的能力，能够设定合理的目标，采取以行动为导向的方法，并相信自己的能力。他们拥有广阔的视野，能在生活中看到复原力，并且勇于拥抱变化。当不好的事情发生时，他们会记录下来，探寻意义。相比于"受害者"，他们偏向于将自己定义为"幸存者"。他们能够将逆境转化为机遇。他们有精神和宗教信仰，道德感强，怀有感恩之心，并且愿意花时间与自己独处。他们积极参与自己的生活，亲力亲为，且非常享受使命感。他们能够自主掌握生活，但同时他们也是利他主义者，善于接受，宽容且不批判他人。他们承认个体能力有限，勇于承认错误，乐于帮助他人，也会在需要时寻求帮助。他们与亲朋好友保持着紧密联系，也与很多人建立了能够相互支持的关系。他们有良好的基因，有规律地进行体育锻炼。[1]

这些行为和特征可以列出长长的清单。不可否认，所有这些特征都是值得拥有的品质，但是谁能够拥有和具备所有这些品质？更重要的是，哪些特征能最有效地帮助我们应对潜在创伤应激？哪些能够激发我们的复原力？

有一些特征看上去显然有利于激发复原力。最好的例子便是宗教和灵性（religion and spirituality），很多通俗读物中都曾列举这一点。每当我举办关于创伤和复原力的公开讲座时，我不可避免地会收到关于宗教和灵性的问题。这很好理解。有组织的宗教建立了成熟的信仰体系，创造了归属感，也提供了来自更多人的共同支持。很多人都曾从信仰中获得力量。创伤治疗师也是这样认为的。他们提出，宗教关注"个人对领悟的追求"，这"有利于整合创伤的感知片段……从而有助于减少创伤后症状"。[2]

目前看来，这个说法并无不妥。但有任何经验证据吗？一家科普网站曾直言不讳地使用了这样一个标题：《心理学家发现，精神力量能够激发人类在经历创伤后的复原力》[3]。只不过问题在于，文章中并没有任何关于这一说法的论据。

或许是因为根本没有论据。

平心而论，相比于宗教，灵性是更加难以衡量的概念。虽然总体上宗教活动与良好的健康状态相关，但除去这种简单的关联，事情就变得相当复杂了。[4]例如，我们对上帝或宗教的看法通常是多方面的，而在威胁生命的事件发生后，我们的思考方式往往会发生变化。俗话说："临时抱佛脚。"确实如此，但有些人会经历更多的思想斗争：他们会想到是上帝抛弃了他们，可能会因此感到愤怒，甚至感到被背叛。在威胁和冲突之下，也往往会使人们将上帝视为实施惩罚的神灵。[5]

当然，如果我们在潜在创伤发生之前，就能确定一个人的宗教或精神信仰，然后进行实验，观测信仰能否在事件发生后激发复原力，就可以避开这些问题。这类前瞻性研究难度极高，但并非全无可能。几年之前，我曾参与一项关于丧亲的前瞻性研究，针对一些已婚人士进行调查：在他们的配偶去世前几年，询问他们对自己皈依的宗教有何感想，以及他们是否能感受到个人与上帝的联系。对于这个问题，心理健康的人给出了肯定回答，然而这项研究未能预测这些被测试者在经历丧亲后，是否会表现出复原力轨迹。换言之，无论是对自己的个人宗教信仰持积极态度的人，还是能强烈地感受到与上帝的联系的人，在他们的配偶去世几年后，与其他研究对象相比，他们均不曾表现出更强的复原力。

正念冥想（mindfulness meditation）也是一个很好的例子。在过去的几十年里，正念冥想已经变得非常流行，它也常被列入能够激发复原力的特征清单中。虽然它与宗教和灵性有一些相似之处，但在许多方面，它似乎更加能够激发复原力。[6] 与宗教和灵性一样，我们可以通过问卷来调查正念，而结果证明，正念通常与人的健康和幸福指数相关。[7] 但与灵性不同，冥想也可以通过实验来测试。我们不能为了心理学实验而要求人们皈依宗教或培养某种精神信仰，但我们可以邀请人们参加为期十周的正念冥想课程，然后将他们的心理健康状况与不参加冥想的对照组进行比较。此类研究不断证实，正念冥想确实有益健康。例如，它有助于改善情绪、提高工作满足感，甚至有助于增强免疫功能。[8] 研究同样证明，其作为一种干预措施，对患有严重心理问题的人亦有益处。[9]

基于这样的正面结果，我们很容易认为正念冥想能够帮助我们应对潜在创伤的挑战。实不相瞒，我自己也练习正念冥想，而且我发现它的确有助于我处理日常生活中的压力和紧张情绪。但抛开个人经验，科学就是科学。

遗憾的是，没有任何证据可以证实正念能够预测复原力。[10]更糟的是，在一部分情况下，它甚至是有弊无利的。近日，一些正念专家在权威心理学杂志上发表的论文中告诫道，一些关于正念作用的错误信息会误导人们，甚至会导致伤害。已有惊人数量的研究和案例报告指出冥想带来的副作用，包括增加焦虑、恐慌、迷失方向、幻觉和人格解体（即脱离自身的感觉）。冥想还可能让经历过潜在创伤事件的人回想起那段经历。[11]这类反应在任何情况下都是有害的，尤其对于那些近期经历过创伤性事件且已经非常脆弱的人来说。

悖论

研究并未证实这些看似健康的行为能够激发复原力，这多少有些令人失望，但也有其他特征被证明与复原力存在联系。最出名的当属"来自他人的支持"，另一个则是"乐观"，以及与之相关的"相信自己有能力处理好的信念"。具备复原力的人在经历创伤后，相比于纠结事件的意义，更倾向于专注解决问题。他们能够使用一系列的应对措施和情绪调节策略，经常体验与表达幸福和快乐等积极正面的情绪。人口统计学方面也有与复原力相关的因素。例如，年龄较大的人群，具备复原力的比例更高，他们的附加应激源较少，并且拥有更多的资源（如更高的收入和教育水平）。我们还发现，不同的轨迹和不同的基因图谱之间也存在映射关系。[12]

这些特征非常有意义，它们为我们理解复原力是如何产生的这一问题，提供了丰富的研究素材。然而，我们仍然没有走出困境，我们面前还有一个障碍。当我们仔细研究这些特征时，遇到了和创伤严重程度相同的问题。尽管这些特征中的每一个都显示出与复原力结果之间存在明显的统计学关系，但它们的实际影响却小得惊人，无法帮助我们确定哪些人可能具备复原力哪些人可能不具备复原力。即使我们把所有特征结合在一起，也依然无法获得整体的结论。

如前文所述，我把这个问题称为复原力悖论。我们已知，在经历潜在创伤后表现出复原力轨迹的人占大多数，我们也知道与复原力结果相关的特征，但所谓悖论在于，我们仍然无法准确预测复原力结果。在推论统计学（inferential statistics）的世界里，许多事情对我们的影响都是微乎其微的。

此处我们利用饼状图来进行说明。饼状图代表经历潜在创伤后的复原力。而当我们尝试预测复原力时，相当于用单个的预测因素切片来拼凑饼状图。预测因素包括创伤严重程度、应对策略、社会支持，等等。现在，因为我们已经通过经验了解到这些因素与复原力存在联系，所以我们自然地假设这些因素

理想化复原力饼状图　　　　　　现实中的复原力饼状图

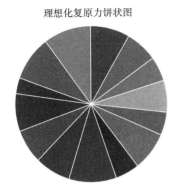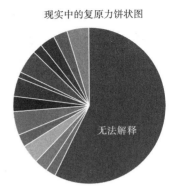

无法解释

图4　复原力饼状图

切片具备合适的大小，当我们把它们拼凑在一起的时候，能刚
好得到一个饼状图，如图4左侧所示。我将其称为理想化复原
力饼状图，这是我们假设的最终结果。但遗憾的是，现实并非
如此。这些因素代表的切片非常小，每个切片只占饼状图的一
小部分。当我们把它们拼在一起时，得到的通常是图4右侧的
饼状图，即现实中的复原力饼状图。可以看到，这些预测因素
没有拼出完整的饼状图，它们甚至还不足一半。[13]

　　那么，我们如何解决复原力悖论？也许解决方案与研究的
质量有关。通常，复原力的预测因素是通过问卷调查来测量的。
或许，到目前为止问卷质量都不高，抑或是研究本身存在缺陷。
在前文讨论关于灵性和正念的研究时，我们提到了一些可能会
干扰研究的问题。在关于复原力的研究中，肯定也存在着类似
问题，但这不足以解释这个悖论。即便使用了完善的测量方法，

也进行了严谨的研究设计，我们仍然会发现同样的悖论。[14]

接下来，我们将看到一个更优的解决办法。我在哥伦比亚大学的已故同事沃尔特·米歇尔（Walter Mischel）提供了一条可靠线索，他在20世纪60年代发现了一个类似的悖论。沃尔特最出名的"棉花糖实验"（Marshmallow test）让人们对延迟享乐有了新的理解，但他对心理学的主要贡献来自他对人格的研究。[15]当时心理学的主流观点之一认为，人们有稳定的人格特征，换言之，在不同情况下，人们的行为是一致的，也是可以预测的。但沃尔特和其他研究人员逐渐注意到，人格特征和行为之间的关联性实际上是相当小的。此外，他们对人在不同情境下的行为进行了测量，而后惊讶地发现一致性极低。换句话说，尽管人们看起来有稳定的人格特征，但实际行为却不一致。这一观察结果就是人们熟知的"人格悖论"（personality paradox）。

沃尔特和他的同事们信心满满，发起了一项关于人格悖论的研究项目。在一项典型研究中，他们追踪了人们在正常的日常生活中不同情况下的行为。他们将这些情况归类为不同类型，而后他们发现，尽管人们在所有不同情况下的行为不一定完全一致，但他们在特定类型情况下的行为的确倾向于一致。

例如，通过问卷测试，一个被判定为外向人格的人，并不始终是外向的。但此人在某些类型的情况下，会始终倾向于保持外向。沃尔特和他的同事们将这种模式总结为"情境—行为剖面图"（situation-behavior profiles）。

如果我们将这个逻辑延伸到潜在创伤事件中，那么我们可以假设与复原力相关的行为的影响力很小，因为人们并不总是产生这些行为：他们偶尔会表现出这些行为，或者经常表现出这些行为，但不一定都在潜在创伤事件发生后、面临全新情境时表现出它们。事实也正是如此，我们很快就会谈到这一点。但我们依然还有很多问题要解决。例如，为什么会出现上述情况？为什么人们不能一直采取一种普遍有效的行为，比如寻求他人的支持，或是寻求其他某种应对策略？这个问题的答案将引领我们进入悖论的核心。这些行为并不总是有效的。

　　潜在创伤事件引起的应激需要时间来解决，至少需要数日，且通常需要更长的时间。除了一连串令人倍感困扰的痛苦想法、记忆和情绪，这些事件时常还会带来一些非常规的问题，例如调整正常的生活安排、解决流离失所或失业问题，以及处理身心受到的伤害，等等。甚至在有些时候，事件会彻底改变我们的生活轨迹，正如杰德面临的情况。这一切都需要时间来解决。即使是具备强大复原力的人，也至少需要经历一阵挣扎。在这期间，没有任何一种特征或行为是永久有效的。这一点适用于人格特征，例如人们不是在所有情境下都是外向的，因为外向行为并不适用于所有情境；它同时也适用于预测复原力的行为和特征。潜在创伤造成的痛苦而持久的应激是多种多样的，彼此间差别巨大，没有任何一种行为或特征可能适用于过程中的所有时刻。事实上，如果我们进一步扩大范围，就会发现没有任何一种单一的行为或特征是永远有效的。

漂亮的孔雀和飞奔的猎豹

每一种行为，每一种特质，都有其对应的收益和成本。根据不同的情境，占主导地位的有时是益处，有时是代价。在自然界中，从最大的哺乳动物到最小的单细胞生物，均是如此。[16]就以孔雀那迷人的尾巴为例，虽然我住在曼哈顿，但我家附近有三只孔雀。它们的住所离我的公寓不远，就在著名且尚未竣工的圣约翰大教堂的院子里。相对于曼哈顿而言，教堂的院子面积很大，覆盖了几个街区。孔雀住在大教堂后面的一个小棚子里，但在大多数情况下，它们可以自由活动。有一天，当我走过大教堂时，偶然间发现一个奇妙的景象。其中一只孔雀跳到大教堂的石头围墙上，展开它那漂亮的尾巴。来往的司机被这一景象吸引，会停下观赏。没过多久，等他们反应过来时，整条路已堵得水泄不通。

进化论之父查尔斯·达尔文（Charles Darwin）对孔雀的尾巴非常感兴趣。1859 年，达尔文发表具有里程碑意义的进化论著作《物种起源》（*On the Origin of Species*），引发了人类思想史上最大的动荡之一。[17]在那之前，创造论（creationism）几乎是人们理解动物多样性的唯一途径。创造论认为，地球上包括人类在内的所有动物皆由上帝创造。达尔文经过多年的精心查证与观察后提出，动物的不同物种是一种缓慢的进化过程（即自然选择）之产物。他认为，动物对其栖息地的生存条件做出反应，逐渐进化出有助于适应这些条件的特征和行为。随着时间推移，这些特征和行为成为该物种的特性。

但是孔雀的尾巴始终是一个困扰达尔文的问题。在《物种起源》出版一年后，他写道："不管什么时候，我只要看到孔雀尾巴的羽毛，就会觉得恶心。"[18] 而他之所以如此反感孔雀的尾巴，是因为他无法解释为什么一只大鸟能够进化出如此漂亮的尾巴。作为鸟类，孔雀体型巨大，肉质鲜美，因此是饥饿的捕食者理想的盘中餐。孔雀的尾巴会掉毛，而后又会重新生长出来，而每当新的尾羽长出来时都非常显眼。附近的捕食者很容易就能看到它们。同时，巨大的尾巴也严重减弱了孔雀的飞行能力，从而限制了它们的逃生概率。这些特征加在一起，孔雀无疑就是捕食者唾手可得的猎物。

对于达尔文和他新生的理论来说，孔雀是一个难解之谜。种群会不断强化有助于生存的特征，并逐渐完成物种进化。那如何解释这条无益于生存的大尾巴呢？孔雀如何或为什么会进化一条这样的尾巴呢？而后，达尔文花了十几年时间，最终找到了这个问题的合理解释。[19] 除了通过自然选择逐渐进化的特征，他提出第二种机制，即性选择。达尔文注意到，大而绚烂的尾巴让孔雀在鸟类中脱颖而出，其他色彩斑斓的鸟可谓相形见绌。他推断，雌性孔雀"历来非常享受这一优越性，它们无意识地对尾巴最漂亮的雄性孔雀偏爱有加，这种行为促使孔雀始终稳坐最美丽鸟类的宝座"[20]。尽管达尔文尚未完全厘清性选择的所有细节，而且在他的时代还没有出现"基因"的概念，但他的这一直觉感知是极其敏锐的。对潜在配偶具备吸引力这一特征会增加繁殖的概率，后代研究人员也进一步证实，繁殖概率增加，也会提高这些特征的遗传概率。[21]

达尔文将生存的自然选择与繁殖的性选择这两种竞争机制纳入进化论的范畴，从而巧妙地解释了为何动物天性中包含对成本和收益的权衡。

美丽的大尾巴增加了繁殖的概率，这是非常大的益处；但如果在有捕食者潜伏的情况下，大尾巴更容易招来敌人，这可就不妙了。

其他一些生物也会权衡成本和收益，例如猎豹。但这种权衡不在于两性之间，而关乎食物。猎豹是了不起的物种，它们体型圆润，奔跑速度惊人，是地球上跑得最快的陆生哺乳动物，能够在短短 3 秒钟内加速至每小时 60 英里！它们也很敏捷，长长的尾巴能够帮助它们在瞬间完成转身。它们的视力也很好，还有锋利的爪牙。具备以上特征的猎豹，被视为最完美的捕食者。当它们觉得饿了，要做的事就是冲过去扑倒猎物，然后填饱肚子再打个盹儿。虽然在一天之中，猎豹经常有大半天都在躺着休息，但其实它们的生活也并非如此惬意。速度是它们最大的优势，同时也是它们最大的负荷。维持高速度需要新陈代谢，因而它们的耐力相对较差，只跑几百米就需要停下来休息。一些追踪研究结果显示，即使是可追击范围内的猎物，猎豹也可能会放弃追捕。原因很简单，它们的体力不足以支撑长时间的高速奔跑。如果它们足够幸运，很快就会猎捕到食物，此时也往往会因为追逐而筋疲力尽，有时甚至需要休息上 30 分钟才有力气进食。而在它们休息的过程中，其他生物就有可能偷偷靠近并偷走猎物。[22]

好的、坏的和邪恶的

人类也是动物，所以人类也会权衡成本与收益，例如应对和情绪调节策略。

许多策略已经过验证，人们也普遍认为这些策略要么是好的要么是坏的，要么是天生有用的或有效的，要么就是无效的且可能有害的。如果将这个逻辑扩大，人们自然会认为几乎所有健康的人都使用了好的、有效的策略；而那些在心理上产生挣扎和波动的人，绝大多数都使用了无效策略。

在这些所谓"好"的策略中，有一种叫作"问题取向应对"（problem-focused coping），即直接改变或修改可能导致应激的情境的各个方面。另一个"好"的策略，我们称之为"重评"（reappraisal），即改变对某种情境的看法。例如，当我们遇到一个特别粗鲁或怀有敌意的人时，我们可能会感到愤怒，但随后通过重评，我们推断这个人或许今天过得很糟，从而将自己对他的愤怒降到最低。

刻意抑制情绪是毫无益处的，至少大众是这么推测的。当我们试图强迫自己不去感知或表现情绪时，我们就会开始抑制自己。之所以推测抑制是无效的，或许是因为需要我们采取策略的情境往往已经令我们难以控制情绪，特别是极度情绪化的情境。抑制还可能导致人与人之间的误解，例如在一些人们期望看到情感流露的社交场合。[23]

早期的研究似乎已经证实了这种基础的"好"与"坏"的分类。但随着时间的推移，这些证据并未得到很好的支持。首先，尽管大多数人非常自信地认为，自己知道应该采用什么行为来应对，但事实上他们实际采取的应对策略比他们意识到的更加多样化。例如，在一项颇具说服力的研究中，研究人员首先向被测试者询问通常如何应对压力，在接下来的两天里，反复探究他们在真正经历压力时又是如何应对的。而被测试者最初给出的答案，并非他们实际在应对压力时做出的行为。该研究的人员在另一项研究中颠倒了研究顺序。他们首先在两天之内对被测试者的实际应对行为进行了探究，而后他们请被测试者回想过去两天自己都采取了何种应对方式。结果与上一组研究一致，即他们的回答与实际行为并不一样。[24]

这也进一步说明策略是可变的，不能以简单的"好"和"坏"来分类。例如，尽管研究显示问题取向应对比情绪取向应对方式（emotion-focused coping）更有效，但对于某些类型的应激源我们也看到了相反的结果。[25]另外，虽然有研究强调情绪抑制的后果，但总体而言这一结论是模棱两可的。我们使用元分析（meta-analysis，也称"荟萃分析"或"整合分析"）的方法，总结了三百多个情绪调节实验的组合效应，并发现从总体上看情绪抑制是能起到一定作用的，但同时结果也根据事件的类型不同而发生变化。[26]

情绪抑制只有在某些情境下才是有效的。例如，在进行公开演讲时掩饰痛苦，或在解决冲突时尽量克制愤怒的表达，虽然不是必需的，但至少是非常重要的。抑制情绪的外在表现也是有益的，至少在某些时候（比如在绝境之中）是这样。虽然大多数人愿意在亲近的朋友和亲人痛苦或不安时给予支持（即便这意味着他们自己可能会遭受痛苦），但时间一长，情绪外露会让提供支持的人感到沮丧，最终迫使他们离开。[27] 因此，在情况需要时，能够将情绪表达降至最低是很重要的。我在研究潜在创伤的过程中记录了很多小故事，许多接受采访的父母也表达了上述观点。他们告诉我，在紧急情况下，父母往往需要掩饰自己的痛苦，从而帮助孩子保持平静。

此外，重评策略的有效性也存在差异，尽管它被普遍认为是所有情绪调节策略中最有效的，但它也有不奏效的时候；甚至在某些情况下，它还会起到反效果。

例如，在生活应激水平很高且已无法控制的情况下，重评往往与轻度抑郁相关。研究人员假设，如果情况已不可控（即已经不能再做什么），此时最好的办法是通过重评来改变情绪；但如果情况尚可控制（也就意味着还可以做些什么），这时改变情境会更加有效。但恰恰是在后一种情况下，采取重评策略与抑郁加剧有关。我们也曾探究人们在不同的但可能采取重评的情境下的首选策略，最终我们得到了相同的结果。大多数人在应激源相对较轻、情况看上去尚且可控时选择了重评策略；而在面对更极端的应激源时，他们倾向于选择转移注意力等其他策略。[28]

所有这些研究指向了同一个基本结论：应对和情绪调节策略在本质上并无好坏之分。每种策略都有成本和收益，而某个特定的策略只有当它能帮助我们满足特定情况的要求时，才是有效的。讽刺的是，这个结论也并非新的发现。研究应对和情绪调节策略的权威理论家们一再强调策略与不断变化的情境要求之间的动态互动。他们还指出，时机非常关键。某种策略在应激源出现之初可能是有效的，但随着事件推进，它可能会失去效力。[29]

　　当我们面对创伤性应激时，调节过程的动态特征更为明显。在极端条件下，我们不得不暂时放弃日常关注的事情，而采取被我称为"务实应急"（pragmatic coping）的策略，即只关注生存，"不计代价"地寻求渡过难关。正因为"不计代价"，我们会采取正常情况下不会采取的策略或行为，甚至包括一些我们在正常情况下认为是不健康的行为。基于此，我也将这种策略称为"邪恶应对"（coping ugly）。当我们在严峻的形势中挣扎求生时，我们采取的策略不需要光鲜亮丽，也不需要符合世俗认知，只要有用即可。[30]

过犹不及

　　有一些行为表现（例如积极的情绪）看上去有百益而无一害，以致人们很难相信在某些情境下，这类行为表现也会没有用武之地。纵观心理学发展历史，人们或多或少地忽略了喜悦、幸福、自豪和快乐等积极情绪的作用，直至近年来，它们才逐渐吸引了大量的关注，而这些情绪也被认为是良好心理状态的一部分。这不是显而易见的吗？积极的情绪不仅使人们感觉良好，也有大量的证据能够证明其有利于身体健康。相关研究结果将积极情绪推至公众讨论的风口浪尖上，并催生了众多倡导培养积极情绪以促进身心健康的项目。[31]

但当我仔细研究这些积极情绪时，发现其并非看上去那么万能。和其他日常事物一样，积极的情绪在运用适度的情况下是有益的。例如，适当的积极情绪可以帮助我们提高创造力，但极端的积极情绪却不能，它反而会降低我们对危险的感知，并可能削弱我们抑制风险的能力。此外，人类的所有行为是否有效都与所处的情境有关，积极情绪也是如此。例如，当我们需要与他人合作时，积极情绪有助于提升我们的表现；但在需要进行一定的对抗时，积极情绪反而不利于我们的发挥。

在竞争中，表达积极情绪还会造成重大的社交成本。在一项研究中，研究人员提供了关于人们获得表演、体育或游戏比赛的奖项的视频，要求观察者观看视频并打分。结果显示，观察者们认为不太善于表达的获奖者，比热烈表达自己积极情绪的获奖者要更加亲切。观察者还指出，相比之下，他们更愿意与前者交朋友，因为他们看起来更加谦逊。[32]

在潜在创伤事件发生之后，积极情绪受限于情境的情况也更加明显。在我们针对"9·11"事件的一项研究中，我们首先将纽约的一些大学生分为两组，一组观看一部悲伤的电影，另一组则观看一部欢乐的电影。在观看之后，我们请他们谈一谈在袭击事件发生后的几个月里的生活情况。我们对这些学生进行了拍摄，随后通过解读他们的眼周肌肉动作，测量了他们的笑容。尽管先前的研究结果已经告诉我们，总体上看，发自内心的笑容的确能够证明良好的心理状态，但也需要具体情况具体分析。对于看了一部欢乐电影的学生而言，笑容并不能说明其心理状态。这很容易理解，人在看了有趣的内容后会自然地露出笑容，但从长期来看，这个笑容并不会带来有益的影响。但是在心情不好的时候，我们就不那么容易会笑了。这也不足为奇，观看了悲伤电影的学生受到很多负面情绪的影响，但我们同时发现，当他们在观看之后谈及自己的生活时，其展露的笑容越多，负面情绪消散得越快。且关键在于，那些在观看悲伤电影之后谈论起最近生活时露出微笑的人，往往在过去两年间保持着相对更佳的心理状态。[33]

我们再次得到同样的结论：在不同的情况下，没有任何行为（包括微笑）是永久有效的。在另一项研究中，我们以处于青春期末期的女孩为对象，观测了她们在叙述自己曾遭遇的最痛苦经历时的笑容。我们发现，叙述过程中展露真诚笑容的女孩在事件发生两年后，能够更好地适应社会。但这项研究中有一个重要的前提因素：这些女孩中，约有一半曾在童年时遭遇过性虐待，但她们并不知晓我们掌握这一信息。所以，当我们要求她们讲述自己童年的不幸遭遇时，她们并不一定会透露自己曾经受到性虐待。事实上，也并非所有曾遭受性虐待的女孩都回忆了那段经历。但是重点在于，那部分既讲述了被性虐待经历同时也表现出积极情绪的女孩，她们的社会适应表现并没有更好，反而更差。为什么呢？积极的情绪未必一定有效，但为什么会有害呢？

在此案例背景下，最可能的原因在于性虐待被污名化。揭露自己曾遭受性虐待可能会让叙述人感到不适，且我们知道，这也可能会引发公众对受害者的指责。在这样的情境下表达积极的情感很可能起到反作用，让听众更加困惑，甚至可能会激怒他们。虽然我们不清楚她们真正的想法，但那部分讲述了被性虐待经历又展露了笑容的女孩子，或许难以进行适当的情绪表达，继而难以适应社会生活。[34] 这一点非常重要，我们稍后会再次提到。

未必一定有害

那么，是否存在相反的情况呢？即一种几乎被普遍认为是坏的或不健康的行为或特征，而它在某些情况下是有用的？威胁感知就是一个很好的例子。我们已经看到，创伤的严重程度可能导致复原力降低，但影响较小。这一点同时意味着，一定还有很多其他影响复原力的因素。接下来我要说的恰恰与"其他因素"有关。潜在创伤的严重程度不仅取决于客观上发生在某人身上的事件，还取决于此人在主观上如何看待威胁。毕竟，对威胁的主观感知是创伤性应激的基本组成部分。换言之，这决定了某个事件究竟是潜在的创伤还是单纯的痛苦。

已有研究证明了这一点。例如，一项针对创伤患者的大规模研究结果显示，"患者认为自己受到的伤害究竟对生命造成了多大威胁"是预测他们后期是否会出现 PTSD 的最重要因素。同样，我们在研究中也发现，因疑似心脏病而入院的患者中，那些第一次进入急诊就认为疾病将威胁生命的患者出现 PTSD 的概率要高于没有感知到类似威胁的患者。威胁感知水平越低，出现复原力轨迹的概率就越高。重要的是，无论患者是否真的被诊断为心脏病，结果都是相似的。换言之，威胁感知水平与客观存在的威胁水平至少是一样重要的。[35]

我们在针对"9·11"事件的研究中也得到了同样的基本结论。在这些研究中，人们经历的实际事件（即他们在客观上的确暴露于袭击事件之中）以及他们个人对风险的主观认知，构成了预测他们是否会在之后出现 PTSD 症状的两方面因素。值得注意的是，当我们同时检测这两方面因素时发现，无论实际情况如何，最终表现出复原力轨迹的人都认为自己在袭击发生时面临的危险较小。[36]

但是，即便这些结论至少从表面上看是一致的，它们也还是有可能造成误导。潜在创伤可能引发的人身风险是多方面的，这些风险飘忽不定，并且可能在事件发生之前、发生期间和发生之后的不同时间点达到峰值。各位读者可能已经意识到，鉴于风险的可变性，风险感知带来的整体影响（和创伤严重程度一样）最终还是停留在较低水准，且随着事件背景和时机的变化而变化。在很多情况下，威胁感知虽不是必不可少的，但一定是至关重要的。

通过对感知的成因进行仔细探究，我们掌握了一些新的线索。对风险的客观评估是相对简单的，风险认知专家已经将这个过程拆分为四个基本步骤。首先，确定威胁确实存在；然后，依次确定其特征、暴露程度和风险的整体效应。而并非专家的我们，则倾向于通过主观的情绪反应来衡量风险的严重程度（即使用专家所谓的"风险即情绪"［risk as feelings］模型），并经由快速且几乎无意识的过程寻求即时生存。这样的过程，类似于我们在第二章中讨论的心理捷径，是我们根据所掌握的部分信息迅速做出的反应。我们将有限的感知与我们对相关经历的记忆进行比较，如果二者有吻合之处，且以前的经验也告诉我们有危险，我们就会有所警惕。但是，如果在某些情况下，我们的联想不是负面的甚至是正面的，我们就有可能低估潜在的风险，并随之降低警惕。[37] 换言之，准确的威胁感知是必须的。

在被性侵女孩的案例中，我们看到低估风险是何其危险。尽管该领域的专家们总是担心受害者遭到责备，但他们仍应认识到，支持和引导女性识别和应对风险是极其重要的。专家们建议："学会有效地识别和应对可能造成性侵的风险，是女性降低被侵犯概率的主要途径之一。事实上，女性越早发现风险，规避风险的手段就越多，在必要时进行有效防御的可能性也就越高。"[38]

当性侵源于被害者熟悉的人（例如，在约会时被强暴的情境中），情况就会更加棘手。与已知的伴侣发生性接触，通常是令人愉快的，这种愉快的感觉可以激活强烈的联系，使得受害者丧失戒心，从而忽略了危险信号。对于曾遭受性侵的女性来说，这个场景或许会令她们感到困惑。研究人员对这一问题进行了研究。在研究中，被测试的女性需要听一段异性恋夫妇之间的性接触录音。录音内容从爱抚迅速演变为语言胁迫，而后是暴力威胁，最终至发生强暴。被测试者需要做的，是在她们认为"这个男人太过分，这个约会应该就此停止"的时候按下按钮。研究显示，曾遭受性侵的女性相对更难判断出危险信号。她们按下按钮的时间也更迟，直到威胁已经非常明显时（例如，录音中的男人开始进行口头威胁和使用暴力，以及女性表示出坚决拒绝，比如说出："你敢碰我试试！"和"放开我！"），才会按下按钮。然而，有些许讽刺的是，在曾遭受性侵的女性中，那些具备较多的可能引发 PTSD 症状（包括对威胁过度警觉，但并非其他类型的 PTSD 症状）的人，与具备较少此类症状的人相比，能更快地察觉到危险，并更快地发出终止约会的信号。[39]

在现实世界中，如果对性接触中的潜在危机预估不足，后果往往是惨重的。另一项模拟研究得出的结论显示，无论被调查的女性以前是否有被性侵的经历，发现威胁和对威胁做出反应的时间越晚，遭受性侵害的可能性越大。[40]

当我们把视野扩大到其他类型的潜在创伤时，我们发现风险感知水平会因背景不同而发生变化。[41] 例如，在一次城市恐怖袭击之后，一部分人预测很快会发生第二次袭击，相比那些认为风险水平较低的人，他们更倾向于采取一些有用的主动行为，如取消出行计划、避免前往某些目的地，或与重要的人联系并获得他们的支持等。研究显示，受访者居住地与袭击事件的地理距离、受访者的年龄和性别，都对其本人的反应程度有所影响。[42] 另一项研究的对象为洪涝灾害的幸存者。该研究显示，人们对洪水的恐惧以及对其所在地区未来发生洪水的可能性预估，能够敦促他们用适当的方式为应对可能发生的灾害做准备。然而，不同的人对上一次洪涝灾害的情绪反应以及灾害实际严重程度，均会对以上因素产生影响。

在高风险的情况下，面对威胁做出快速反应或许就是生存的关键。一些高危职业（比如执法）就是如此。一项研究表明，见习警员的危险感知能力能够预测其未来警察职业生涯中的风险管理能力。同样是在这个案例中，如果见习警员在观看令人痛苦的培训影片时释放强烈的应激激素，即说明其对威胁的响应程度较高，而这些人在未来四年中表现出复原力轨迹的概率也越高。而对影片反应相对迟钝（即对威胁没有做出响应）的警员则更可能出现长期应激。[43]

当高风险事件发生在通常相对安全的环境中时，对威胁的感知会变得尤其重要。例如，平民突然发现自己正在面对可怕的战争。以色列的研究人员通过研究给出了令人信服的证明。他们测量了两个不同地理区域的居民在火箭弹袭击事件中对威胁的关注度，一个是曾受严重空袭的区域，一个是未受直接袭击但仍有危险的区域。可以预见的是，未受直接袭击区域的居民并不关注威胁。然而在遭受过严重袭击的区域，关注威胁几乎可以等同于关注生死。生活在这个地区的居民，威胁意识越高，心理状态越健康。如果通过数据来看，这部分居民一年后出现PTSD和抑郁症的比例较低。[44] 同时我们也再一次看到，时机非常重要。在袭击事件发生一年之后，研究人员重复进行测量并发现，两个地区的居民的威胁感知程度均处于较低水平。

在错误的时间过多地关注威胁也可能是有害的。例如，当面临威胁生命的情况时，专注于威胁只能起到极小的作用，甚至毫无作用。我之前提到的心脏病案例就是完美案例。研究人员对急诊病人的威胁感知进行了测量。因为来到急诊的病人已经对身体发出的威胁信号做出了反应，也正因如此他们才会前往医院就医。一旦病人抵达医院之后，他们就只能尽可能地保持冷静，等待治疗，除此之外他们没有什么可以做的事情。而此时，威胁已经失去了作用，继续全神贯注于威胁则可能降低复原力。[45]

在正确的时间、正确的情境下做出正确的行为

大多数人都能够处理好创伤性应激，且不会形成严重的或长期的心理伤害。换言之，大多数人都有复原力。然而如上文所述，矛盾在于与复原力相关的特征和行为对复原力的影响并不显著，主要原因在于没有一种特征或行为是始终有效的。每一种行为，每一种特质，都可能带来收益，也可能产生成本。

在某一种情况下，在某一个特定的时间点上有效的行为，在另一种情况下或在另一个时间点上可能并不奏效。综上所述，我们可以得出一个很好理解的结论：既然大多数人都具备复原力，那么大多数人都有能力以某种方式来面对创伤。大多数人都能够在特定情境和特定时间下，灵活地选择和做出正确的行为，以达到适应环境和解决问题的目的。如果你读到了这里，应该很容易理解这种灵活性。而接下来我们将会看到，这种灵活性所包含的内容远比想象的丰富。

第三部分

进入游戏

第五章
灵活性思维

灵活性的定义中包含以下概念：适应、易于变化、弯曲但不至于破碎。

它的同义词包括：可塑性、柔韧度、适应性、柔软度、让步，以及复原。但需要注意的是，灵活性和复原力在概念上是不同的。在本书中，我一直使用"复原"这个词来描述经历潜在创伤后持续良好的心理健康模式，或者更准确地说，描述的是在不同时期保持健康状态的稳定轨迹。灵活性不是复原力。灵活性是我们用于适应创伤性应激的过程，最终引导我们获取复原力。

这个过程的核心是一系列的步骤，我称之为灵活性序列，这些是灵活性的基本要素。灵活性序列涉及很多内容，我们将在适当的时候对每个步骤进行详细探讨。但在这之前，我们首先需要了解面对逆境时如何能够激励自己启动灵活性序列。

灵活性不是简单地产生的，那不是一个被动的过程。虽然我们经常会用橡胶或竹子等高韧性材料在压力下被动弯曲的形象来展现灵活性这一概念，但人在压力之下需要做的不是简单地弯曲身体，而是使自己适应压力。这个适应的过程需要投入精力，也需要配合一些具体的任务。

任何技能想要达到熟练，都必须经历一个过程。无论我们达成多高的成就，我们都需要不断地练习。例如，顶级运动员和音乐家或许具备良好的技能，但如果他们没有正确的心态、没有正确的态度，或者没有被激励去使用相应的技能，依然无法取得好成绩。就像运动员和音乐家一样，如果我们不能让思维进入这场游戏，就无法充分地利用我们的灵活性技能。我们必须具备我所谓的"灵活性思维"。

在潜在创伤事件发生后，灵活性思维尤其关键。这些事件就像对人体系统造成了冲击，它们突然发生，具备紧迫感和危机感，让人的应激反应进入高速运转状态。威尔、伊娃和蕾娜在"9·11"事件发生后陷入的困境，生动诠释了这种创伤性应激反应是何其强烈。他们感受到的压力促使他们集中精力，帮助他们获得能量以应对严苛的身体挑战，并在必要时尽可能快地逃离危险。但有时，压力也会使他们不知所措。而且不幸的是，在某些情况下，创伤性应激会在事件发生后的很长一段时间内，继续对人产生影响。在这种情况下，像威尔一样，创伤性应激会演变成更持久的、伤害更大的问题，也就是通常所称的 PTSD。

大多数情况下，人能够控制创伤性应激而不会造成严重或持久的伤害。即便如此，事件产生的一些令人不安的想法和情景，往往会在事件发生后的几天甚至几周内，在我们的脑海里挥之不去。通常情况下，我们所希望的无非是驱赶这些想法和画面。但是，为了做到这一点，我们必须仔细地评估发生在我们身上的事情以及我们对它的反应，并要花足够长的时间来弄清楚我们可以做什么。灵活性思维有助于推进这个过程。

灵活性思维本质上是一种信念，它使我们坚信自己能够应对当前的挑战，相信自己能够采取所有必要手段来走出困境。这种思维的核心是三种相互关联的信念：对未来的乐观态度，对自身应对能力的信心，以及视威胁为挑战的意愿（即"挑战导向"［challenge orientation］）。研究已经证实，这三种信念均与复原力之间有独立关联。我们在上文中已多次重复，与复原力相关的特征和行为的影响力有限，且它们只有在特定情况下才有效。因而我们也知道，"乐观""应对自信"以及"挑战导向"这三者本身并不能使人具备复原力。但无论如何，它们与复原力切实相关，即便影响力有限，在某些情况下它们也一定会发挥一些作用。接下来我们可以探究到底什么才是奏效的。

这些信念属于积极健康的态度，当它们结合在一起时，会激发更大的效果。它们相互作用，相互补充，使各自产生的影响倍增。它们共同产生了一种强大而坚定的信念，一种思维，仿佛告诉我们："我不会失败，我会想办法应对这个挑战。"或许我们也有其他方法能够获得所需要的动力，让我们能够灵活应对挑战。但据我所知，没有任何其他方法的力量能够比这三种信念的结合体的力量更加直接和强大。

有一系列的概念与灵活性思维类似，比如由心理学家卡罗尔·德韦克（Carol Dweck）提出的成长性思维（growth mindset），与之相对的则是"固定思维"（fixed mindset）。起初，成长性思维被认为是促进学生学习的方式。成长性思维和固定思维的对照情况大约如下：在努力学习新思想或新技能时，失败的人之所以会失败，往往是因为他们认为自己学习这些思想或技能所需的技能是先天的，而非后天习得。这就是固定思维。考试等常见的教学措施往往会深化固定思维。因而，已经形成固定思维的学生之所以成绩不佳，是因为他们已经受到固定思维的禁锢。他们往往选择放弃，不再做尝试。他们告诉自己："何必呢？天赋是命中注定的，我既然失败了，一定是我没有天赋。"相反，另一部分的学生则具备成长性思维。他们相信或者在被说服后相信天赋是可塑的，可以通过努力工作、坚持不懈以及获得他人的有力支持等途径，获得所谓的"天赋"。随着时间推移，这些学生往往能取得更好的成就。他们不断尝试，最终掌握所需技能。

　　灵活性思维与成长性思维虽不相同，但有明显的相似之处。与成长性思维一样，灵活性思维中也包含对自己能够应对挑战的自信。但同样的，正如德韦克所指出的，"人们常常把成长性思维与灵活、外向或积极展望混为一谈"，这些品质显然与灵活性思维有共通之处。[1]但她主要的论点并不在于这些品质与成长性思维相斥，而在于假设这些品质是先天的特质，我们生来就决定了是否具备这些品质。这里我们再次看到了灵活性思维的映射。组成灵活性思维的信念看上去像某种天生的特质，但实际上这是可塑的，且我们将在后续章节揭示这些特质是可以被后天培养和强化的。

灵活性思维也让人回想起一个出现时间更早、几乎已被遗忘的概念：意志力（stress hardiness）[2]。意志力的概念最初由苏珊娜·科巴萨（Suzanne Kobasa，后改名为欧莱特·科巴萨［Ouellette-Kobasa］）和她的导师萨尔瓦多·麦迪（Salvador Maddi）于 20 世纪 70 年代末提出，其围绕三个信念展开：对个人生命的责任感、控制感，以及将压力视为挑战的意愿。前两个信念与"乐观"和"应对自信"只有些许相似，而第三个信念（即挑战导向）则与灵活性思维的"挑战导向"密切相关。

意志力概念首次出现时，催生了大量关于"思维"和"应对"如何相互作用的新思想。随着研究人员对"意志力"是否真的能缓冲压力提出质疑，这个概念已逐渐淡出人们的视野。但事实上，我们并不应该过早地放弃这个概念。意志力概念之所以被遗忘，并不是因为其没有作用，而是因为和成长性思维一样，它很容易被错误地归于某种类型。[3]这是一个错误的方向，但却不幸地引发了众多误解及误用。

所幸的是，欧莱特·科巴萨和麦迪没有放弃研究。他们既没有将其视为一种类型，也没有将其看作缓冲压力或催生复原力的因素。相反，他们明智地把意志力看作一个中间步骤，一些能够"提供勇气和动力去完成艰苦的工作，把高压环境从磨难变成成长的机会"的信念集合。他们认为这些信念的集合，能够创造一条通往"复原力"的途径。[4]

这个观点同样也是灵活性思维的基础[5]。正如意志力本身并不能缓冲压力一样，灵活性思维也并不能赋予我们复原力。但它能够激励我们，鼓励我们勇于面对应激源，并铺平通往复原力的道路。灵活应对我们所面对的挑战并非易事，但灵活性思维能够为我们提供帮助。

早期线索

截至目前，我们还没有开始讨论灵活性思维的细节。但在杰德即将被推入手术室的瞬间，我们仿佛看到了灵活性思维的迹象。在那一刻，杰德显得异常平静，他简短而明确地表达了乐观心态以及对自己能够康复的信心，这些都是构成灵活性思维的重要因素。

在蕾娜身上我们也看到了灵活性思维的迹象，但不是在她对袭击当天的回忆里（那天发生了太多的事情，她一心只想着逃生）。我们是在几周之后向她了解袭击事件发生后的生活状态时，发现了灵活性思维的痕迹。袭击当天，蕾娜历经艰险，终于安全回家，见到了丈夫和孩子。她对我们说，起初，创伤性应激几乎要将她压垮。但她的家人和朋友始终在她身边给予关心，他们的支持令蕾娜十分感动。所以很快，她便觉得有信心处理好侵入性记忆带来的影响。尽管她依然时常想起和梦见袭击的场景，但她确信自己能够处理好。她对我们说："我不确定是为什么，但我就是有一种感觉，我能处理好。"

此外，蕾娜还表现出"挑战导向"的征兆。虽然她能够与人正常相处，但她预料到未来多少会有一些相对困难的社交场合，她也计划好了要如何应对这些困难。例如，她鼓励自己走出家门，和其他人接触，以便测试自己的恢复情况。渐渐地，伴随着生活回归正轨，她也能够更好地、无障碍地与别人沟通。

她还想到，如果她不得不出行，要采取什么办法来避免创伤影响。蕾娜与其他许多幸存者一样，在"9·11"袭击发生后，乘坐飞机会让她感到十分不安，毕竟飞机能够直接促使他们回忆起那场可怕的袭击。但蕾娜还是选择了乘坐飞机，且如她所说："我并没有非常激动，但我做到了，我渡过了难关。"蕾娜想出了众多克服恐惧的方法，其中一个就是再次利用她的社交技巧，与机上其他乘客交谈。"我是一个善于社交的人，但通常坐飞机时我很少与人交谈，我喜欢有私密的空间。但在'9·11'事件发生后，如你所知，出行会让我感到焦虑。所以我开始与人交流，这个人随便是谁，只要是能听到我说话的人就可以。这个做法对我很有帮助。我也不确定它为什么会有帮助，但是既然看上去有用，我就继续使用这个方法。"

在采访蕾娜的过程中，我们还发现她始终保持着乐观态度。虽然我们没有直接问及有关"乐观"的问题，但我们会询问他们是否能够想象或者是否期待美好积极的未来。

"我对未来是否有所期待？是的，我一向都对未来充满期待。我一直告诉自己，'会好起来的，只要记住你生活中的美好，这一切都会过去的',我会主动去想象未来要做什么,即便是在袭击发生之后,你也知道,这个事故带来了很多的变化,我也不完全确定以后会是什么样,但至少现在我很忙碌,新的项目也让我感到很兴奋。基本上我一切都很好,也很开心。我对未来充满着期待。"

接下来,我们将逐一探讨"乐观""应对自信"和"挑战导向",并说明它们是如何相互作用、相互促进,从而形成灵活性思维的。"乐观"可能是这三种信念中最为人所熟知的,我们就从"乐观"开始。

乐观

在心理学文献中,乐观被定义为一种普遍的信念:即便在没有明显证据的情况下,依然相信未来会有好的结果。换言之,乐观是一种偏见,是向积极方向倾斜的对未来的见解。一些人相比于其他人更加乐观,这一点并不难理解。[6]但同时,几乎所有人都能够在某些时段内保持乐观。

通俗读物和媒体此前已经大力宣传,乐观心态有助于激发复原力。[7]总体而言,乐观的人能够相对更好地应对生活中的潜在创伤事件。我主持的研究也表明:相比之下,在潜在创伤事件发生后,乐观的人有更大的概率表现出复原力轨迹。在研究中,我们首先测量了事件发生前数年被研究群体的乐观指数,发现测量数据可以用于预测事件发生后出现复原力轨迹的概率。[8]

但这些发现又将我们带回复原力悖论。[9] 没有人在任何时候或任何情况下都能够保持乐观。持续保持乐观是不现实的，除非是彻底的妄想。同时，与预测复原力的因素一样，乐观有时也是无用的，甚至还会导致更糟的结果。[10] 然而，在帮助我们应对潜在创伤这一点上，乐观仍然是有益的。这并非因为人可以始终保持乐观，也并非因为乐观可以赋予人复原力，而是因为乐观主义能够鞭策我们为自己所期待的未来积极努力，这也是构成灵活性思维的重要因素。接下来，我们将讲到复原力能否出现不仅仅取决于乐观。

* * *

总体上来说，马伦是一个乐观的人。她在德国杜塞尔多夫长大，她的童年在一个典型的德国中产阶级家庭环境中度过，人们很早就判断出她很聪明，颇有天赋，特别是在语言方面。完成高中学业后，她和许多朋友一样，计划在上大学前前往国外度过"间隔年"。那时她的英语已经非常出色，所以当有机会前往伦敦时，她果断抓住了机会。在伦敦度过一年之后，她决定申请全球顶尖高校剑桥大学，而她也如愿被梦中学府录取。那年她刚满二十一岁，未来一片光明。

在剑桥的第二年，一位同学邀请马伦周末一起去乡下旅行。威尔特郡是一个因其颇有名气的考古遗址而闻名的地区，马伦的这位同学还在那里饲养了一匹马。他提议周末可以睡到自然醒，吃完早餐后一起欣赏乡村风景，再骑骑马。马伦还记得，自己当时觉得这个安排很浪漫。

威尔特郡的气候与英格兰其他地区相比要温和一些，他们到达后第一天的天气非常适合骑马。他们决定直接去马厩，等他们到了之后才发现，只有一匹马可以骑。

但这对暧昧中的情侣并没有感到遗憾，他们觉得就算轮流骑马也是不错的体验。马伦的同伴率先上马，而后轮到马伦的时候，他骑着自行车跟在她后面。

马伦一直很喜欢马，小时候她曾参加过马术课程，甚至还学过一些舞步技巧。她觉得自己虽然称不上是训练有素的骑手，但足以驾驭一匹马。

与马儿的第一次接触多少有点挑战性。除此之外，这匹马患有一种罕见的骨病，而且它已经有一阵子没进行训练了，而马伦对此一无所知。她只知道这一天将会很愉快，她和一个很可能发展为男友的同伴在一起，而且一会儿还能骑马。

两个年轻人出发了，脸上洋溢着甜蜜的笑容。

一开始，他们以缓慢的步调前进，马伦骑在马上，她的同伴骑着自行车，两人一边交谈，一边享受着好天气。随后，他们来到一块空地上，马伦试图让马儿跑快些。但紧接着，不知道是因为病痛，还是因为对这个新骑手有所不满，这匹马猛然一跃，将马伦直接甩了出去。

一切发生在电光石火之间，前一刻马伦还在骑行，下一秒就躺在了草地上。而当她试图站起来时，发现自己根本动弹不得。

＊　＊　＊

脊髓（spinal cord）是中枢神经系统的重要组成部分，是承载感觉和运动信息进出大脑的超级公路。脊髓的神经纤维网络连接着我们身体的每一个部分，并在我们不知不觉中，于呼吸、移动、消化、体验身体感觉、性反应等许多日常动作中发挥巨大作用。依托脊柱传输信息是人体非常关键的机制，因而脊柱也是神经系统中除大脑外唯一具备保护性骨骼的组织。

脊髓损伤往往会带来严重后果。最轻的症状是脊柱组织挫伤，这会导致轻微的神经损伤，使身体某个部分（如手或脚）暂时失去感觉。如果不幸发生更强烈的、创伤性的撞击，则可能导致椎体粉碎，刺穿甚至切断脊髓。而这种情况往往会造成永久损害，并引发患者不同程度的截瘫。所谓截瘫（paraplegia），是指下肢丧失感觉或运动功能；而四肢瘫痪（tetraplegia）指躯干和四肢均丧失感觉或运动功能。此外，严重的脊髓损伤并不易进行分类，它往往需要受伤部位、具体椎骨等信息进行确定。沿着脊柱向上，受伤部位越高，对身体机能的影响就越大。

＊　＊　＊

马伦躺在地上，几分钟之前她还沉浸在花开明媚的好天气里。她当时想到了什么？据她回忆，她根本不清楚发生了什么。

"我不知道。我完全不明白。我只知道我在坚持，然后我开始滑动，接下来我意识到自己保持着仰面朝天的姿势，但我不知道为什么我站不起来。"

万幸的是，马伦不是唯一出现这种情况的患者。更幸运的是，他们附近就有一家专门治疗脊髓损伤的医院。直升机将马伦送到那里，她试图保持冷静，但当她到达医院时，已经感觉到自己已然深深陷入恐惧中。

"可怕的是，我似乎不停地被移动，穿过了这家医院的所有走廊，全身都接受了X光检查。我当时非常痛苦。在这段时间里，我一直在想：给我开一些药就行，我想离开这里。"

马伦的家人都在德国。她的母亲得知她受伤后即刻从德国登机，第二天便抵达英国。但马伦依然没有完全了解自己的伤情。

"我还没有意识到自己经历了什么，我没有想过是脊髓受伤。而奇怪的是，我还在担心一些别的很愚蠢的事儿，比如这个男生会不会是我的艳遇，我居然还在想这些。他会怎么想呢？这简直是荒唐。我现在知道自己受了严重的伤，但我不清楚这究竟意味着什么。对于自己的遭遇，我总缺少辨别轻重缓急的能力。"

这一切随着马伦与母亲的交谈而发生改变。

Querschnittslähmung 是一个德语词，表示因脊髓受损而引发的瘫痪。马伦知道这个德语词以及对应的英语表达：spinal cord lesion（脊髓损伤），但后者所描述的情况远没有前者严重。当她与母亲用德语交谈，并听到 Querschnittslähmung 这个词时，她终于明白了。

马伦永远不会忘记那一刹那的感受。

"我在想:'哦,我的上帝啊。'"

脊髓损伤是会影响正常生活的。就算当时马伦还不能完全确定自己的世界会变成什么样,她也能确定这无论如何都是一件糟糕的事,无比糟糕的事,也可能是她经历过的最糟糕的事。

坠马使马伦的胸椎共有 4 处受伤,伤情可谓十分严重。胸椎是脊柱相对靠上的位置,但所幸马伦的脊髓未被切断,这也算是不幸中的万幸。因为脊髓一旦切断,几乎没有修复的可能。尽管如此,马伦的脊髓损伤程度非常严重,预后并不乐观。

对于马伦这样的病例,常见的治疗方式是通过手术打入金属棒,帮助加固脊柱。金属棒将使脊柱能够承受更大的压力,让患者至少能够进行小幅度的活动。当时正值复活节,通常主刀这类手术的外科医生正在休假。马伦由一位年长且相对保守的医生负责,他决定不给马伦进行手术。但如果没有金属棒辅助支撑,马伦就必须静卧至少九周。唯一的活动就是护士来翻动她的身体,以防形成褥疮。

躺在医院的病床上纹丝不动,除了思考,马伦什么也不能做,未来于她而言,怎么可能不沮丧呢?如果她再也不能走路了怎么办?她不能想象自己坐着轮椅回到剑桥,继续学业。哪怕只是想到这一点,就足以令她害怕和绝望。

大多数人都曾在生命中某个时刻遭遇沉重的悲伤,而重度抑郁症比这要严重得多。它潜伏在某处,不会突然出现,像流感或肌肉痉挛一样，会不断积累而最终爆发。抑郁症的症状相互依存，它们聚集在一起，使患者越来越萎靡不振。

重度抑郁症有两个标志性的症状：其一，是大部分时间内均保持着悲伤或抑郁的情绪；其二，则是对通常能够引起兴趣或令人感到愉悦的事物失去兴趣。当抑郁症发展到失控状态时，这两种症状会伴随着其他问题存在，比如难以进行思考、精神难以集中、疲惫乏力、睡眠减少或嗜睡、无价值感，以及明显的食欲变化。抑郁症患者也常常出现焦虑症状，特别是过于担心和忧虑。

即便马伦能够以某种方式克制抑郁和焦虑情绪，病痛本身也是一种折磨。无论从任何角度出发，马伦坠马受伤造成的后果都是创伤性的、突发的、威胁生命的、痛苦的，这几乎就是引发 PTSD 的全部要素了。[11]

脊髓损伤后，首先会有一段为期数周的脊髓休克期，在此期间，神经纤维完全或部分没有反应。这同时也是一个危险期，在极端情况下可能引发心脏骤停或植物神经系统（autonomic nervous system）的严重问题。头痛、怪异的感觉和多汗也是脊髓休克期的常见症状。

在受伤初期，马伦竭尽全力驱逐笼罩在她病床上方的那些疯狂而可怕的想法。为了减轻她的疼痛，医生给她注射了大量的吗啡。这当然是有用的。尽管马伦平日里是个乐观的人，但此时她也无法简单地相信一切会自动好起来。脊髓损伤是非常严重的疾病，她敏锐地捕捉到这个信息。她竭尽所能保持相对好的精神状态，并利用她所能调动的任何力量来集中思想，努力不间断地想着：事情会好起来的。对此，她非常坚定。她不会就这么向病痛屈服。

"我只是不相信，我不能接受我以后不能走路。"

马伦发现，音乐对她颇有助益。音乐能带给她感动，而且她可以根据音乐来想象健康、积极的状态。[12]

"我想象自己已经痊愈，能够行走。我想象着在海滩上漫步。"

除了母亲，马伦的兄弟也飞抵英国。他们和马伦一样具备乐观精神，也竭尽全力让马伦坚定这个信念。对马伦来说，这是一种巨大的鼓励。他们给她放音乐，为她按摩双腿，但凡可能奏效的方法，他们都愿意去尝试。

但马伦的父亲则稍有不同，他是一个积极的人，对女儿的伤势颇为上心，一抵达英国就立刻前来了解马伦的情况。但在他看来，帮助马伦不在于营造良好的氛围，他在意的是细节和事实。他忙于收集有关马伦受伤的始末以及有关护理的信息。

但在受伤的早期阶段，马伦并不想了解更多的信息。"我尝试不让自己暴露在过多的信息里，"她回忆说，"我的计划里没有这一条。我只想把注意力集中在康复的信念上，我不想关注我受伤的细节。"

一般而言，在脊髓受损的初期，并不能判定日后恢复的程度及可能性。只有当脊髓休克消失时，才能更清楚地确定患者的伤情以及预后情况。

对马伦来说，这个转折点出现在受伤后的第十天。

脊髓休克状态逐渐消退。

随后发生了一件令人欣喜的事情。

"我移动了我的脚趾，似乎慢慢有了感觉。"她很激动。

她的家人和朋友也都为她感到兴奋。

她只是稍稍动了动脚趾，幅度不过几毫米，但这几毫米意义重大。

"我的脚趾能动了，这太重要了。或许这并不能说明什么，但我觉得我更有理由相信，我完全相信我一定还能行走。"

然而，并不是每个人都能分享这种喜悦，也不是每个人都能赞同马伦的乐观情绪。医生们以前也接触过这类情况。他们非常谨慎，甚至持完全悲观的态度。他们告诉马伦，脚趾上的小动作虽然令人振奋，但并无实际意义。他们仔细研究了她的报告数据，仍然认为她的预后情况可能会很糟糕。

他们之所以悲观，是因为他们知道脊髓休克不仅仅会麻痹感官，也会在受伤后最初几天影响患者的思维，大脑信号的中断可能会影响患者的思维过程，使情绪平复，从而让患者更加难以正确认识自己的伤情。一些医生指出，在脊髓休克的后期，病人可能变得出奇的配合，甚至变得开朗，他们也能够以适当的、正常的情绪与医院工作人员进行互动和配合。医生们也指出，不能过于看重这个阶段，因为此时患者的表现可能具有欺骗性。很快，他们就会进入一个"暴躁期"，然后他们一旦完全意识到自己的处境，无疑会表现出忧虑和抑郁。[13]

激励

当马伦能够动一动脚趾的时候，她感到自己像"通了电"。这个小小的动作就是她需要的所有证据。她一直在努力保持乐观的态度，而现在她觉得自己已经达到乐观的巅峰。

但这能改变什么吗？医生已经表示，她的预后情况会非常糟糕。她对未来的美好憧憬能起到什么作用吗？她能用它来祛除即将向她扑来的无助和绝望，并继续把关注点集中在康复上吗？

但这种乐观的、以未来为导向的信念能做到一件事，那就是激励。适应逆境可以被视为一项工作，而专注于这项工作就需要能量。对未来保持乐观，恰好能够为我们提供能量。在研究中，给研究对象做核磁共振检查时，会要求他们同时想象美好的未来。结果显示，他们的杏仁核（amygdala，是与对事件的情绪反应评估相关的大脑区域）及前扣带回皮质喙部（rostral anterior cingulate cortex，是与情绪决策和未来预期相关的大脑区域）的激活水平较高。当我们想象积极的未来时，大脑的这两个区域之间形成强烈的连接，看上去就像在协同工作，帮助我们预测美好的事物将在未来何时出现，并鼓励我们积极为未来奋斗。在乐观度方面得分较高的人，他们这类大脑激活水平也表现得较高。[14]

乐观使我们愿意付出必要的努力以达到我们设想的美好未来。当然，我们做任何事情都需要能量和努力。在运动的时候，我们会燃烧卡路里。任何使用过步数追踪器或 Fitbit 一类设备的人都知道，运动得越多或运动强度越大，我们燃烧的卡路里就越多。总的来说，大脑活动也是如此。大脑是持续工作的，即使在我们休息时也不会停止，而大脑活动需要消耗我们相当大的一部分代谢资源。我们的世界观影响着我们的所作所为，也与我们需要付出多少努力、消耗多少能量紧密相关。对于一些情感要求较高的问题，进行长时间的苦思冥想需要消耗更多的资源，而且往往会对其他身体机能产生影响，比如应激激素释放和心率加快。虽然我们还没有进行深入了解，但灵活性思维也涉及能量消耗和付出。当人们感到乐观时，他们更有意愿投入精力和努力去解决问题，因为他们已经假定未来会很美好，值得付出努力。[15]

同样，认为未来是美好的这种观念，其本身也包含了自我实现的品质。乐观主义者会积极主动地照顾自己。正因如此，他们往往比其他人更健康，也更长寿。[16] 由于乐观主义者相信自己能取得成功，他们在努力的过程中更能够做到坚持不懈。这也是为什么他们相对而言更容易获得成功。在社交中也是如此，乐观主义者往往拥有良好及更紧密的社会关系，帮助他们实现自我价值。[17]

* * *

虽然脚趾能动这件事让马伦颇感兴趣，但她面前还有一条艰难的路要走。她必须忍受身体上持续不断的疼痛，尤其是在脊髓休克消退后的第一周内。脊椎受伤后，大脑与支配肌肉行动的运动神经元之间的联系被打破。在某种意义上，运动神经元开始独立运作。由于它们不再与大脑直接相连，因而经常"自发行动"，带来的结果就是接二连三的剧烈肌肉痉挛。[18]为了减轻痉挛，马伦不得不强迫自己尽可能地放松身体。这是一件很艰难的事，但她的家人一直陪伴着她，她也尽力忍受痛楚。最终，随着运动通路逐渐愈合，痉挛症状得以缓解。在这期间，马伦依然保持乐观。

"我为自己设定了目标。我要重新行走。在接下来的两年里，我的生活就是围绕着这个目标展开的。"

在乐观心态的推动下，她深入思考了如何实现她的目标。然后，她开始了一段漫长的旅程。

显然，由于她坚信自己有朝一日能够重新正常行走，这就意味着她有时候不得不与医生唱反调，而医生往往认为她在否定现实，甚至认为她是愚蠢的。有一件事马伦记得非常清楚。在她受伤六周后，家人们决定把她接回德国，让她在离家人更近的地方继续接受治疗。这可是项大工程，马伦必须乘坐飞机。而为了避免进一步受伤，马伦在过程中必须被完全固定住。她做好了心理准备，并且尽可能地保持良好的精神状态。

"我还和护送我登机的工作人员谈笑风生，我们聊了些很有意思的话题。但后来他们看了我的病历，在那之后他们看我的眼神都变了，变得相当严肃。"

马伦询问能不能让她也看一下，在此之前，她还没有认真看过自己的病历。看完之后的经历令她永生难忘。

"病历上的描述非常消极，基本可以预测我后半生都将在轮椅上度过。那些记录，真的非常令我震惊。虽然我一直努力表现得非常积极，但这些文字实在是太消极了。"

她也逐渐发现，自己的期待与事实间的差距越来越大。马伦一直认为英国医生过于谨小慎微，但是当她转入德国的医院时，她才发现德国医生甚至更加保守。

"德国医生对我能再次行走持非常消极的态度。"

然而，马伦依旧坚持乐观的信念，她认为自己至少能在某些方面恢复正常生活，对此她深信不疑。

马伦在德国就医的第一家医院在业内颇负盛名，但马伦却对此感到不称心。她希望能转到一家更支持她的态度的医院，并成功说服了家人和医生。

最终，她真的找到了这样一所医院，经过多方安排，马伦转入新的环境。

代价？

马伦的这种乐观心态也有不利之处吗？我们之前已经提到，乐观与其他能够激发复原力的因素一样，在不同的情境下未必始终奏效，有时甚至会产生副作用。例如，乐观可能会使人有过高的期望，并最终陷入令人崩溃的失望之中；还可能让人对可能性微乎其微的理想结果报以不切实际的期待，这种情况在癌症患者身上时有发生。有医生指出，许多病人在治疗之初抱有不切实际的高期望。一项研究显示，大多数前往就医的癌症患者都认为自己被治愈的概率要高于平均水平，也认为自己面临的风险比平均水平要低。[19] 但无论如何，即便在最糟糕的情况下，如果我们能将出现意料之外结果的概率与对良好应对实际结果的期待区分开来，乐观依然是有用的。这项研究也表明，即使是在癌症治疗最艰难的阶段，保持乐观也能帮助患者应对治疗带来的压力。[20]

* * *

在新的医院安顿下来之后，马伦即刻专注于加强自己的体能。

"我几乎全身心地投入康复中，所有能做的我都做了，我不仅充分利用医院为我提供的一切条件，我还试着做更多，比如我在非工作时间自己去健身房，练习举重。"

虽然马伦仍然坐在轮椅上，但她已经开始使用拐杖和膝盖支架来慢慢练习基础的行走动作。她的情况有了明显的改善，同时也能更加轻松地保持乐观心态。她对美好未来的期待从未消失，也始终相信自己能够恢复行走，一切最终都会好起来。在乐观的推动下，她似乎有无限的能量用以尝试新的方法。对于所有能够帮助康复和恢复的方法，她都保持开放态度进行尝试。当然，有时候这种开放态度也会让她多走些弯路。

当她回忆起这些时，她笑笑说："在你受了这样严重的伤之后，每个人都希望用自己的方法来帮助你。"

但无论如何，新的方法就意味着新的希望。当她还在英国时，母亲给她带来了美国精神病学家杰拉尔德·扬波尔斯基（Gerald Jampolsky）的一本书，书中讲述了许多鼓舞人心的故事。这些人通过改变自己的信念，战胜了可怕的疾病和伤痛。[21] 马伦在阅读时很受鼓舞，她还给扬波尔斯基写过信，希望能与他见面。回到德国后不久，马伦的家庭医生向她介绍了一位夏威夷的传统治疗师（kahuna），他擅长使用夏威夷海浪式按摩（lomilomi）来治疗严重的伤病。巧的是这位治疗师当时正好在德国讲学，家庭医生便安排马伦与他见面。马伦觉得这位治疗师魅力非凡，并认为他的方法会对自己有帮助。在一次闲聊中，这位治疗师的学徒建议马伦去他工作的夏威夷毛伊岛看一看。马伦还记得，她当时觉得那里应该是一处绝佳的疗养地。

毛伊岛距离德国很远，尤其对于行动不便的人来说。这趟旅行需要花费大量的金钱和精力，也需要做好充足的准备工作。而且那种治疗方法的有效性尚未可知，一切都没有保障。

大多数人可能都会放弃走这一趟。但马伦对这个新方法很感兴趣，并一直与治疗师的团队保持联系。伴随着她的双腿慢慢恢复，她终于准备好要进行这次旅行了。而杰拉尔德·扬波尔斯基也在此时给她回信了。他和他的妻子，也是他的同事戴安娜·西林乔内（Diane Cirincione）博士在夏威夷的另一个岛屿上度过了一段时间，他们也很期待与马伦见面。

从始至终，马伦都在积极地与治疗师合作，也在期待与扬波尔斯基夫妇的会面。她一开始计划在夏威夷停留六周，最终她在那儿待了整整四个月。

她笑着说："如果可以的话，我还会停留更久。"

在夏威夷的时候，马伦尽可能地进行锻炼。她每天都在海水里游泳，以此增强她的肌肉力量。在这段时间里，她还结识了许多朋友，并与扬波尔斯基夫妇和其他新朋友展开讨论，那段记忆对她而言十分美好。

最重要的是，这里完全符合她那积极乐观的心态。

"我喜欢这里。每个人都具备正能量。我真的很喜欢美国人这一点。他们讲了很多人如何战胜困境的故事。美国人喜欢这类故事。他们也喜欢我的故事，并给我鼓励。这是我生命中非常积极向上的一个时期。"

马伦的身体稳步恢复，每一点进步都让她更加自信。

在事故发生一周年时，马伦与一位朋友一起来到毛伊岛哈雷阿卡拉火山，登上山顶观看日出。当天下午，她和朋友去了海滩，那是马伦在受伤后首次尝试不借助任何外力的独立行走。

她做到了！

过去的一年是一场充满艰辛的战斗，而此时是一个非常特别的时刻，她获得了令人惊叹的胜利。

但是马伦并未停下来。

她继续努力，不断增强身体素质，在事故发生两年之后，她回到剑桥大学继续学业。对马伦来说，这才是最终的胜利。她终于能够不借助任何外力辅助，只依靠自己的双脚，行走在熟悉的校园。她默默地为自己的成就感到自豪，但她也值得站上舞台，享受所有人的欢呼。

第六章

协同作用

几年后，随着伤痛淡去，马伦开始理解为什么当初那些医生会如此谨慎。许多脊髓损伤的患者确实能够恢复一部分知觉，但往往仅限于此。对于大多数患者而言，行走只能是一个梦。

最终，马伦意识到自己能够康复是多么不可思议。不可否认，她的确付出了巨大努力，但同时她也是幸运的。乐观本身不能修复受损的脊髓，而马伦的伤势恰好属于能够恢复的那极小一部分。如果不存在这个部分呢？如果她的脊柱没有愈合呢？

马伦也常常会思考这种可能性。她想要知道，如果没有那次脚趾的轻微动作，如果她真的再也不能起身行走，事情的发展会走向何方。她想知道她的乐观是否会向绝望屈服。

而这恰恰是构成灵活性思维的另外两种信念的用武之地。如果马伦仅仅只有乐观心态，想必她早已被绝望击垮。只有乐观是远远不够的。相信未来是美好的，这无疑是一种强大的激励，它可以帮助我们努力寻求灵活的解决方案。但是，如果我们仅仅有乐观心态，想要找到灵活的解决方案，虽然并非完全不可能，但也会非常困难，尤其是在坏消息不断传来的情况下。

我在上文中提到，灵活性思维的核心是坚信能够应对挑战，并采取一切必要行动来向前推进。诚然，乐观有助于坚定这一信念。但是，当我们综合了灵活性思维的另外两个组成部分，即"应对自信"和"挑战导向"，就会发生其他情况。这些因素为我们提供了应对困难和挑战所需的额外推动力。稍后我们还将看到，它们的共同作用甚至不止于此。

信心和挑战

几年前，我在芝加哥的一次会议中参加了关于复原力和逆境的专题研讨会[1]。我在会上遇到牛津大学的保罗·肯尼迪（Paul Kennedy），他是当时世界上研究脊髓损伤患者心理的核心学者，但他现在已经过世。小组讨论结束后，我和保罗一起喝了一杯。他说我提出的轨迹方法让他很兴奋。我们讨论了很久，在喝了好几杯酒后，我们决定做一个测试，研究我在创伤研究中得出的轨迹是否也适用于保罗和他的同事收集的脊髓损伤数据。这个测试的难度极大。保罗记录的所有脊髓损伤患者都没能和马伦一样幸运。在他的研究中，没有患者曾出现脚趾能够轻微活动的时刻；即便有，也未能改变最终情况：他们都仍然处于瘫痪状态。

当我们完成这项测试时发现，结果是相当惊人的。尽管这些患者伤势很重，但就如同我们在上文提到的若干研究结果一样，大多数脊髓受损的患者都表现出了复原力轨迹。[2] 而且他们的复原力并不是转瞬即逝的，具备复原力的患者即便在受伤之后不久甚至还在医院就诊期间，其抑郁水平就相对较低。此后若干年，我们曾多次监测他们的抑郁水平，都得到了相同的结果。此外，更加令人吃惊的是，复原力强的患者的抑郁水平与普通人并无二致。换言之，尽管他们伤势严重，瘫痪在床，但大多数患者的抑郁水平和焦虑程度，并不会高于街边的行人，即便在他们受伤的最初几周也是如此。还不止于此，这项研究和随后的其他研究结果表明，具备复原力的患者也同时具备灵活性思维的全部要素。他们很乐观，认为自己能够有效地应对，而且他们完全专注于面临的挑战。[3]

与乐观相比，应对的自信以不同的方式激励着人们。它可以带来额外的推动力，给予人们探险精神。当我们有信心处理好自己的问题时，我们就更加愿意尝试不同的行为方法，甚至包括一些我们不一定能做到的行为，只因为我们潜意识里认定自己是可以成功的。而且和乐观一样，这种信心也是自我实现的信号灯。有自信处理好问题的人并不只是"觉得"自己可以，事实上，他们的确能够更好地应对无论是当前的应激源还是未来可能遇到的应激源；他们也能更好地应对潜在创伤事件[4]。我们曾针对突发受伤的住院病人进行过一项研究，结果显示那些认为自己可以进行有效应对的住院患者，在六个月之后表现出复原力轨迹的概率更高。[5]

而挑战导向又起到了其他的作用。想要更好地了解挑战导向，不妨从它的反义词"威胁导向"入手。当人们处于逆境中，会自然地感受到威胁。至少起初是如此，人们只关注事情会变得多么糟糕。心理学家认为，当人们认为"自己应对压力的能力和资源不足以应对危机"时（简单来说，我们会认为自己将被威胁压垮，或者由于应激源的存在，我们的处境会比当下还要糟糕），会进行威胁评估。[6] 实质上，我们就是在告诉自己："情况会很糟糕，而且可能会越来越糟。我不认为自己有能力处理好。"我们越专注于威胁，就可能越痛苦、越焦虑；痛苦、焦虑的情绪又常常妨碍我们采取有效行动。长期的威胁导向又会催生消极反应。我们就会任由事件发展，不主动应对也不做任何尝试。而在这种情况下，我们更加无法改善处境。

但如果我们关注挑战，情况就发生了变化。首先，我们会以积极的姿态、用不同的方式看待应激源。我们不会将其视为必须承受的威胁，而会将其看作即将应对的挑战。而当我们积极拥抱挑战时，我们就不会简单地告诉自己事情会发展到何种糟糕境地，而是转向思考需要做什么来解决问题。

谈及挑战导向如何促进灵活性思维，最近常常出现在新闻中的作曲家约翰·佐恩（John Zorn）就是最好的案例。佐恩花了几个月的心血来筹备自己的作曲回顾展。他亲力亲为地把控各个方面，包括排列不同音乐家的乐谱，将它们分为不同的组合并进行录制，制作伴奏混响来最终生产出成品。然而，就在一切工作接近尾声时，他突然失去了资金支持。这个项目开销很大，而现在已经没有资金来支付任何开支。在经历和消化了"最初的震惊"后，佐恩意识到他别无选择，只能降低期待。他说："我进入了'来吧，来解决问题吧'的状态。我总是有 B 计划，我试着用富有创造性的方式来解决问题。"[7]

在某种程度上，由挑战导向促成的适应性变化会自动地映射到我们的身体反应上。一系列研究验证了这个过程。在一组研究中，研究人员会询问被试者，他们认为自己会对某种应激源（例如轻微电击）产生何种反应。在另一组研究中，研究人员要求被试者把应激源设定为威胁或挑战。但无论被试者是自发的还是被要求的，相比于将应激源看作威胁的人，将之视作挑战的人的身体反应明显更倾向于采取行动，也更明显地表现出适应性变化。[8]

适应性变化的过程如下：首先，交感神经系统增加了心血管的工作强度。心室收缩程度增强，心脏输出量增加。通俗地说，也就是我们的心脏泵出了更多的血液。同时，肾上腺素被释放并进入血液。肾上腺素水平上升，骨骼肌和肺部的血管扩张，这反过来又有助于控制血压，帮助我们准备好更多的能量和机体资源以应对挑战。同时，身体也可能会释放另一种有效时间更长、威力更大的应激激素——皮质醇（cortisol），但这种反应是可控的，我们很快就能适应皮质醇的变化。上述身体反应的综合作用，可以与进行高效的体育运动时的身体反应相媲美。

反之，如果我们只关注威胁，我们的心脏输出也会增加，但不会伴随血管扩张。缺少了这一激素作用机制，心脏输出增加往往会造成血压过高及其他持久的整体应激反应。[9]我们的身体也无法像前一种情况那样，做好应对的必需准备。研究已证实，对威胁导向的生理反应与人将手脚浸入冰水中的消极应激反应类似。[10]在这种情况下，人们只能被动地忍受，而后随着痛苦加深，能做的只有将手脚从冰水中抽出。

当应激源持续时间较长时，挑战导向就变得更加关键。例如，人们发现，如果在学校遭到霸凌的孩子把事件看作一项挑战，就更有可能去寻求帮助，从而有更高的概率摆脱事件产生的影响。人们发现，健康状况整体良好的士兵更倾向于将战争经历视为挑战，同时具有挑战导向的士兵的抑郁水平较低，身体不适情况较少，负面情绪较少，积极情绪更多。[11]

脊髓损伤患者要在相当长的一段时间内忍受伤痛，对他们而言，挑战导向尤其需要适应能力。保罗总是提到他的一位脊髓损伤病人的故事。那是一位瓦匠，在二十多岁时因工伤而瘫痪。事故发生后，他没有沉浸在自怨自艾中，而是将自己的不幸理解为一种挑战。他觉得这是一个重新关注生活的机会，随后他开始在当地的一所大学里学习。在学习过程中，他发现自己对统计学非常感兴趣。而最终，他成为一名受人尊敬的计算机研究员，开始了全新的职业生涯。还不止于此，这位成功转型为研究员的瓦匠甚至表示，脊髓损伤是发生在他身上最好的事情。在讲述这个故事时，保罗总是迫不及待地用他那浓重的爱尔兰口音感叹道："其实只要提前做一下职业咨询（而不必遭遇如此重大的不幸），他也能成为程序员。"[12]

保罗对脊髓损伤患者的群体研究显示，挑战导向和心理健康之间也有着明显关联。例如，一项研究显示，具有挑战导向的患者与其他患者相比，抑郁水平较低，焦虑程度也较低。[13] 同样的，我们共同进行的轨迹研究的结果显示，具有挑战导向的脊髓受损患者表现出复原力轨迹的比例也高于其他轨迹。[14] 同一项研究还说明，具备复原力的患者具备更加高昂的"斗志"。[15] 我们专门为脊髓受损患者制定了一系列问题来衡量他们的"斗志"，而且这些问题也与灵活性思维有紧密联系。比如，询问他们是否同意以下说法："即使病痛缠身，但我仍要尽最大努力让生活变好""我不要病痛来支配我的生活"，以及"我总是寻找方法来改善自己的处境"。

1+1+1>3

从多个角度看，构成灵活性思维的三种信念是相似的，但每一种信念又都具备独一无二的作用。"乐观"激励我们为美好未来而努力，"挑战导向"敦促我们思考需要做什么，而"应对自信"帮助我们完成需要做的事。这三者的益处不容置疑，但就如同其他所有行为和特征一样，它们也可能造成成本。我们已经讨论了过度乐观可能带来的弊端，应对自信和挑战导向也各有其缺点。例如，对自己的应对能力非常自信的人，有时会无视自己的努力其实并未获得成功这一事实，从而不能及时调整自己的行为；挑战导向促使我们主动应对应激源，但如果这种倾向长期持续下去，就可能会让人精疲力尽。[16]

而重中之重却在于，当这三种信念集结在一起并形成灵活性思维时，其协同作用能够抵消三者单独存在时的局限。由于整体作用扩大，灵活性思维的每个部分能够增强其他二者的影响，并以高效且适当的方式鼓励我们应对挑战。

乐观依然是重要的，它通常是协同作用的驱动力。比如，乐观为我们描绘了一个美好的未来，我们就更容易想象自己已经战胜了挑战的场景。无论我们正在何种逆境中挣扎，都更容易予以控制和应对。当我们能够看到更加美好的未来，我们就更相信自己已经有能力应对，而这种想法又可以进一步增强信心，相信我们能够应对当下的挑战。乐观让我们更愿意将威胁视为具体的挑战。如果未来很美好，我们与其担心会受到什么威胁，不如关注需要做的事情，无论挑战何其艰难，都能渡过难关。

三者的相互影响存在着一种奇妙的逻辑，而一些使用路径分析法（path analysis）的研究也验证了这些影响。例如，一项针对灾难幸存者展开的研究，比较了不同预测因素之间的关系，并发现一条最有利于心理健康的"路径"：乐观—应对信心增强—痛苦和创伤症状减少。另一项使用路径分析法的研究评估了近期接受化疗的癌症患者的抑郁水平，并发现了一条"乐观—挑战导向程度提升—抑郁水平降低"的路径。[17]

协同作用也可以从其他地方开始。例如，应对信心可以提高我们以挑战为导向的能力。此处同样包含一个常识性逻辑：

我们对自己的应对能力越有信心，就越能专注于应对挑战。经验已经证明了这个逻辑。[18] 而在一项实验中，我们也看到了这一路径。被试者需要完成极其艰难的任务。起初，许多参与者都把任务视为挑战。然而，在某个条件下，参与者接到的任务是无法完成的。不出所料，面对无法解决的问题，参与者不再将之视为挑战，而开始逐渐关注问题带来的威胁。但应对信心能够缓冲这个变化过程。在实验开始时对自己的应对能力有信心的参与者，即便已经经历多次失败，仍然更倾向于坚持把任务看作挑战。重要的是，与其他参与者相比，他们对自己的表现感到失望和沮丧的情况也较少。[19]

另外还有一项实验证实了一条相仿的路径，即挑战导向增加了应对信心。这项研究进行了冷压试验：测试过程有些痛苦，参与者被要求将手浸泡在冰冷的水中，时间越长越好。实验显示，那些把试验视为挑战的人，表现出自我效能感提升，即便在双手浸在冷水里的期间也是如此。这有助于他们坚持更长的时间。还有一项研究表明，乐观常常能够提升应对信心，反过来，增强应对信心也能够激发乐观心态。换言之，我们越是相信自己能够处理好问题，未来看上去也就越美好。[20]

虽然有些老生常谈，但这些研究结果清楚地表明，灵活性思维的作用要大于其各个组成部分的功能之和。组成灵活性思维的三种信念相互影响，并以此协同扩大和深化为一种更广泛的信念，即我们能够应对面临的挑战，并可以采取任何必要的措施以推动向前。这种更广泛的信念所产生的能量是灵活应对的关键。很多研究以及处于逆境中的人们的第一手资料都显示了这种效应，墨西哥艺术家弗里达·卡罗（Frida Kahlo）的传奇一生就是最好的案例。

弗里达

弗里达·卡罗是全球知名画家。尽管她在世时就已经颇有名气（和她的艺术作品一样出名的，还有她激进的政治观点，以及与壁画家迭戈·里维拉［Diego Rivera］轰轰烈烈的婚姻），但直到最近，她的形象才广为人知。她是独一无二的艺术天才，名副其实。她在绘画中找到了新的方法来描绘内心的幻想和挣扎，也通过绘画记录了她一生的痛苦和逆境。

卡罗一生命途多舛。六岁时，她患上了小儿麻痹症。虽然最后康复了，但还是留下了后遗症。十八岁的那一年，她遭遇了人生最大的悲剧。

1925 年的某天，她与当时的男友亚历杭德罗乘坐着一辆拥挤的巴士，在墨西哥城的街道上穿梭。那时候，巴士在墨西哥城还是个新鲜事物，吸引了众多路人的关注。巴士司机也忍不住要炫耀一番，他驾驶着新战车，摆出一副斗牛士的架势。[21]

突然间，一辆有轨电车迎面驶来，司机即刻加速，试图绕开它。但他的判断显然有误，电车直接撞上了巴士。

对于接下来发生的事情，亚历杭德罗是这样描述的："电车推着巴士向前。巴士竟有一种奇特的弹性，车身被折弯了，但是并没有立刻断裂。这辆巴士的两边有长凳。我记得有一瞬间，我的膝盖碰到了对面的人的膝盖。我当时坐在弗里达旁边。当巴士被弯曲到最大程度后，它就爆裂成无数碎片，而电车此时仍在行进中，很多人都被碾轧在电车车轮下。"[22]

巴士上的一个铁扶手断成两截，在猛烈的推力下，铁扶手从卡罗的盆骨处刺穿了她的身体。她一动不动地躺在巴士残骸上，浑身是血。

"我把她扶了起来，那时我还是个孔武有力的少年，然后我惊恐地发现，弗里达的身体里竟插着一块铁片。旁边一个男人说：'我们得把铁片取出来。'他跪在弗里达身旁，说：'我们把它拿出来吧。'他取出铁片时，弗里达痛得尖叫不止。当红十字会的救护车赶到时，她的尖叫声甚至比救护车的声音还响。"[23]

救护车将卡罗送至附近的红十字会医院。她的脊柱共有三处骨折，损伤部位在腰部，位于脊柱的低处，即臀部上方。腰椎承受了身体的大部分重量，这里也是脊髓的末端，两根坐骨神经从这里开始一直延伸至腿部及足部。腰椎与坐骨神经是人体活动调节能力的关键，也是下背部和腿部疼痛的原因。除了脊柱断裂，卡罗的脚和骨盆多处骨折，内脏也受到损害。

医生们无法确定卡罗以后还能不能走路，甚至不知道她是否能逃过一死。他们认为通过手术修复损伤是唯一的希望。当卡罗恢复意识后，她发现自己全身都被打上了石膏，而这只是她以后漫长人生中的第一副石膏。

令人惊讶的是，尽管卡罗伤势严重，但她恢复得很快，事故发生后仅一个月，她就回到了父母在城外的家里。她仍然被包裹在石膏中，非常痛苦，但医生认为家庭氛围和新鲜空气能够加速她的康复进程。

她在信中写道："我的腿疼极了……你应该能想象到，我感到非常不舒服，但他们说，只要好好休息，骨头很快就会愈合，我也能慢慢恢复行走。"[24] 而她所说的竟然成真了。事故发生后仅三个月，卡罗就能走路了，她甚至还自己去市中心进行了一次短途出行。

但不幸的是，这样的奇迹转眼即逝，卡罗的病情很快开始恶化。1925 年，人们对脊髓损伤和疗法所知甚少。那时候拍 X 光片的价格十分昂贵，医生没有给卡罗拍 X 光，因此也无法充分了解她真实的伤情。直到后来才发现，卡罗的脊柱根本没有完全愈合。[25]

随着时间的推移，卡罗开始越来越疲惫，伤处也越来越痛。她经常感到恶心，并且有一段时间她的腿完全失去了知觉，令人颇为忧心。她的脊柱似乎在坍塌。事故发生一年后，她全身又一次被打上石膏。[26]

虽然最终她有所好转，可以行走，但她的身体并未能完全恢复，她终其一生都在被大小疾病和无止境的治疗困扰。腰椎融合术切除了她骨头之间起保护作用的软骨，而这些软骨的作用在于缓冲由撞击和运动带来的冲击。她的右脚也有多处骨折，且未能正常愈合，逐渐成为一个疼痛来源，即便接受了多次手术也无济于事。随着她年龄的增长，疼痛和一系列其他疾病把她折磨得精疲力尽，脆弱不堪。最后，她的右腿不幸被感染，不得不做了截肢。一年之后，卡罗离开了人世，享年四十七岁。

弗里达·卡罗具备复原力吗？对于这个问题，我们无法像之前的研究那样给出精准的答案。我们没有准确的数据，但通过大量的传记资料，比如绘画、照片、信件、日记、剪报以及卡罗的朋友们的回忆，我们依然能够推测，卡罗愉悦乐观地度过了闪耀的一生。尽管她承受了这么多苦痛，但在她的信件或日记中没有出现任何类似创伤症状的内容，也没有持久的抑郁症迹象和明显的焦虑。卡罗的传记作者海登·赫雷拉（Hayden Herrera）在研究她的资料时，被卡罗"对生活的强烈渴望所震撼：她并不是在忍受这一切，相反她在享受"。[27] 无疑，卡罗具备不屈不挠的精神，但她也表现出构成灵活性思维的每一种信念。究其坎坷的一生，甚至从学生时期起，我们就能够看到她越来越乐观，对于能够适应逆境这一点，她越来越有自信，也越来越专注于应对她面临的挑战。[28] 我们也能够看到这三种信念如何相互作用和相互促进，最终形成一种恰当且持续的信念，让她始终能够应对生活带给她的各种挑战。

卡罗六岁时即患上小儿麻痹症，当时还没有针对这种疾病的治疗方法，患者往往不治身亡。小儿麻痹症让她卧床整整九个月，虽然她最终康复了，但右腿却落下残疾。她的右腿比左腿细且短，走路时稍有些跛，她需要穿特殊的鞋子来修正行走姿势。

细短的右腿让她颇感尴尬。她回忆说："我产生了一种可怕的情绪，为了掩盖右腿的缺陷，我在小腿上缠上绷带，一直缠到膝盖处，再穿上厚厚的羊毛袜。"[29]

　　但是，尽管感到尴尬，又或许正是因为感到尴尬，卡罗仍然坚定地相信她会找到解决问题的方法。在这种信心的驱使下，她认为自己应该把困难视作挑战。所以，当医生和父亲鼓励她做些运动来强身健体时，她毫不犹豫地就接受了建议。她踢足球，游泳，学习摔跤，甚至还参加了拳击比赛。尽管在当时，从事这些运动（尤其是摔跤和拳击），对一个富家女来说是不体面的，但这只会让卡罗更加享受应对挑战的过程。[30]

　　就在这时，她欣喜地发现自己有出色的幻想天赋，这也能够帮助她应对磨难。

　　卡罗曾在一次采访中说："在那个时期，我的想象力非常丰富。我会趴在窗户前，对着窗户玻璃哈气。然后，我会画一个小窗子，想象自己从小窗爬到外面。在我家对面，有一家名为Pinźon的牛奶店。我从小窗爬出来，再穿过Pinźon招牌里的字母"o"，来到地球的中心。那里有我的朋友，我们一起跳舞和玩耍。如果这时有人叫我的名字，我就会躲在树的后面，然后很开心地大笑。其他时候，我坐在石头天井对面的小台阶上。厨房前面有一个烤面包的炉子，我觉得我能看到穿着粉色衣服的小男孩和小女孩从炉子里爬出来。他们三五成群地从炉子里出来，然后消失不见。幻想给了我极大的乐趣。"[31]

　　几年后，她的伤病首次复发，她又不得不继续卧床休养，这一次持续的时间更长。对于这样一个好动又有强烈好奇心的人来说，这绝非易事。与小儿麻痹症不同，脊髓损伤后的康复需要静养。人们很担心她会因为无事可做而陷入抑郁。但她的乐观和自信再次引导她积极应对挑战，并成功帮助她找到一个灵活的解决方案，也是她仰仗终身的方案：绘画。

"我打着石膏，躺在床上无聊得要命……所以我决定找点事做。我从我父亲那里偷偷拿了一些油画颜料，因为我不能坐起来，母亲为我订制了一个特殊的画架，然后我就开始躺着画画。"[32]

她把能看到的所有东西都画了下来，包括她的脚，她身上的石膏，来探望她的朋友，等等。而后，家人在天花板上为她悬挂了一面镜子，让她能够看到自己，于是她开始画自画像。

这个方法完美解决了卡罗的困境，也提高了她应对挑战的效率，并进一步增强了她本就具备的乐观心态，不过这却让医生感到非常头疼，因为卡罗经常无视他们对她的"静养"要求[33]。但可想而知，她是多么想要冲破身体条件的束缚。

休养结束后，卡罗很快就恢复了她以前精力充沛的生活方式。虽然她没有回到学校，但她与曾经的朋友恢复了联系。她开始参加聚会、政治集会以及文化活动。

正是在这个时候，迭戈·里维拉出现了，并成为卡罗生活中的重要角色。那时的里维拉已经是一位世界知名画家，他此前一直住在巴黎，最近才回到墨西哥城继续壁画创作。实际上，几年前他与卡罗有过短暂的会面。当时卡罗还是学生，曾经请求里维拉同意她旁观他作画。里维拉还记得那次会面，他说"她带着一种不寻常的尊严和自信，眼睛里燃烧着火焰"。后来，在卡罗开始学习绘画后，她曾再次大胆地接近里维拉，并带了三幅自己的画作请里维拉评析。她的固执打动了里维拉。里维拉因为欣赏而备受感动，一周后，他前往卡罗家里看她的其他画作。他也在自传中回忆了这一刻，他写道："我当时并未认识到，弗里达已经成为我生命中最重要的人。一直到二十七年之后她离开人世，她始终都是我生命中最重要的人。"[34]

很快，两人就经常待在一起。有一天，卡罗的父亲把里维拉拉到一边。里维拉在自传中记录了他与卡罗父亲的对话。

> 他说："看起来你对我的女儿很感兴趣，是这样吗？"
>
> "是的，"我回答说，"否则我不会大老远跑到科约阿坎来见她。"
>
> "她可是个魔鬼。"父亲说道。
>
> "我知道。"
>
> "那好，我已经警告过你了。"说完，他就离开了。[35]

卡罗的大胆和调皮恰恰是最吸引里维拉的地方。没过多久，他们就进入了婚姻的殿堂。此时距离卡罗脊髓受伤只有四年。

他们的结合令世人颇感震惊。里维拉非常魁梧，身高超过六英尺，体形臃肿。而卡罗个子不高，身材修长，很有辨识度。他们置身于文化和政治动荡的中心，很快成为媒体的宠儿，被称为"大象和鸽子"。他们经常被拍到与作家、艺术家和政治人物等名人朋友聚会。[36]

他们在一起时的生活是活跃、丰富而充实的。他们走上街头参加抗议游行，他们一起旅行，一起娱乐消遣，彼此温柔相待。他们又都富有激情，所以有时他们的关系也并不稳定。他们发生过争吵，花边新闻层出不穷。里维拉是出了名的花花公子，卡罗也是绯闻不断。最为人津津乐道的，当属她与流亡革命家列夫·托洛茨基（Leon Trotsky）以及雕塑家野口伊桑（Isamu Noguchi）的风流韵事。

在生命末期，卡罗找到了协调生活不同方面的方法，但她的身体状态越来越差。渐渐地，她的生活只剩下与疼痛和疲倦无休止的斗争。

1950年，四十三岁的卡罗在日记中写道："我已经病了整整一年了，我已经做了七次脊柱手术。我不知道是否很快就能恢复行走，我穿着一件石膏做的胸衣。尽管十分麻烦，但它对我的脊椎有好处。我感觉不到疼痛，只有血淋淋的疲惫感，当然，我也时常感到绝望。"[37]

卡罗曾经想过自我了结，不是因为抑郁，而是因为身体上无休止的疼痛让她感到"绝望"[38]。

她坦言道："如果身体好一点，可以说，我是很快乐的"。[39]"我不是生病了，是我的身体破碎了。但我很高兴能继续活下去，因为我还可以画画。"[40]

红靴

虽然身体越来越差，卡罗的灵活性思维依然持续地帮助她增强应对挑战的能力。她充满信心地用新的方式进行自我表达，给自己和他人带来了很大的快乐。这些表达方式也是灵活的解决方案，帮助她持续地与困难抗争，有时候也为她掩盖了一部分困难。

作家卡洛斯·富恩特斯（Carlos Fuentes）曾与卡罗在歌剧院有过一面之缘，他这样回忆道：

> 那是在墨西哥国家艺术宫，当晚上演的是瓦格纳的歌剧。演出已经开始，乐队正在演奏序曲。突然一个奇怪的声音闯进了剧院，乐队不得已停了下来。我们都抬头看向楼座，看到打扮得华丽高贵的弗里达·卡罗正在走入剧院。她穿戴着全套珠宝，项链、戒指、手镯，还有发饰。首饰相互碰撞发出声响，那场景就像一座发了疯的教堂里所有的钟被同时敲响一般。而正因如此，让人忽略了她身体上的缺陷，忘却眼前是一个生命垂危的不健全之人。她用珠宝、礼服等所有一切，上演了一出属于她自己的歌剧。舞台上上演着瓦格纳，而楼座上却上演着弗里达·卡罗。至少在那个晚上，她比瓦格纳更令人感到震撼。这一点毋庸置疑。[41]

她轻车熟路地应对着挑战，同时变得越发乐观，或者更准确地说，她避开了悲观可能带来的伤害，因为随着时间的推移，她身体上的疼痛越来越难以忍受。对卡罗来说，终极挑战已然到来。她热爱与自己的残疾做斗争。

野口曾经写道："我和弗里达相处了八个月，我们经常去跳舞。弗里达很喜欢跳舞，舞蹈是她的激情所在。你知道的，她喜欢所有她不该做的事儿，如果不能做的话，她就会非常生气。"[42]

卡罗生命中最困难的时期之一，是她得知自己将被截肢的时候。手术之前，几位朋友前来探望她。看到他们颇为自己担心，卡罗"试图讲故事和笑话来让他们高兴起来"。她的一位朋友，艺术史学家安东尼奥·罗德里格斯（Antonio Rodriguez）说："当我们知道这个了不起的、美丽又乐观的女人将要接受截肢手术时，我们几乎要哭了。"[43]

截肢对她而言，无疑是非常艰难的。残疾人的生活充满艰辛，而且在卡罗的时代，世人远不像现在这样乐于帮助残障人士。而对于像卡罗这样需要刺激和活力的人而言，失去一条腿不啻为一种侮辱。在手术结束后的一段时间内，卡罗崩溃了。她变得十分低落和沮丧，甚至表示想要自杀，但这种状态并没有持续很久。

卡罗对木制假肢特别不满，从美学角度看，假肢对她而言是一种冒犯。她觉得假肢很难看，也很不习惯用假肢走路。但在其一生之中，卡罗几乎无时无刻不保持着乐观。所以很快，那个乐观的卡罗又回来了。她将注意力转移到全新的挑战上。她的自信再次发挥作用，她知道，她一定能找到新的出路。果不其然，她做到了！她找到了一个全新的且极富创造力的解决方案。她定制了一双醒目的红色长靴，饰有金色丝绸刺绣和小铃铛。这双靴子不仅能够遮住她的假肢，而且炫彩夺目，同时也能方便行走。当她第一次穿上这双靴子时，她非常高兴，觉得自己"快乐得要跳起舞来"。她的一位朋友曾描述道："她在朋友们面前转圈，炫耀她又能自如行走。"作家卡洛塔·提蓬（Carlota Tibon）回忆道，卡罗当时为她跳了一段墨西哥帽子舞（jarabe tapatío），难度堪比体操。她还自豪地说："这双神奇的腿！看我用得多好！"[44]

这次成功更加增强了卡罗的信心，她相信自己总能很好地应对生活的严酷挑战，她会一直好好生活下去。她当然有理由为自己而自豪，那双红靴本身就是一件艺术品，而且被完好地保存下来，时至今日，我们依然可以在墨西哥城的弗里达·卡罗博物馆里看到这双靴子。[45]七十多年过去了，这双红靴依然走在时尚前沿，看上去和当年卡罗第一次试穿时一样漂亮夺目。

重塑

最重要的一点在于，灵活性思维让卡罗将逆境中的挣扎转化为绘画的灵感。通过绘画，她找到了解决终极挑战的方案。

即便走到生命末期，卡罗也并未成为世人眼中严肃的艺术家，但她的画作光彩夺目、引人入胜，毫无疑问是她留下的永恒财富。卡罗采用了独创的新颖画风，融合了民间叙事元素、人物、符号、动物，甚至还有医疗设备，体现了一种如梦似幻的现实主义色彩。有一部分作品颇为俏皮，也有一些很惊悚。对卡罗而言，绘画是不可或缺的方法，是她深陷无法逃脱的逆境时支撑她与困难共存的支柱。

卡罗曾说过："意外改变了我的人生路径，我无法实现常人认为很正常的愿望。对我来说，把我没有实现的东西通过绘画体现出来，这是再正常不过的了。"[46]

灵活性思维从根本而言，就是转变和重塑的过程。每当卡罗对自己的身体失望时，绘画都能帮助她完成自我重塑。正因如此，这些画作也成为"灵活性思维能够帮助人们与逆境斗争"的最佳佐证。卡罗的一位密友，摄影师洛拉·阿尔瓦雷斯·布拉沃（Lola Álvarez Bravo）曾说过："弗里达是唯一一个为自己生孩子的画家。"[47]卡罗的确在好几幅作品中深入探讨了生育的象征意义。

里维拉曾受邀前往美国创作壁画，在那期间，卡罗怀孕了。尽管她身体不方便，但她仍迫切希望有一个孩子。医生的话给了她希望，如果进行剖腹产，她依然有可能成功生下孩子。某天夜里，里维拉正在底特律创作壁画，卡罗突然开始大出血，被紧急送入当地医院。不幸的是，她腹中的孩子不幸夭折，她自己也险些送命。由于失血过多，她在医院住了整整十三天才勉强恢复体力。

失去孩子之后，她先是感到心烦意乱，悲痛异常。但和以往一样，不久之后她再次向挑战发起正面冲击，而绘画也再一次成为拯救她的武器。

卡罗的传记作者海登·赫雷拉这样描述道："在流产后的第五天，她拿起铅笔，画了一幅半身自画像。画中的她穿着和服，戴着发网，浮肿的脸上满是泪水。即便在最悲惨的环境里，她依然能找到希望。"[48]卡罗极力想画出她失去的孩子。她想要看一些医学类书籍，但是医院拒绝了她的请求。医生告诉卡罗，医院一般不允许病人查阅医学书籍，因为他们认为读这些书只会让病人更加难过。

"弗里达很生气，"赫雷拉写道，"迭戈也出面协商，他告诉医生：'弗里达不是一般的病人。她需要医学书籍是有目的的，她会创作出艺术品。'"[49]

最终，里维拉拿到了书，并带给了卡罗。卡罗用铅笔描绘胎儿，还创作了几幅与流产有关的作品。同年更晚些时候，卡罗又精心创作了两幅相同主题的画作。其中一幅名为《亨利·福特医院》（*Henry Ford Hospital*），画中的卡罗赤身裸体地躺在医院的病床上，鲜红的血浸染了床单。整幅画以底特律市为背景，病床像是悬浮在空中一般。画中的卡罗身上系着六根血红色的管子，每根管子连接着一个具有象征意义的物体：一个胎儿、一个子宫、一只蜗牛、一朵兰花（里维拉送给她的）、一个骨盆和一台医疗器械。另一幅作品名为《我的出生》（*My Birth*），描绘了卡罗自己出生时的场景。作品展示了一个躺在床上的女性躯体，卡罗的头从子宫里露出。

尽管卡罗也为朋友和家人创作了许多传统的肖像画和素描，但这些匠心独运的自画像无疑是她最成功的作品。画中的卡罗用一种独特的目光直视着欣赏者的眼睛。她的嘴巴都是闭着的，但她的眼神又让人觉得她似乎在诉说着一个复杂的故事。卡罗的多数自画像都非常漂亮，有些透露着神秘，有些又令人感到不安。她也经常在画作中描绘一些具有象征意义的物体，有时是猴子或者鸟，有时则是代表伤病的意象。她最著名的自画像之一《破裂的脊柱》（*The Broken Column*）充满了严酷、荒芜、超现实色彩，甚至有些许中世纪绘画的特点。画中的卡罗半裸着，戴着接受治疗时的支架，像是在受刑。她站在一片荒芜之中，身体上钉着许多铁钉，泪水从她的眼角滑出。身体自下巴到腹部的部分被从中间剖开，露出一根坚硬的、象征着脊柱的钢轴。人物的表情很平淡，没有激情。卡罗创作了很多自画像，这也侧面说明绘画在不断地赋予她新生，供给她应对困难所需的营养。每一幅作品都表现了不同的挣扎。卡罗在画作中描绘了她的痛苦、遭遇、爱情、好奇心和神秘感，并以此获得新的信心和乐观精神来面对生活。每一幅画似乎都在说："这就是我的生活、我面对的挑战，请看看我是怎么应对的。"

我们无法忽视这些画作，就像复原力概念本身一样，它们一方面显而易见，一方面又难以捉摸。在她生命的最后阶段，当她不得不面对截肢手术时，卡罗在日记中画了两只被截下的脚。这两只脚是独立的，像是从罗马雕像上掉落下来一样，但断面又有血管图样。日记的这一页染上了血红色。令人意外的是，整幅画并不会让人感到恐怖，而是有一种"俏皮"的意味。通过这幅画，我们也再次看到卡罗的乐观、从始至终的自信以及她勇于接受挑战的强烈意愿，所有这些协同作用，赋予了她全新的信念，即她无论遭遇什么总能够找到一种方式来解决和应对。在这一页日记的底部，她戏谑地写道："如果我有翅膀，可以飞翔，我还需要脚做什么？"[50]

不只是一种思维

不可否认，弗里达·卡罗是一个出色的个体，马伦也是，只不过她们对待困境的方式不同。我之所以在本书中描述她们的故事，部分是因为她们完美地诠释了构成灵活性思维的三种信念（即乐观、应对的信心和挑战导向）如何引导我们寻找正确的适应方案。但是，引用她们的故事也有一个潜在风险：可能会让读者们认为只有特殊的人才拥有灵活性思维，这些人天生就具备这种思维，而这对大多数"正常人"来说是遥不可及的。幸运的是，事实并非如此。大多数人都具备复原力，而且大多数人也都具备合理的灵活性思维。虽然一部分人相比之下可能更熟悉这种思维方式，但组成灵活性思维的信念是可以通过培养获得的，而且只要愿意，任何人都可以在需要的时候利用这些信念。

引用她们的故事的另一个潜在风险在于，她们的成就令人瞩目，但也容易让人形成一种错误假设：有灵活性思维就足够了，一旦我们获得了这种信念，相信自己具备适应能力，也就解决了绝大多数问题。这些故事和相关的研究都已证实，这种信念是不可或缺的，但我们仍然需要采取下一步行动，仍然需要找到自我调整的方法，以应对我们面临的挑战。我们已经看到了很多采用灵活解决方案的例子，特别是马伦和弗里达·卡罗的案例，但我们还不知道她们究竟是如何找到这些方案的。因此，接下来我们将探讨灵活性思维过程的第二组组成部分。

第四部分

基本要素

第七章
灵活性序列

下面这样的话，相信大家已经听过很多次了。当我们有了参与的动力，接下来我们必须以某种方式在正确的时间、正确的情况下采取某种正确的行为。我们首先假设上述说法是正确的，我也将用后续几章的篇幅来陈述为什么这种说法是正确的。我们的先辈已经在偶然之间阐述了这种想法，据我所知，古希腊人已经了解一些关于灵活性的概念。我不是古典文学的专家，但我知道亚里士多德在其开创性著作《伦理学》中有这样一段话，恰好符合我们所讨论的情况。"生气很容易，任何人都可以生气。但如果要对着正确的对象，在正确的时间，以正确的理由和程度，用正确的方式生气，那就太不容易了。"[1]

亚里士多德所言非虚。具备灵活性思维并不容易，特别是当我们面对混乱和强烈的创伤性应激的时候。当然，我们永远都可以选择什么都不做，被动地等待结果；或是简单地控制情绪，但不主动应对挑战。古话说，"时间可以治愈一切创伤"，这的确有一定的道理。但靠时间治愈往往很慢，单纯地等待痛苦消散即便不会让人彻底绝望，也会让人感到精疲力尽。而相比之下，直面挑战，做任何必要的事来向前迈进则没有那么痛苦，也更加有效。

同样，这也不是新的思想。古罗马哲学家塞涅卡就曾思考过这个问题："我们必须使自己变得灵活……我们应当适应机会带来的新状态，不必为计划或条件中发生的变化而担忧。固执必将引发焦虑和担忧，而命运时常迫使我们做出让步。"[2]

幸运的是，这个过程并非在黑暗中盲目进行尝试，我们通过这个过程而变得"灵活"。这是一个有序的过程，也有越来越多的研究人员开始探究这个有序过程的本质。我在上文讨论灵活性序列的时候已经提及这项研究，现在我们就来看看这个序列究竟包含什么。

序列的第一步是情境敏感性（context sensitivity）。如果我们不知道自己做出反应的对象为何，我们就不能有效地做出反应。当我们对情境敏感时，就能对掌握的线索进行解码，能确定在我们身上发生了什么事情，并思考出应该如何解决。一旦我们有了答案，即知道我们需要做什么，就会自然而然地进入下一个步骤——我称之为"技能储备"（repertoire）。此时，我们不仅要知道自己需要做什么，还要思考自己能够做什么，而我们能够做什么又取决于我们所掌握的工具，即我们的技能储备。再之后，我们进入了第三步，也是最后一步，反馈监测（feedback monitoring）。在这个步骤中，我们会进行常被忽视但绝对必要的纠正过程。即使是能工巧匠也会犯错。实际上，我们经常会判断错误并选择了无效的、无法获得预期效果的策略，而反馈监测这一步恰好给予我们机会以调整和更换策略。

灵活性过程的两大组成部分（即灵活性思维和灵活性序列）共同起作用，以致有时二者之间的差别会变得模糊不清。为了强调灵活性序列的独特步骤，以及它们如何依赖并超越灵活性思维，我们会花一些时间来讲述保罗的故事，他在遭遇不幸之后，经历了完整的灵活性过程。

保罗

那是漫长又美好的一天，保罗的心情很好。下班后，他决定去马克和劳拉的公寓看看这两位老友，他们已经相识多年。他们并不知道保罗要来，保罗也知道自己可能去的不是时候。马克和劳拉有两个年幼的孩子，这时候他们可能正在做晚饭。但保罗并不打算逗留很久，简单问候一下就走。

巧的是孩子们刚好去了劳拉的母亲那里过夜，所以这一晚他们是自由的，他们也很高兴见到保罗。他们喝了点儿酒，然后一起愉快地享用了一顿悠闲的晚餐。

当保罗回家时，已经很晚了。他起初打算坐出租车，但由于这个晚上着实令人愉快，保罗决定漫步回去。这天的早些时候下过雨，雨后的芝加哥更加令人心旷神怡。"空气更干净、新鲜了，"保罗想着，"灯光反射在潮湿的人行道上，也很美。"

走着走着，他的思绪又回到刚才与朋友的交谈中。劳拉讲了一个有趣但有些悲伤的故事，是有关他们的儿子的。故事让保罗颇为感动。他也希望能有自己的孩子，但他知道，这是不可能的。他也曾经与不少女人约会，但由于这样或那样的原因，没有一段关系能够持续下来。他现在的确也有一个女朋友，两人发展得不错，但她可能已经过了生育年龄，而且，她已经明确表示过，她对生孩子不感兴趣。

正想着这些，保罗转身沿着公园旁边的街道走去。走了几个街区后，他感到口袋里的手机在震动。是马克发来的短信："谢谢你今晚来看我们，看到你太太太太高兴了。"然后又来了一条："但是哥们儿，你把包忘在我家了。"保罗停下了脚步。他在思考要不要回去拿包，包里有他明天工作需要的文件。这个原本美好的夜晚从这里转向了不幸。他想了一会儿，然后继续向前走。他给马克发了条短信："我明天早上去取。你们什么时候起床？"而后他想了想，又写道："哦，等等。不好意思我忘了，孩子们不在。"

保罗等待着马克的回复，黑暗中只有他的手机在闪着光，然后他转身进入公园。

"不过是走夜路罢了，这没什么大不了的，"保罗回忆道，"如果是我刚搬到这里的时候，那的确是太危险了，但那已经是很早之前了，现在不同，现在这里很安全。你知道，我也不是相信这里绝对安全，我知道有时候总会出事的。但是一般来说，这里是安全的。"

保罗还记得当时看到远处有其他人在行走。

对他来说，这就说明这里是安全无虞的。外面还有很多人。

他又给马克发了条信息："我明天过去可以吗？"大约 30 秒后，马克回复说："当然可以。明天我在家。"

保罗回复说："谢谢。不要偷看我包里的东西。里面有男人的秘密。"

马克回复说："啊，真的吗？谢谢提醒。"

"哈，"保罗大声笑了出来，然后他开始回复："你……"

此时，一个又尖又硬的东西击中了他的头。他满心困惑，身体向前倾倒。当他转身想看向身后时，又有什么其他的东西从右侧击中了他。

"那东西在我耳边抢起了一阵风，我直接就倒在了地上。"

保罗倒在人行道边，能看到几个人在围攻他。

"当时天很黑。你知道，我几乎什么都看不见。但我看到的那些，就足够让我感到很糟糕了。"

保罗试图开口说话，但有人从旁边狠狠踢了他一脚。

"我无法呼吸。当时，我想说点什么来停止这一切，我不知道我具体说了什么，但一定说了类似'等等，拜托了，不要伤害我。你想要什么我就给你什么'之类的话。我记不太清了，但根据当时发生的情况，我一定说了这些。

"我不觉得我想说这些话，但我根本无法呼吸。一切发生得太快了。"

紧接着，又是强力的一击。

保罗感到自己的脸蹭到了人行道上粗糙的纹路，他又试着开口说话。

"我记得这个声音。我记得有一个故意弄得很尖的高音、假声，这个声音在嘲笑我，模仿我，有人吊着嗓子在说：'求求你，别伤害我。'即使现在回忆起来，我也感到恶心。你知道，这很折磨人。"

又有人从侧面踢了他一脚，他疼得大叫起来。与此同时，他的大脑在飞速运转。

再之后，一个硬物击中了他的侧脸。

"之后的事我都记不清了，我想消失，你知道，在那一刻，我希望我不要存在于这里。但这不可能。还有嗡嗡的声音，我记得我的头像被一块石头砸到了，一块坚硬的、我不知道是混凝土或什么东西做成的硬物，我的耳边嗡嗡直响。再之后，我记不得了，世界变得很安静，我想我一定是昏过去了。"

* * *

保罗挣扎着想睁开眼睛。他不太确定自己在哪里，也不确定自己在这儿待了多久。他能听到远处的声音，他还试着去定位声音的来源，但声音逐渐消失了，保罗又昏昏沉沉地睡了过去，等他再次睁开眼睛时，他记得自己当时在想，应该已经过了一阵子了。

"我大概记得，四周的灯光已经变了。"他试图叫出声来。

恐惧与不安笼罩着他。"我张开嘴，但我什么也说不出来。我没办法发出声音，我哑了。我口中发不出任何声音。"

不知道过了多久，他听到一条狗的声音。他变得更加警觉，而后意识到自己正趴在地上，于是他翻了个身。

"我的衬衫都湿透了。我不知道自己是躺在一个水坑里，还是别的什么潮湿的地方；也可能是血泊里。我记得我当时很害怕，真的很害怕。"他叫了一声，但什么也没听到。

他挣扎着向上爬了爬，肩膀和身体侧面感受到剧烈的疼痛，他的头有被重击之后的感觉，他感到很恶心。

最终，他设法站了起来。他摸了摸自己的脸，吓了一跳：他摸到了凝固的血液。

他踉踉跄跄地朝着几个街区外的光亮处走去。他摸了摸自己的口袋，手机和钱包都不见了。

"当时天还很黑，我不知道具体是几点，但我或多或少地弄清了自己在哪儿。我知道附近有一家医院，我知道医院在哪里。我还可以走路。"

他焦急地环顾四周，可是没看到任何人。他浑身是血，惊恐万分地开始行走。

"走起来的时候真的很痛。我就像，你知道，像电影里的僵尸那样走路。但我有一种可怕的感觉，刚才袭击我的人还在那里，在某个地方，你知道，他们在看着我，等着我。我会再一次被那帮人抓住的。

"我走到了公园的尽头。什么也没发生。没有人出现，我没有看到任何人。我穿过街道，转了一圈。我似乎一直在绕圈，我想看看还有没有人会过来。"但他没有看到任何人。

于是他继续向前走，现在他能走得略微稳当些了。在走出公园大约一个街区的时候，他稍稍平复了心情。他伸手摸了摸自己的头和脸，显然有些肿，还流血了，但情况或许不是很糟糕。这里距离医院并不远，只要到了医院就安全了，医生会给他包扎的。

他又突然听到了攻击他的人的嘲弄声。"我脑子里不停出现那个尖锐的假声。"

保罗做了一个鬼脸，并模仿了那个声音。"求求你，不要伤害我。求求你了。哦，请不要伤害我。"他颤抖了一下。

"直到现在我仍然记得这个声音，记忆犹新。它刺破了我，你知道么，就像是把我剖开了一样。

"那晚是我有生以来最糟糕的时候，我觉得自己很渺小，非常渺小，像个小可怜。丢人极了。我痛恨自己为何要走公园这条路，我也痛恨我自己的行为，痛恨自己表现得像个懦夫。"

* * *

保罗的伤势并不如他所担心的那般严重。他的额头和右眼上方需要缝针，他的脸也被刮伤了，而且有严重的瘀痕。但所幸他没有骨折，也没有脑震荡。神经科医生给了他一份清单，列举了可能出现的症状。但除此之外，他的预后总体良好。

当保罗最终回到公寓时，太阳已经出来了。他感到非常疲惫，但在睡觉之前，他还有几件急事需要处理。首先，他登录了银行网站，注销了他的信用卡。然后又研究了驾照挂失的问题。这些事情虽然烦人，但也能够分散人的注意力，而且竟然有种奇怪的安慰作用。

所幸，银行账户密码还没人破解，这使他又减少了几分被控制的感觉。

而后，他在网上搜寻手机的下落。但他没有找到，或许袭击他的匪徒意识到手机没什么作用，已经销毁了它。这也不算坏事，但一想到手机他就会觉得难受，他想象着那群人一边把手机砸在石头上，一边发出的笑声。

"我试着理清思路。我知道应该告诉别人发生了什么。但是……这个念头让我感到非常羞愧。"

而保罗能想到的最好办法就是先给公司发邮件请病假。然后他给马克发了信息，告诉他自己不过去取包了，但没有说明原因。随后，他又给女朋友凯西发了条信息，解释了一下自己为什么没有回复她的消息。同样，他没有提到被抢劫这件事，只说自己弄丢了手机。

"我开始感到天旋地转，觉得有点恶心。

"我无法把发生的一切从脑海中抹去，我不停地在脑中回放那个场景。我一直想着那群人，还有我当时的行为。我似乎能从他们的视角看见我自己。我看到在他们眼中的自己是什么样的，我就在那儿，躺在地上，非常害怕，还在恳求他们放过我。

我看起来一定很可怜，呜咽着恳求他们，'不要伤害我'。"

他最想做的就是关上脑中那台放映机，但怎样才能做到呢？

情境敏感性

对情境敏感是灵活性序列的第一步，这是一项重要的技能，甚至可能是这个序列中最重要的技能，它能帮助我们确定某一特定时刻正在发生什么，以及我们如何做出最佳反应。我们已经知道灵活性思维的组成部分，即乐观、应对信心和挑战导向，三者共同激励着我们，帮助我们应对眼前的情境要求。而情境敏感性与之类似，是在这一过程的基础上，更关注具体细节，关注我们面临的特定情境中包含的细微差别和要求。从根本上看，在这一步中，我们需要问自己："我遇到了什么？""困难是什么？""我需要做什么来克服困难？"

大多数人对情境都具备一定的敏感性，但与其他任何能力一样，这也存在着个体间的差异。但奇怪的是，人们即使有能力进行情境评估，往往也不会进行足够的思考。例如，人们会感到困扰，或不安、或焦虑，但不确定原因。有时，只需要简单地问一句"什么在困扰着我？"就能让自己更专注于思考究竟发生了什么。但是，即使人们问了自己这个问题，他们也需要能够读懂线索。而显然，有一部分人在这一方面能力不足。换言之，有些人的情境敏感性较低。

研究表明，对情境不敏感的人相对会经历更多的心理挣扎，而且整体的心理健康水平较低。[3] 我也曾进行一项研究来探讨这个问题。我要求被试者阅读一些假定的情景描述，比如被困在电梯里，或度假回家后发现家中遭遇入室盗窃等，然后请他们根据不同的情境线索（如情境代表的威胁程度、需要做出应对的紧急程度，以及他们对事件的可控制程度等），对不同的情境进行评估。[4] 结果显示，个体对线索的评估能力存在很大差异。例如，患有抑郁症或焦虑症的人往往难以确定某种情境是否具有威胁性，因此也不能确定何时需要做出紧急应对。我们很难去解释其中的相关性。引发心理问题的因素有很多，而抑郁症患者有时也能够理解情境线索。事实上，我们通过另一项研究发现，随着时间推移，相比于只具备最基础的技能的人，具备情境敏感性技能的抑郁症患者能够更好地做出应对。后者表现出恢复轨迹的概率更高，而前者反而有更高的概率在之后的很长一段时间内陷入抑郁。[5]

检测情境线索变化的能力是情境敏感性的重要方面。[6] 我的同事埃纳特·莱维-吉吉（Einat Levy-Gigi）所带领的团队用一个简单的电脑游戏证明了这种技能。[7] 这个游戏会给玩家展示一系列盒子，每次展示一个。每个盒子的颜色不同，上面有一张寻常物体的图片。例如，绿色盒子上是电视的图片，黄色盒子上是帽子的图片，等等。玩家每看到一个盒子，就必须决定是否打开它。如果打开后盒子里面有钱，他们就会得到积分。如果打开后盒子里面是炸弹，他们就会失去积分。渐渐地，玩家记住盒子与物体的组合，也就知道应该打开哪些盒子，不应该打开哪些盒子。重要的是，当玩家熟悉游戏后，新的变量出现了。在不通知玩家的前提下，游戏中开始出现新的盒子（即新的颜色与物体的组合），同时原先的盒子也仍然存在。例如，之前绿色的、带电视图案的盒子可以让人获得积分，但新加入的红色的、带电视图案的盒子会致人失分。想要在游戏中保持领先，唯一的方法就是对情境线索的变化保持敏锐。

当一些曾导致失分的颜色变为可以得分时，有趣的事情出现了。例如，原先将蓝色的、带帽子图案的盒子打开后会看到炸弹，但后来，把蓝色的、带汽车图案的盒子打开后能看到钱。研究发现，我们可以根据玩家海马体（hippocampus）的大小，预测他们是否能够捕捉到原先会导致失分的盒子在后期会变成能够加分的盒子。这个发现令人印象深刻。海马体是大脑中的一个重要结构，进行感知、记忆和对环境的理解等活动。

埃纳特和她的同事们还证实，具有长期 PTSD 症状的人很难捕捉到从失分到得分的变化。这一发现之所以有意义，也是因为 PTSD 的标志性症状之一就是持续地认为引发创伤的场景仍在发生，即便患者处于安全健康的环境中。

我们的生活和人生目标等更广泛的背景，也在一定程度上影响着我们对情境的应对方式。[8]在弗里达·卡罗与新装上的假肢的斗争中，我们看到了这种相互作用。卡罗憎恨她的假肢，因为它不仅有碍行动，还非常不美观。她感到沮丧、悲伤，但如果假肢本身就是困扰她的全部问题，她或许会尝试用一些别的方式来解决问题。但假肢不仅是当下的威胁，它还会影响她的其他更远大的生活目标：她需要保持活动能力，她想要打扮得光鲜亮丽，以及最重要的一点，她要跳舞。在这个更远大的、以目标为驱动的情境下，她问自己"当前的情境要求我怎么做"，并由此想出一个极富创造力的方法来应对眼前和未来的挑战。

而保罗则很少思考自己的长期目标。如果有人追问，他会说他喜欢现在的工作，并会努力规划自己的职业生涯。他还认为自己是一个重视友情、善于社交的人。最近一阵子他经常工作到很晚，但他会尽量抽时间和朋友相聚。他还希望能拥有一段长期而稳定的恋爱关系。虽然他在恋爱方面屡战屡败，但至少目前他和凯西相处得不错。她坚持不要孩子这件事时不时会戳到保罗的痛点，但他们相处得很好，保罗也希望这段关系能坚持下去。

* * *

潜在创伤事件产生的即时威胁往往会将其他人生目标转移到幕后。在抢劫发生后的头几天，保罗的所有长期目标都被创伤性应激的阴霾覆盖。他知道应该和朋友及同事联系，让他们知道自己遭遇了袭击，但他做不到。他不想告诉任何人，包括同事、朋友，甚至是凯西。他脸上还有明显的淤青，又缝了针，这令他无法出门见人。他倒是设法买了一台新手机，但没有启用它。为此凯西发了好几封邮件催促他："你可是做技术的，怎么会还没开始设置新手机呢？出什么事儿了吗？"凯西还准备来家里找他，保罗找了个借口搪塞掉了。他知道这是下下策。

"问题在于我感觉糟透了。"

保罗很焦虑。他感到羞愧，睡眠质量极低。即便睡着了，也很快会被奇怪的梦境惊醒。他知道自己应该走出公寓，但单单想到走出门这件事，就已经让他感到自己暴露在危险之中。如果再遇到袭击他的人怎么办？事实上，保罗并不知道那些人长什么样子，或者说，他对他们的外貌没什么记忆，但他还是担心自己会被他们认出来。他们可能在他不知道的情况下看着他，在暗中嘲讽他；或者更糟一点，他们会抓住他，并再次袭击他。

被袭击后的第三天晚上，保罗坐在窗边，盯着窗外看了好一会儿。虽然天已经黑了，但和往常一样，街上还是有很多人。一些人行色匆匆，不知要去往何处。另一些人则信步闲庭，慢慢悠悠地散步。这些又唤起保罗的痛苦记忆：几天前，他也是他们中的一员，只不过他在忙着自己的事情。

而当他想象自己安全无虞地走在街上时，他的思绪发生了变化。他开始反思自己的处境。他意识到，如果他以前可以安心地走在路上，那这种安全的感觉应该会回来的。一切都会纠正过来的。这是几天来，他第一次感到一丝希望和乐观。

如果我在那一刻问保罗，他是否具备灵活性思维，他一定会一脸茫然地看着我。但无论他知不知道这个概念，当他凝视窗外开始反思自己的时候，他其实已经具备了一种鼓励自己积极应对挑战的思维。

这种感觉就产生于一瞬间，保罗试图维持这种感觉，他试图说服自己。

"来吧，保罗，"他大声对自己说，"抓住这个瞬间的感觉，你可以渡过难关的。你是个聪明人，你能想出办法的。"

他这是在提高自信，并促使自己正视挑战。

虽然这只是一个态度上的微妙转变，但它足以让保罗更坚信他能够走出困境。

当他大声说出"你能想出办法的"这句话时，他脑中的迷雾似乎已经散去。周围的世界似乎立刻变得更加清晰，而且他对情境线索越来越敏感。

"你知道，我就这样从窗户看出去，看着周围的街区。这里很不错，是一个很棒的街区，很活跃，充满了生机。我想说，不好的事情总是会发生的，比如说犯罪事件总是会出现。毕竟我们身处于大城市之中。总的来说，这里很好，从我住在这里时起，可以说是非常安全的，我之前也一直觉得很安全。为什么我现在不这么觉得了呢？"

虽然事实很简单，但对保罗来说，却像醍醐灌顶，并引发了他的一系列新想法。

"就在我看着窗外的时候，我突然意识到：那些人，那些袭击我的人，我不知道他们是谁，他们也不认识我。他们可能都不是这附近的人。而且，你知道，如果他们再次看到我，也不一定能认出我。当时天那么黑，就算我和他们擦肩而过，他们也未必知道是我。他们也很可能根本不关心我是谁。那晚他们只是出来抢劫，而我碰巧是独行，还边走边看手机。我出现在了错误的地方，或者说，我在错误的时间出现在了错误的地方。

"在那一瞬间，一切都变得简单了。我理清了事情的来龙去脉。这些人看到我之后，又回来找到我，并且抓住了我。他们已经得到了想要的，我不知道他们接下来做了什么，随便吧，可能什么也没做。他们可能从此再也不会想起我。"

保罗开始走出被袭击的阴影。首先，他集中精力以控制那些可怕的想法和感觉。他知道，从逻辑上说，他周围是安全的。他想找回这种确信，但暂时还不能完全做到，他仍然抱有一种莫名其妙的怀疑。他必须找到摆脱疑虑的途径，才能向前迈出重要的一步。一旦他能做到，他就能摆脱这件事的阴影，重新融入这个世界。保罗知道这并不容易，而且他还不清楚到底要怎么做。但至少，他已经知道必须做什么了。

技能储备

阅读情境线索的能力是灵活性序列的一个重要条件。当这一条件满足后，序列中的下一步骤即技能储备将闪亮登场。在这一步骤中，我们要清查我们的工具箱，也就是我们储备的技能。我们面临的问题也从"我需要做什么"变成"我能够做什么"。

我们已经提到，尽管一些人的情境敏感性更高，但大多数人都具备阅读情境线索的技能。应对技能储备也是如此。我们以应对和情绪调节策略为例。大多数人都具备应对和调节自己的情绪的基本技能，但有些人的技能更好，而且有更多的应对和情绪调节工具可供他们选择使用。换句话说，他们有一个较大的技能储备库。

然而值得注意的是，想要做出有效的应对，单有大量的策略也是不够的。事实上，可用策略的范围是无限的。[9]我在上文中提到一些最常见的策略，包括表达和抑制情绪、转移注意力、重评或更改事件的意义、制定策略和谋划解决问题的方法，以及尝试改变情境。然而研究表明，最常用策略的成功率并不一定最高。[10]在特定的情况下，以下每一种策略都有可能是有用的：自说自话或被动接受、什么都不做、自欺欺人、躲避或逃离、寻求信息、酗酒或使用药物、抱怨、寻求他人陪伴、自我怜悯、尝试通过饮食或性行为寻求安慰、逃避见人、请求帮助、指责某人、通过运动释放压力、通过幽默或娱乐活动来改善情绪，或是一个人可能想到的任何尝试。在上述行为中，有一部分是健康的，而另一部分看上去可能并不健康。读者们可能也已经注意到，其中一些行为已经属于"邪恶应对"的范畴。但关键在于我们能够有效使用的策略越多（即便使用的次数不多），我们就有越多的选择以满足特定情况下的需求。

回想我刚开始研究策略储备的问题时，我设计了一项实验来测量人们使用情绪表达和情绪压抑这两种相对的策略的能力。我邀请参与者在电脑上观看照片（有些照片中的场景非常令人不安，有些则令人愉快），并在观看后根据自己的情绪反应对照片进行打分。在完全熟悉规则之后，我邀请他们继续观看照片并打分，只不过我还告诉了他们，从现在开始有另一组参与者会在隔壁房间通过监视器观察他们，并尝试猜测他们的情绪反应。另外，我还告诉他们，在不同的时刻电脑上会显示不同的情绪表达指令。有些指令会要求他们尽可能充分地表达自己的情绪，这样隔壁的观察者就能更容易地猜出他们当前的感受。我称这些指令为"表达条件"（expression condition）。反之，有些时候指令会要求参与者掩盖情绪，旨在让隔壁的观察者无法察觉他们的真实感受。这些就是所谓的"压抑条件"（suppression condition）。除了上述两类条件外，我还设置了一个"控制条件"（control condition），即告诉参与者摄像机已暂时关闭，隔壁的观察者们暂时无法看到他们。而在这种情况下，他们只需要正常地观看照片即可。之所以加入控制条件，是因为人们的表现力生来就存在差异。我能够通过控制条件，参照正常情况，以此衡量参与者表现或压抑情绪的能力高低。

实验结果与我的预期一致。当我们没有要求参与者刻意改变自己的感受时，正如预期的那样，他们在所有条件下都表现出相同的情绪水平。而当我们要求他们改变自己表现出的情绪时，我们发现大多数人都能够做到这点。我把这种技能称为"表达的灵活性"（expressive flexibility）。此外，我们发现不同的人的灵活性水平并不一致，这也在我们的意料之中。相比之下，有些人更善于表达和压抑情绪。[11]

那么，表达的灵活性是否有用呢？它是否有助于人们处理创伤性应激？当我正在思考这个问题时，"9·11"事件发生了。最初设计这个表达灵活性测试是在 2001 年的夏天。按照原计划，这将是一项关于大学生心理健康的长期研究的一部分。但研究刚开始不久，就因为"9·11"事件而不得不将其搁置。几周后，当重新启动这项研究时，我们突然意识到自己正在进行的就是一项创伤研究。根据我们在事件发生后收集到的数据，研究的结果清楚地表明，表达灵活性确实有助于学生应对创伤性应激。那些表达能力较强的学生，往往在两年后心理更加健康。这些结果还表明，情绪表达或情绪压抑中的任意一项，并不能起到较好保护心理健康的作用。换言之，回到"技能储备"的概念，策略本身并不重要，重要的是根据需要使用适当策略的能力。[12]

这些发现提出了一个耐人寻味的问题：如果表达灵活性有助于人们应对创伤性应激，人们如何知道自己是否具备这种能力呢？我们之前讨论过的研究表明，大多数人其实并不清楚他们所使用的应对策略。如果我们问人们他们擅长什么策略，情况是否会不同呢？我有预感，情况会有所不同。自己使用某种策略的频率是和自己擅长什么策略完全不同的自我认知。如果要记住做某件事的频率，我们必须首先知道具体做的是什么事，才能估算出频率；但是要知道我们是否擅长做某件事情，只需要我们知道自己曾经做得很好就足够了。通过实验，我们发现人们对有效增强或降低情绪表达这项能力的自我评价，与在实际测试中表现出的结果一致。[13]

一些其他的研究（包括我的团队所进行的进一步研究）将这一方法延伸到其他类型的应对和情绪调节策略中。我在上文讨论灵活性悖论时已经提到其中的部分。但这些研究都反复验证了一个基本的结论：具体的策略并不重要，重要的是这项策略能够在多大程度上有效应对情境下的挑战。[14]同时值得一提的是，技能储备并不只包括应对和情绪调节策略，任何行为、任何我们可以支配的资源，只要它们能被我们有效地使用，只要它们能帮助我们满足特定情境的要求，都能被囊括于技能储备之中。

* * *

保罗很善于分散自己的注意力，他自己对此也毫不怀疑。哪怕是最简单的活动，他也能做到完全投入。

"我决定让自己忙起来，我得填满自己的脑袋，填满我的思绪，做什么都可以，这样我就可以不再去想那次该死的抢劫了。"

于是，他给自己做了杯饮料，坐下来看了一部搞笑电影。这并不算是什么周全的计划，但他有了计划这件事本身就让他兴奋不已。

据保罗回忆："电影不是特别好看，但也还不错，我还喝了很多东西，这倒挺管用的。"

保罗好起来了吗？

"有那么一会儿，我好像的确好了。我还因为电影情节笑了起来，这点很不错。我的确在一些时候忘记了被抢劫的事，但是到了第二天，我还是感觉很糟糕，依然很糟糕，我不知道，或者说我不确定该怎么描述。不管怎么样我已经做了一些尝试，我没有感到情况有任何好转，但是，现在的我和前一天又是不同的。说起来很奇怪，尽管我还是感觉很糟糕，但我能控制了。我觉得是我自己做出了一个选择，我主动地感觉很糟糕。而且，我多多少少改变了脑海中的画面。至少我在做一些尝试。我在往前走，而且我将继续往前走。我感受到坚定，几近于愤怒的坚定。我握紧了我的拳头。"

这就是保罗所具备的应对信心和挑战导向，而且随着时间的推移，坚定的信心将不断地为他提供动力。他又做了些运动，跳远、俯卧撑、仰卧起坐，能做多少就做多少。他把音乐声调大，在公寓里蹦蹦跳跳，直到大汗淋漓。

"是的，运动很有用。让我感觉很好。我当时还想，'我得继续做运动'。"

此外，他还上网冲浪，试图分散自己的注意力。网络在一段时间内起到了作用，直到他看到一个关于犯罪的新闻报道。这则报道让他停下了前进的脚步。

"我本能地紧张了起来，但只是在刚看到报道的时候。我对犯罪了解不多，但我开始思考，像我这样经历过犯罪事件的人，在事件过后会发生什么？我百思不得其解。这些人通常会有什么反应？每个人的感觉都一样吗？我开始怀疑。"

保罗也很擅长做研究，很快，他就为自己分配了任务：他要寻找答案。不出意外的话，这也是另一种分散注意力的方式。不幸的是，正如保罗所发现的，在互联网上并没有多少关于男性被袭击的内容。虽然有很多关于男性实施暴力行为的内容，但几乎所有的都是男性向女性施暴。这并非因为男人不曾遭受袭击。美国和国际的犯罪统计数据均表明，在所有类型的暴力犯罪（除性侵犯外）中，男性的受害概率实际上要高于女性。然而，有关男性受害者对暴力犯罪的心理反应的信息却很少。导致这类信息匮乏的原因有很多，最常见的原因包括男性对男性的暴力常常被忽视，或被视为是正常的，抑或是男性很少控诉自己被袭击。[15]

但也的确有关于这一现象的研究，而且这些研究表明，男性在遭遇暴力袭击后的反应与保罗惊人的一致。受害男性最常见的反应是自责、羞愧，以及感到软弱和无能。即使生活受到严重影响，受害男性一般也不愿意承认或袒露这类经历。在被袭击后，他们不想走出家门，而且经常会陷入偏执，对他人产生无端怀疑以及害怕再次遭遇袭击。[16]

很遗憾，保罗没有途径接触到这些研究数据。但幸运的是他找到了几个网站，看到了一些男性受害的第一手资料，这或多或少让他产生了一些共鸣。"我几乎是狼吞虎咽一般地读着这些信息，只恨自己的阅读速度不够快。我就像找到了一个俱乐部，里面的人都知道我经历过什么。这些信息不多，但对当时的我来说，知道自己的反应是正常的这一点太重要了。所以说到底（这里他轻声笑了一下），我也不算是可怜虫。不过说真的，这对我的意义无法用言语表达，意义重大到我几乎承受不起。我甚至还不敢相信，不能完全相信。我把这些故事保存下来。一旦感觉不对，我就一遍又一遍地读它们。我试图让这些文字渗入我的身体，我在说服自己。"

保罗感到自己越来越乐观，越来越有信心。他花几个小时在网上冲浪，这是种很好的分心方式。他也获得了对自己而言无价的观点，帮助他进行迫切需要的放松。但是，寻找出口的过程是感性的。这时候的保罗想要犒劳一下自己，他尝试着沉浸到另一部电影中。但这一次，电影没能起到作用。刚才获得的许多新信息不断在他的脑海中浮现，他发觉他还是无法忽略自己仍然躲在公寓里无法走出家门这件事。

"我深深地呼吸，然后站了起来。'把这些念头吸进去。'"保罗大笑着说，"我当时想：'该死的，我要出去。'我不知道我是否真的说了这句话，但这就是我的感觉。"

当他打开公寓的门时，他感到很紧张，但他已经下定决心要控制自己的恐惧心理。就这样，他走进走廊，走下楼梯，走到了街上。

反馈监测

从保罗意识到他住的地方是安全的，到他毅然决然地走出家门，这中间经过了整整 24 个小时。在这期间，他循环使用了多种他储备的技能。他多次尝试用不同的方式分散自己的注意力；他聚焦于问题，进行思考，制订了行动计划；他重新规划了策略，也重新评估了策略使用效果；他做了运动，也尝试刻意抑制担忧和痛苦。这些策略在大多数时候都起了效果，但也有无效的时候。但是，保罗之所以能取得进展，是因为他不仅仅是简单地应用了储备的技能，在这24个小时里，他不断地监测所采取行为的有效性，并在需要时进行调整、优化和更换。

实际上，这个过程就是灵活性序列的第三步，即反馈监测。序列的前两个步骤，即情境敏感性和技能储备，让我们专注于用自己所掌握的最佳工具来应对挑战。完成这两个步骤费时很久，但我们尚未完成灵活性序列，只有当我们完成反馈监测这一步时，我们才算是走完这个闭环。这一步骤所关注的问题也发生了变化：我们不再关注我们需要做什么或能够做什么，而是关心我们所做的一切是否有效。我们会问自己："我是否迎接了挑战""这个策略是否有效""我是否需要调整应对方式"，以及"我是否应该尝试另一种策略"。如果在更换策略之后仍然没有任何进展，则很可能是环境发生了变化。在这种情况下，就有必要回到序列的第一步，重新评估情境。

我们会根据掌握的所有线索做出判断。而最好的反馈来源之一，正是我们自己的身体和心理状态。在大多数情况下，特别是在潜在创伤事件发生后，人们想达到的目标通常是感觉好一些，减少焦虑、恐惧及悲伤。从理论上看，这些结果应该能被直截了当地判断。我们只需要进行自检，注意自己的情绪状态，就能确定我们是不是觉得好些了。但实际的评估要复杂得多。

我们对周围世界的许多反应是无意识做出的。人体体温调节系统就是最简单但最有代表性的例子。人体非常善于自我调节，我们的体温发生变化，部分原因是我们的身体里有数以百万计的对温度敏感的细胞，也就是所谓的"温度感受器"（thermoreceptors）。这些感受器收集到的信息将被整合至位于脑干顶部的一个关键结构下丘脑（hypothalamus）中。如果下丘脑认为我们的体温较低，就会发出信号，我们因而会出现发抖或血管收缩等生理反应，体温随之上升。如果我们的体温偏高，下丘脑就会发出需要降温的信号，我们因而会出现出汗或血管扩张等生理反应。这些内在的生理反应很多时候都是在我们没有意识到它们的情况下发生的。当然，这些反应是有效的，我们因此能够专注于应对其他更重要的问题，例如不要成为捕食者的盘中餐，以及不要从地铁月台上掉下去，等等。

但同时，从新陈代谢的角度看，仅通过生物手段来调节体温的代价太高。简单地说，生物学过程（biological processes）需要消耗热能，而热能是非常昂贵的。为了抵扣一部分成本，并使生物学过程效率更高，动物在进化过程中的某一刻进化出了另一种体温调节方法，即有意识地感觉到过热或过冷。这些感觉不是必要的，但它们非常有用。有了这些感觉后，动物（包括人类）就能通过有意的行为，简单而有效地调节体温。如果我们感觉到热，可以选择脱掉毛衣，打开窗户，或者打开风扇或空调。

同样的机制也延伸到对威胁和恐惧的反应。与体温调节一样，当我们对威胁做出反应时，身体的变化在很大程度上是在我们没有意识的情况下发生的。当我们第一次遇到某个潜在威胁时，在我们还没有意识到发生了什么之前，我们的大脑已经激活了一个快速的皮质下威胁回路（threat circuit），并引发了一系列生物学行为，也就是我们所谓的"战斗或逃跑反应"。威胁回路并不需要我们意识到恐惧。"恐惧"是个可选项，而非必选项。而且，我们需要等到位于这条反应链的稍后阶段才能感受到恐惧。威胁回路被激活后，其输出的信息可以与来自背外侧前额叶皮质（dorsolateral prefrontal cortex）和脑岛（insula）等高阶皮质区的信息相整合。[17] 即使我们不能说恐惧是必不可少的，但至少它也是有一定作用的。就像感觉到热之后我们会脱掉毛衣一样，受到惊吓的感觉也能促使我们对威胁做出反应。这种感觉会将我们的注意力吸引到恐惧的源头，并使我们专注地思考我们可以做什么以求得生存。但此处也存在一个问题，包括恐惧在内的任何情绪只有快速地完成自己的工作，才能够帮助人适应环境。如果情绪持续存在，就会脱离最初的目的。它会成为一种广泛存在的不祥预感，和对即将发生的事情的忧虑。最终，如果恐惧持续的时间过长，就会引发更多的功能障碍，比如焦虑或PTSD。当这种情况发生时，我们的决策能力会受到严重影响，也将越来越难以分辨我们的行动是否有效。[18]

* * *

在被攻击后的最初几天里，创伤性应激、恐惧和忧虑深深地困扰着保罗，而且已经扭曲了他对自己和周围世界的看法。但由于尚处早期，他还没有发展为焦虑或PTSD，还有能力用自己的方式，利用自身状态的反馈来指导自己调整应对策略。

　　为了更好地了解这种能力的普遍性，我们设计了一个实验，邀请参与者在电脑上观看一系列照片。有些照片的内容是温和、正面的，有些则是令人不安的。此外，我们指导参与者使用一种类似于认知重评的重构策略来减轻他们产生的所有负面情绪。例如，我们告诉他们可以想一想照片中描述的情况是否并不像看起来那么糟，或者想象一下有哪些可以改善情况的方法。在这个过程中，我们跟踪了他们的生理反应，例如心率和面部肌肉变化，以此监测他们的内在状态。过往研究已证明，这些生理反应与负面情绪相关。重评在某些情况下是一种有效的策略，但在极端情绪下或情绪非常激烈时，它的效果不如在相对平缓的情境中那样突出。而且在极端情绪下，人们并不倾向于使用重评策略。而其他策略（如转移注意力）往往能更有效地平复激烈的情绪，至少在短期内如此。我们重复了上述实验，旨在测试人们从重评策略向分散注意力策略转换的能力。但这一次，我们告诉参与者，每张照片出现四秒后，他们会听到一个提示音，此时他们可以选择继续使用重评策略，也可以选择换成分散注意力策略。和我们预期的一致，生理测量结果显示应激程度越高的参与者，越倾向于选择转换策略。这也就意味着，他们是依靠身体反馈来引导自己做出转换策略的决策。同样如我们所料，一些参与者能比其他人更好地完成策略切换。换言之，他们更有效地利用了身体反馈，这种能力也与健康的心理相关。[19]

　　在之后的研究中，我们扩展了这项实验，加入外部反馈源：

我们告诉参与者，我们会根据生理监测设备的读数，直接告诉他们在调节情绪方面是做得更好还是更差。实际上，参与者并不知道，我们所提供的外部反馈是假的。反馈是完全随机的，与他们的实际表现毫无关系。这样一来，任务难度升级了，他们需要自己决定是参考我们的虚假反馈，还是使用他们自己的身体反馈。实际上，只有后者才是真实可靠的。事实证明，参与者会在某些时候参考外部反馈，但总的来说，他们仍然倾向于依赖自己的信息。而且，至关重要的是，越是倾向于信赖内部反馈的参与者，最终越能成功控制自己的情绪反应。[20]

虽然在试验中我们提供给参与者的外部反馈是虚假的，但一些有效的外部反馈可以帮助我们调整应对策略，其中最具代表性的当属社交反馈：当我们尝试学习自我调节等新技能时，加入社交反馈可以让我们的学习更加高效。而无法从社交反馈中获益的人，也很难在社交中采取适当行为。众所周知，自闭症患者很难感知到社交反馈，他们往往无法在情境改变时自如地切换自己的行为。眶额皮层（orbitofrontal cortex）受损的神经心理患者也同样无法正确地感知社交反馈，因而他们很难根据情境选择恰当的行为。抑郁症患者的案例就更加极端，他们往往对社交反馈反应过度，从而进一步导致他们与社会脱节。[21]

* * *

走出家门的保罗感到非常紧张，但他也很坚定。出来的感觉很好。他在附近走了一会儿，然后在一张长椅上坐了下来。什么也没发生。他几乎找回了原先正常的感觉。他又坐了一会儿，然后他准备到附近的一家杂货店买一些食物。

"站在柜台后面的总是同一个人，他认识我，我经常去这家店。看得出，我走进去的时候他看了我一眼。我突然想起来我脸上还带着伤口和淤青。他说了些什么，但我不记得他具体说了什么，应该是些很简单的问题，比如说，'你怎么了'。我被吓了一跳，突然间，我变得无比焦虑。我回答了他，但我也记不清自己具体说了什么，好像是咕哝着说自己笨手笨脚的，还摔了一跤。不管我究竟说了什么，他似乎都接受了。他笑了笑，我也笑了笑，看上去很正常。我虽然感到一阵眩晕，但我扛过来了。"

离开商店后，保罗对自己的表现感到很满意，随后，他转身朝家走去。这时，他发现前面有一群年轻人，聚集在下一个路口附近。他们看起来很像打劫他的人，至少和他想象中的形象差不多。

"'哦，该死。'我对自己说，'来吧，走过去。'那些人应该只是在闲逛，但我确信，他们肯定在看着我。"

保罗感到惊恐万分。

"我不知道该怎么做。我犹豫了一秒，我不能就这样停在这儿，那会显得很奇怪。我告诉自己：'继续往前走。走，走吧。'"

保罗尽力掩饰他的焦虑，正当他走近这些人的时候，一位老妇人从一家商店里走出来，直直地走到了他的前面。保罗避开了她，但不知不觉地靠近了刚才那群人中的一位。令保罗惊讶的是，这些人礼貌地退到一旁，给他让了路，然后继续聊天，好像什么都没有发生过。保罗看了一眼那人的肩膀，他们似乎并没有注意到他。

"可以放心了。我松了口气，我想我应该为自己感到骄傲。挺轻松的。这感觉就像：'好吧，我回到了原先的状态，这些人就是我的街坊。'"

保罗决定在外面多待一会儿。他走来走去，最终又回到刚才的长椅上坐下来。

当他沉浸在这种变化中时，他突然想到，距离被袭击已经过去了四天，他仍然没有与他的朋友联系，让他们知道发生了什么，也没有给女朋友凯西打个电话。

"是的，这有点麻烦。她多少会有点生气的，这个我很确定。她认为我是在敷衍她，她怎么能不生气呢？毕竟我什么都没告诉她。"

保罗决定先从最简单的开始。他给老板写了电子邮件，解释自己遭遇了抢劫。邮件是他认为最安全的途径。然后他又给朋友们写了邮件，包括马克和劳拉。他还在编辑邮件时，电话响了。是他的老板打来的。保罗犹豫了一下，然后按下接听键。老板非常关心和支持他，他们的谈话进行得非常轻松，这让保罗颇感意外。很快，其他朋友陆续回复了他的电子邮件，有的朋友也打来了电话问候。

"事情发生得有点快。我甚至跟不上节奏，一切来得太快了。我至少花了一个小时的时间来跟别人交流和发邮件。我说不出来这感觉有多好。每个人都如此关心我，我觉得我从那些记忆中解脱出来了。我已经记不太清了，我的那些情绪似乎停在了那里。但我觉得我是从那时起开始觉得我不曾做错什么，而且我也没出什么问题。没有人认为我有错，每个人都是那么善良，那么关心我。我也开始觉得：'是的，这不是我的错。可我为什么没有在一开始就这么觉得呢？'"

最终，在得到足够的安慰后，保罗准备开始应对最大的挑战。他给凯西打了电话。

"和我想的一样，她很不高兴。她先是很生气，因为我没给她打电话。但她人很好，她很好。她是个善良的人。听完我的叙述后，她哭了，我在电话这头能够感受到她的爱意。真的，能感受到这一点是再好不过的事了。"

在打完电话、发完邮件之后，保罗静静地坐了一会儿。

"我长舒了一口气，彻底地放松了。我心想：'嘿，我已经在这里坐了好一会儿了，看上去一切都好。'我似乎忘记了要担心自己，是的，我真切地觉得非常安全。"

记忆和重塑

保罗已将一直以来困扰着他的压力进行了转化，他重塑关于袭击事件的记忆，将其改造成为自己能够接受的记忆。

我们过去一直认为记忆是既定的事实和无法改变的场景，它构成了我们的经历中的永久记录。但事实上，记忆是可以被修改的。当记忆首次形成时，我们的所见、所听及所思会被整合至大脑的神经通路（neural pathway）中。当我们回想起某段记忆时，相同的神经元会被重新激活，只是这个过程并不是从库存里抽出一段记忆那么简单。我们的大脑会积极地重新创造记忆。这是一个生物学过程，受到一系列因素的影响，包括触发记忆的条件，以及触发记忆时我们正在思考或者正在做的事情，等等。这些因素不仅影响着我们的记忆，也可能导致记忆产生变化，因为记忆已经被重新整合至大脑的神经通路中。[22]

对于自己被攻击的细节，保罗记得相当清楚。但他灵活地使用了不同的策略面对这件事，并稍稍地改变了自己在这个故事中的角色定位。他不再认为自己是一个可怜的懦夫，也不再认为是自己的愚蠢引发了这一事件。他修改更新的这段记忆将自己视为一个无辜遭遇恶劣事件的人，他对事件的反应也是正常的、意料之中的。他明白了大多数人在这样的情况下都会有同样的反应。

在针对"9·11"事件的研究中，我们也看到了类似的记忆演变过程。袭击发生时，正在楼内或附近的幸存者对自己的经历有着鲜活的记忆。那些表现出长期PTSD症状的幸存者在事件发生后会不断回想起同样的记忆。而具备复原力或表现出恢复轨迹的人则不太会想起恐怖的细节，而且随着时间推移，他们逐渐认为事件当天的情况要比自己原先想象的好一些。[23]

研究已经证明，潜在创伤性记忆也可以被修改。在一项研究中，研究人员要求参与者观看一部恐怖电影，并在一天之后再次和参与者提起这部电影，并要求他们尽可能生动地回忆电影情节。随后，研究人员要求一部分参与者想象自己与关系亲密的人在一起时非常有安全感的场景。"那是在生活中一直给予你支持的人，当你需要帮助时，你会求助于这个人。同时，那也是与你非常亲近的人，在你需要时，一直在你身边的人。"这部分参与者通过想象自己与这位重要人士在一起时的温馨场景，重新整合出一个相对温和的、关于恐怖电影的记忆。与之相比，在接下来的一周里，没有进行此类想象的对照组参与者对于电影的记忆则更加生动和恐怖。[24]

* * *

保罗战胜了创伤性应激，获得了持久的胜利。但他要面临的困难还没有完全结束。一旦他重新开始接纳别人进入自己的生活，事情很快就会发生变化。在保罗给凯西打过电话的当天晚些时候，凯西来找他了。虽然他们一起度过了一个愉快的夜晚，但还是经历了一些波折。幸运的是，保罗的老板告诉他不必着急回去工作，因而他能继续在家里休息几天。正如保罗所说，"我要练习走出家门"。

当保罗真的回到工作岗位，生活习惯趋于稳定时，他才发现自己并没有完全从被袭击的记忆中恢复。直到很久之后，保罗才能够自如地独自走夜路。他还时常发现他总焦虑地看向自己的肩膀。如今，那些曾经会唤起被袭击经历的信号已经不会再引发痛苦回忆和羞耻感，但保罗花了很长的时间才做到这一点。他尽最大的努力来抵抗这些反应。随着时间推移，这些反应越来越少，但从未完全消失。

在此期间，保罗极有可能无数次重复地使用了灵活性序列。但他自己是否能意识到这一点？我们无从得知。虽然他清楚而详细地记得被袭击后最初几天的痛苦，可一旦恢复了正常的生活，他就和被袭击前一样忙碌，甚至更加忙碌。而对于那段时间的记忆，他只能勉强说还有些许模糊的记忆。

这就给我们留下了一些值得思考的问题。保罗对自己的灵活性有概念吗？如果当时他对灵活性有更多的了解，他是否能够更好地重塑这段经历，缩短挣扎的过程，或者说让这个过程不那么艰难？在那种情况下，了解更多的知识对当事人有帮助吗？

伴随着我不断地深入关于灵活性的研究，我越发认为这些技能值得所有人学习。在我看来，教人们获得复原力是遥不可及的。复原力是复杂的。正如我们所讨论的，复原力很难被准确地预测。我们可能花了大量精力去培养那些可能能够提升复原力的特征，但依然没有什么进展。但在灵活性方面，我们却可以下些功夫。虽然学习如何变得更灵活并不能保证提升抗压能力，但确实增加了这一概率，因为灵活性为人们提供了一种方法，让人们在特定情境下，尽可能地把所有能够提升复原力的特征和行为发挥到极致。利用这种方法，不仅可以让人们找出在特定的时刻中，哪些特征和行为可能是最有效的，还可以帮助人们在过程中进行纠正和微调。

我们的研究表明，大多数人都具备灵活性思维的要素，或者说有能力培养这些要素：乐观、应对信心和挑战导向。我们的研究还表明，大多数人具备完成灵活性序列的每一个步骤（即情境敏感性、技能储备和反馈监测这三方面）的最基础的技能。灵活性思维和灵活性序列通常共存，也就是说，具备其中一项的人往往也具备另外一项。[25] 但奇怪的是，大多数人没有意识到或者只是略微能够意识到，自己正在以一种成体系的方式使用这些技能。诚然，一个人的灵活性思维和灵活性序列都存在缺失的部分，但这些部分是可以通过学习掌握的。事实上，我当初之所以被这些概念吸引并进行深入研究，恰恰是因为这些概念是可以习得的。也正是这一点驱使我写了这本书。

那么，我们究竟该如何做？我们怎样学习变得更加灵活？我们已知大多数人都至少具备最基本的灵活性，虽然他们自己并不知晓这一点。或许我们需要先解决一个更加基本的问题：我们怎样才能在第一时间变得灵活？

第八章

变得灵活

　　高中毕业后的几年，我在全国各地旅行，也曾在果园和农场短暂地工作过。我曾在一个饲养山羊的农场里负责给山羊挤奶。我对山羊毫无概念，只知道这种动物是出了名的脾气古怪和倔强。从后来我给它们挤奶的经历来看，此言不虚。大多数时候，我觉得我不是在挤奶，而是在摔跤。但最终我很好地完成了工作。

　　一天早上，我走进谷仓，目睹了一只山羊的分娩过程。几分钟后，令我惊讶的事情出现了，当羊妈妈还在舔舐小羊身上残留的羊水时，小羊突然大声地叫了一声，猛地站起来，然后就开始行走。我后来才知道，许多哺乳动物都能完成这一看似了不起的行为。这类动物被称为早熟（precocial）动物，它们在出生时就已经或多或少地准备好与这个世界发生接触。与之相对的概念是"晚成（altricial）动物"，人类就属于后者。altricial 这个词来自拉丁语词根 alere，意思是哺育、支持或吸吮。

人在刚出生时几乎是毫无行为能力的，在很长的婴儿期内都需要他人的照顾，而后才能开始照顾自己。事实上，与其他动物相比，人类成长所需的时间要长得多。我们在童年和青春期花费的时长，几乎是与我们最相似的灵长类动物的两倍，我们的大脑发育需要大约二十五年，也就是整整四分之一个世纪才能成熟。

但人类的成长过程缓慢是有原因的。苏珊娜·埃尔库拉诺-乌泽尔（Suzana Herculano-Houzel）主导了一项前所未有的研究，并针对这个问题给出了最具说服力的解释。她对七百多个动物物种的大脑数据进行分析，将发育成熟所需的时间与大脑皮层的神经元数量联系起来。苏珊娜曾表示："我们得出，大脑皮层中拥有的神经元数量越多，物种达到生理成熟、精神独立的里程碑所需的时间就越长。"她还补充说："需要较长的成熟时间也让那些拥有更多神经元的物种有更多时间与所在的环境互动，从而获取更多的经验。"

皮质神经元的数量也与物种的寿命相关。就人类而言，这一点也颇有道理。因为正如苏珊娜所说，大脑皮层"能够使我们的行为变得复杂和灵活，远远超出了认知和心算及逻辑推理"。我们的大脑皮层为我们提供了"适应能力，因为它能调整和学习如何对压力做出反应，并预测压力"，"帮助我们协调生理反应，使之与我们正在做的事情、我们的感觉以及我们的期待保持一致"。[1]

* * *

新生儿在漫长的发育过程之初，只具备最基本的自我调节能力。他们可以传达基本的社交信号，起初主要是哭和笑，但也仅限于此。从某种程度上说，最初，这些信号并无差别，主要是因为新生儿对饥饿或疼痛等体感的生理反应与外界的关系很小。但在婴儿早期，随着大脑的进一步发育，婴儿对周围环境的反应会变得越来越强烈，其发出的信号也逐渐多样。在出生后一两个月内，婴儿会开始出现刻意的"社交微笑"。照顾婴儿的人对这些表达做出极大的反应，这又将进一步促进婴儿的表达行为。但和所有社交行为一样，影响是双向的。正如新生儿研究者埃迈谢·纳吉（Emese Nagy）所说："婴儿很快就掌握了调节父母行为的惊人能力。"[2]

从这时开始，阅读和回应情境线索的能力（即情境敏感性）逐步发展，并贯穿人的整个童年时期。[3]与此同时，大脑进一步发育，与外部世界的互动增强。执行控制的能力开始出现，规划和监控行为的能力应运而生。孩子们逐渐学会如何在规则和突发事件中采取行动，随着时间推移，他们也逐渐明白这些规则和突发事件是如何在不同情境下发生变化的。如果一切顺利，孩子们会开始建立对情境敏感的基础。到了学龄期，他们就能根据不同情况下的限制条件，调整他们所使用的策略。

但如果不顺利，情境敏感性发育迟缓，孩子通常会出现明显的行为问题,这类问题甚至在孩子很小的时候就会出现。例如,在一项研究中，研究人员考察了两岁的儿童在不同类型的情况下，由恐惧引发的面部表情和哭泣的变化。研究显示，在不同的情况下，大多数孩子或多或少地改变了他们的行为，而他们的反应取决于情境里的威胁程度。然而，有一小群"调节失常"的孩子即使在威胁最小的情境下也表现出过度的恐惧，而这种情境敏感性的欠缺也预示着他们的生理应激会更为持久。另一项研究针对的是学龄前（四到五岁）儿童，研究将情绪化行为中的情境不敏感性与重要的社会成本联系在一起。表现出更多积极情绪（比如快乐）的儿童，一般都能被同伴接受；但在不恰当的情境中（如与其他儿童发生分歧时）表现出快乐的儿童，则不太能被同伴接受，老师也会认为后者"缺乏社交技能"。与此相反，对于"愤怒"这种负面情绪，相对更易怒的儿童通常不受同伴的喜爱，但在其他需要愤怒的场景下（比如与同伴发生分歧时）表现出愤怒的儿童，则不会被同伴厌恶。[4]

当我们观察人如何获取基本的应对和情绪调节技能时，我们也能够看到类似的轨迹。起初，婴儿学会了通过简单的转移注意力的办法缓解不适，比如把头从引起不适的物体上移开，或者把注意力集中在更想要的物体或图像上。婴儿还学会了如何利用特定的行为（比如哭泣、转头和眼神接触等）引起照顾自己的人的注意。随着运动控制能力的成熟，学步期儿童开始学习如何通过工具性行为改变紧张的情境。进入学前班的孩子们会开始学习新的方法，通过操控周围的世界（如变得忙碌或玩游戏）来转移自己的注意力。到了学生时代，孩子们的技能储备进一步扩大。随着青春期的到来，他们掌握了更复杂的转移注意力的技巧，其中包括自发的思考。在不同的发育阶段，孩子们获得的外部支持不断扩大。除了直接照顾他们的人之外，教师和同伴在孩子的生活中发挥起更大的作用。随着认知能力进一步扩大，孩子们学会了根据情境线索（例如情境的可控程度，在场的成年人是否足够权威等），在可能获得的支持类型里做出选择。一旦进入青春期，孩子们的认知应对技能快速增加，此时他们能更轻松地通过解决内在问题，以及使用重评等认知重组方式来直接做出应对[5]。

灵活性序列的第三个步骤反馈监测也会有显著发展。在童年早期，解决问题和反思性学习所需的基础技能就已经出现。到了学龄前，儿童通常可以根据需要改变解决问题的策略，当原先的策略不理想时，他们会尝试新的策略。学龄前儿童的这种探索其他解决问题方式的能力，与其培养新的情绪调节策略的能力相吻合。进入学龄期，儿童则会表现出元认知（meta-cognition，即能够认识到自己的思维过程）。到了青春期，他们的元认知已经发展成熟，并且具备通过刻意的认知重组和纠正性思考来转换策略的能力。[6]

人类为达到这一状态，需要花上数十年的时间，而且需要在过程中协调各条发育支线。这是一个漫长的征程。理想情况下，如果诸事顺遂，我们便会完成发展理论家埃伦·斯金纳（Ellen Skinner）和梅拉妮·齐默-根贝克（Melanie Zimmer-Gembeck）所描述的"从分散到分化，从不协调到协调，从以自我为中心到相互合作，从被动反应到主动、自主的调节"的过程。当达到这个终点时，已经是成年人的我们通常已经具备一些工具，能够"评估情境的意义……并选择对应的行动以获得调节高度激动的情绪、改变环境等成功的调节反馈"。[7]总而言之，即掌握了灵活性序列的各个部分。

另一边

在事故发生当晚，杰德记得的最后一件事是他对女朋友梅根说："我们在另一边见。"他从来没有想过，所谓的另一边会有多远。在这一过程中，他经历了反复的手术、身体的变化，而且始终处于对未来的不确定中。这是常人无法想象的磨难，但杰德从未放弃。他渡过了难关，而且从各个方面来看，他都做得非常好。

从早期的一些短暂迹象中我们能够看出，杰德具备灵活性思维，即便在事故当晚的一片混乱之中，他也依然具有这种思维。如今，我与他已经相识数年，我可以肯定地说，他确实具备坚定的灵活性思维。他对待困难通常持乐观态度，对自己的应对能力有着不易察觉的自信，也乐于关注生活所带来的挑战。如果说他从来没有怀疑过，那是不准确的，但他曾对我说，他"始终认为，一切会恢复正常的"。

灵活性思维是杰德本性的一部分，所以他很快就进入了灵活性序列之中。他非常关注情境线索。对于需要做什么，他始终有些想法，也尽力让自己专注于手头的工作。他清楚地知道自己擅长什么，也知道自己具备哪些工具。杰德是一个非常善于社交的人。他在与人交往时魅力四射，充满热情，也能很自如地接受别人的帮助。他试着转移注意力，对自己的困境进行重塑，并将注意力集中在积极的方面。他时不时开些玩笑，有很强的幽默感。另外，他知道如何切换策略，当某种策略不奏效时，他会转向其他尝试。

在杰德出院前的康复后期阶段，他被转到康复病房，与另一名截肢者同住一个房间，而他的这位病友失去的是右腿。那场景可想而知有多么滑稽。杰德也这么认为。他给我看了一张他与病友的合照，两人微笑着并排站在一起，就好像两人各自失去的那条腿又长在了对方身上。有一天，杰德需要新鞋，他笑着和我说他可以买一双鞋，然后与他的这位病友分享。虽然这明显是一种黑色幽默，但它也能够在一定程度上舒缓情绪。

支撑着杰德渡过磨难的更多是来自家人和朋友对他的支持，特别是来自他的母亲、姐姐和梅根的。

他曾说："手术带来了巨大的痛苦和创伤，我不知道我的脏器是否还能正常工作。在这一过程中我时常想起梅根，你知道，她的生活已经彻底发生变化，而且这种变化是不可逆的。这不该是她期待的婚姻生活。"

事故发生时，杰德和梅根已经在一起好几年。他们的关系很稳定，杰德一直在考虑于不久后的某个时刻向她求婚。但这次事故改变了一切。从那一刻起，所有的承诺都失去了意义。

生存是杰德唯一的目标，这压倒了其他所有的事情。梅根本可以与他分道扬镳，而且即便她做了这个选择，也不会有人责怪她，但她没有这样做。她留在杰德身边，并与他的母亲和姐姐一起，成为支撑他走下去的核心力量。

"我的妈妈，我的姐姐，还有梅根，是她们的支持支撑着我，她们一直都在我的身边。在医院里，当我刚从昏迷中苏醒时，她们几乎是日夜守护着我。

"回想起刚来的时候，我整个人都非常脆弱，意识也像蒙着一层纱一样模糊。你知道，遭遇事故以后，再加上药物作用，我几乎算不上还活着。但梅根在那儿，她会出现在我的意识中，就像一道光，也像我慢慢恢复的意识。还有我的姐姐和妈妈，她们也一直都在。除了照料我的身体，她们还搭起一座桥，引领我回到现实世界。"

由于气管插管的原因，杰德当时还不能说话。他们通过在笔记本上写字进行交流，康复后他依然珍藏着那个笔记本。有一天，他给我看了其中一页，上面写着他对梅根、妈妈还有姐姐说的话："你们是一支伟大的团队，生活中发生任何重大的事，我都会和你们在一起。"

杰德的这支队伍坚不可摧。在她们的帮助下，杰德康复了，两年后，他和梅根步入婚姻，但那时他仍然没有完全走出困境。

"有一段时间，影响断断续续地减少，但又过了至少一年后，我才真正觉得好起来了。我终于跨过那道坎儿，可以专注于我们的生活。"

杰德重新开始在城市学院学习，并最终获得心理学硕士学位。在取得硕士学位后，他随即制定了一个更远大的目标：他要继续攻读博士学位。

就在那之后，大约是事故发生五年后的某一天，我第一次见到杰德。他申请了我们的博士生项目，而我是面试官之一。我很快就决定接受他的申请，而他也很快找到了研究方向。他从一开始就表现得很突出，逐渐成为我们团队中不可或缺的人物。一年后，他和梅根有了他们的第一个孩子。一切都按部就班地继续着。

杰德的成功令人振奋，也让我们再次想起之前的一个问题：人是否能够意识到自己的灵活性？尽管他已经熟悉自己所掌握的工具，他的灵活性也足够使他有效地使用这些工具，但杰德几乎完全不知道有灵活性这样的概念。但这又如何呢？他经历了一场恶劣的事故，又经受了身体和情感上的双重磨难，他坚持了下来，而且他的生活已经回到正轨。他是否知道自己是如何做到的，这真的很重要吗？实际上这非常重要，但有一个转折点，下文即将讨论这一点。如果我们仔细观察，就会发现，我们的意识并不总是像看上去的那么清晰。

有意识或无意识

大多数人认为，应对困难是有意识地进行的。许多心理学家也曾做过这样的假设。举个例子，一个颇有影响力的研究小组将"应对"定义为"有意识地、自主地努力调节情绪、认知、行为、生理机能和环境，以应对应激事件或情况"[8]。

但事实始终如此吗？应对总是有意识地、刻意地进行的吗？心理学家之所以这么认为，部分原因在于研究这些过程的方式。我们会进行实验，在实验中我们会指导参与者以某种方式刻意地调节自己的情绪。我们也使用调查问卷，并要求填写问卷的人直接告诉我们他们如何进行应对，或何时进行应对。但是，如果人们始终可以意识到自己所做的应对，那么我们对此应该了解得更多、更深入。而如上文所述，大多数人实际上无法准确地描述自己应对的习惯。

而灵活性或许更加难以捉摸。看上去，如果不了解灵活性的概念，即便不是完全不可能，也很难做到灵活。然而，许多人都曾私下告诉我，他们不知道自己在使用类似于灵活性序列的方法，甚至不知道有这样一个序列存在。那么这是否意味着，我们可以在不知情的情况下具备灵活性？

* * *

对许多人来说，"无意识"（unconscious）这个词会让人联想到一组神秘的与原始冲动相关的概念，这组概念或许来源于西格蒙德·弗洛伊德的著作。不过，自弗洛伊德之后，人类已经走过漫长的道路。心理学、神经科学、生物学和精神病学方面的大量研究，解释了我们的大脑是如何有意识或无意识地处理信息的。正如我们之前所讨论的，我们大脑中发生的大部分事情都是在我们完全不曾意识到的情况下发生的。但我们是有意识的人，如果我们有意识地思考一些问题，也会引发很多事情。在灵活性方面，最重要的就在于我们可以改变利用信息的方式。[9]

心理学家在很早之前就已经了解这种改变利用信息的方式的原理。20世纪70年代，大量的研究都聚焦于自动过程（automatic processes）和受控过程（controlled processes）。自动过程通常进行得很快，不需要我们关注或有意识地控制，而且这个过程一旦启动，就很难被打断或忽视。例如，红灯可以触发司机的自动刹车反应。即使司机看到信号灯变红时已经来不及而且他决定闯红灯，他仍然可能感受到习惯踩刹车的那条腿产生了抽搐。相反，受控过程是由人有意识地、刻意地发起的。与自动反应相比，受控反应的进程较慢，需要消耗更多精力且受到更多限制，因为受控反应需要集中大量的有意识的关注。受控过程也更容易被打断，而且可以被自动过程打断。[10]

我们可以合理地认为自动过程是无意识的，至少在过程伊始是如此。但在这种情况下，这个词的含义与弗洛伊德著作中所提及的"无意识"有些不同。在弗洛伊德所描述的无意识概念中，思想和行为被放逐到我们头脑的阴暗区域，伪装成各种形式困扰我们，直到我们将其变成有意识的。但是大量的研究已表明，自动过程时常遵循相反的路线。自动过程由刻意的、有意识的想法和行为开始，随着时间的推移和重复，最终成为自动的和无意识的。

让我们回到刚才关于驾驶的例子，我们并不是生来就知道如何驾驶汽车，相反，驾驶是一项非天生的、复杂的活动。我们必须首先学习几种独特的动作，然后我们还必须熟练地同时做这几种动作。例如，我们需要协调手和脚的各种动作，同时还需要判断视觉距离以及周围是否有其他车辆或障碍物。对于没有学过车的人来说，驾驶似乎是不可能完成的行为。我至今仍记得在高中的驾驶课上，我在驾驶模拟器中练习，很多次都没能及时刹车避让屏幕上的行人或物体。我被自己的失误吓得惊慌失措：我的模拟汽车直接碾轧过眼前的一切，但是最终我还是和大多数学员一样，学会了开车。

通过练习，驾驶汽车已成为很多人的第二天性。他们可以一边聊天或听收音机，一边监测行车速度，与其他车辆保持距离，以及在路上出现物体时及时刹车。简而言之，这个过程中的很大一部分已经变为自动的行为，甚至人在睡梦之中也能完成。研究也表明，在某些时候，我们会在开车时睡着，只不过是在很短的间隙内。[11] 但是，好在人是不可能在睡梦中长时间驾驶的。和所有需要学习的复杂行为序列一样，驾驶仍然需要有意识的监控。例如，我们需要定期地和有意识地注意行车速度。我们需要在特定的决策点上（例如何时转弯，是否进行超车，等等）采取刻意的行动。我们也始终要警惕道路上意外出现的障碍和变化，并准备好应对它们。

类似的突发事件也适用于灵活性序列。我们曾经提到，我们并非生来就具备这个序列所需的技能。我们必须有意识地、刻意地学习序列中的每个组成部分，学习过程时常充斥着艰辛。对大多数孩子来说，这是一个很不容易的过程。解读情境线索，控制冲动和管理情绪，纠正和调整策略，这些都是真正的技能。在学习这些技能之初，我们需要父母或其他成年人的指导，以及经历大量的实验和试错。随着我们年龄的增长和大脑的发育，这些技能变得相对容易。伴随着时间的推移，部分技能甚至可以自动完成。然而，我们已经讨论过，灵活性序列中每一个单独的步骤只能带领我们实现相对有限的目标。即使是最佳的应对策略或对情境线索最敏锐的评估，其效果也依然有限。灵活性涉及协调和跟踪不同的技能，并在我们前进的过程中进行调整和转换，而这些过程都或多或少地需要有意识的监测。如若不然，我们的自适应能力很快就会偏离正轨。

* * *

我们生活在一个不断发展的环境中。我们在日常生活中遇到的大多数情境，如坐下来吃饭、与邻居打招呼、查看电子邮件，都是稀松平常且可预测的。在这些情境下可能发生的事，以及我们应该如何回应，其实都有明显的线索提示，但我们几乎不曾注意到或者至少我们没有意识到自己曾注意到它们。当然，并不是所有情境的线索都显而易见。当我们发现自己处于新的或不寻常的情境时，我们往往需要集中我们的思维，并有意识地关注任何可用的线索以指导我们的行为。即便如此，我们也很容易错过重要的信息，或者错误解读发现的线索。

我们之所以即便集中了精神也无法准确地解读情境，主要原因之一在于我们只能在某个特定时刻有意识地进行解读。大量的研究都已证明，意识知觉是有限的。我们自己也可以轻易证明这一点。花一点时间，试着从1754开始倒数，每三个数一组，在数的时候不要闭眼睛。不需要一直数到零，只需要尝试几秒钟就可以了。这很难，但不是完全做不到。现在，请再试一次，但这一次请闭上眼睛。我们会发现它要比之前容易一些，这是因为闭上眼睛之后，没有了视觉输入，我们可以有意识地去关注的信息变少，也就可以将更多可用的、有意识的注意力分配到倒数这项任务上来。

现在让我们换一个任务：尝试找出你正在读的这页纸上的全部动词。这是一个难度适中的任务，当然，也取决于你的语法水平，但无论如何，这算不上不可完成的任务。现在，试着一边找出书页上的动词，一边倒数。这几乎不可能做到，因为识别动词和倒数都需要有意识的资源，而我们没有足够的资源同时完成这两项任务。

这个情况与我们尝试有意识地扫描和解码周围的环境线索类似。如果我们完全抛开其他事情，这个过程并不困难。但是，如果我们同时还要有意识地忙于其他活动（例如，试图解决一个问题，预测未来的事件，为某事担心，或与人交谈等），那么我们可用的有意识的资源就会减少，我们就更有可能会忽略重要的情境线索。

我们在有意识的情况下能做的事情是有限的，这就合理解释了为什么从某种程度上说，把灵活性序列的一些方面（比如解码情境线索）变为自动的过程是有益的。自动过程快速简单，能够帮助我们针对周围的世界做出有效的决策。事实上，幼童在很早的时候就已经具备自动感知情境的能力，随着他们不断成长发育，这种能力也不断得到提升。[12]

但如果过度依赖自动过程，就容易暴露出一个严重的缺点，即该过程并不总是准确的。即使我们能够有意识地注意情境线索，依然会倾向于自动或无意识地处理部分线索，这和我们之前提到的启发式捷径一样，很容易造成对线索的误判，特别是当我们不得不快速做出决定时，出错的概率尤其高。而当我们处于危险或紧张的情况中时，又往往需要快速做出决定。

斯特鲁普色词测验（Stroop Color-Word Test）可以完美地展示自动解读线索的过程如何影响有意识做出的决策。这个测验非常简单。参与者首先会看到一系列的单词，一次看到一个词，每个词均以不同颜色显示。例如，"房子"这个词用红色书写，"狗"这个词则是用蓝色。参与者只需尽量又快又准确地辨别出每个词所用的颜色。当词语指代一些平平无奇的事物，比如房子或狗时，这个测试可以说是相当简单。但如果换成表示颜色的词汇呢？此时，词语的含义会自动提示额外的相关信息。对于大多数识字的人来说，阅读是一项非常熟练的、几乎是自动完成的工作，如果一个代表颜色的词用其代表的颜色书写出来（比如用蓝色书写"蓝色"这个词），则可以加速读者识别颜色的速度。但关键在于，如果使用其他颜色来书写代表某种不同颜色的词（比如用红色书写"蓝色"这个词），那么读者就获得了相冲突的信息，其识别颜色的速度也将明显降低，因为此时需要额外的时间和更多的精力来辨别差异。通常情况下，完成这项任务或多或少需要有意识地集中精力。在对种族刻板印象研究的实验中，我们也看到了这种在无意识的情况下产生的干扰信息。在相关研究中，研究人员通过电脑显示器连续、循环地播放两张照片。第一张图片是一张脸，但研究人员会要求参与者忽略第一张图片而只关注第二张图，他们的任务是尽量快和准确地判断出第二张图片中是一把枪还是一件工具。这个实验旨在研究自动形成的种族刻板印象。参与者均为白种人，实验中的第一张照片展示的是白人男性或黑人男性，而且展示时间非常之短，只有五分之一秒，几乎是一闪而过。在这样短的时间里，参与者勉强能够识别照片里的人的肤色，但他们的大脑却有足够的时间自动处理肤色信息。研究的结果令人惊讶不已。当参与者看到黑人男性的脸后，他们在看到第二张图片时识别出枪支的正确率更高，此外，更关键的是，他们将第二张图中的工具误认为是枪支的概率也更高。这是非常强烈的效应，只需短暂地闪现一张黑人男性的脸，就足够让人自动将黑人与枪支联系起来。而这种刻板印象也足以证明参与者在环境感知中，更倾向于认为环境是危险的。通过分析参与者在看到第一张图为白人男性的脸后所做的选择，我们看到了相反的种族刻板印象。短暂闪现的白人男性的脸，让参与者自动对情境产生了安全的感知。[13]

也有证据表明，自动处理的过程与灵活性序列中的技能储备这个步骤存在关联，但也同样存在自动形成误判的风险。在一项研究中，研究人员将参与者分为两组，其中一组在无意识的情况下被引导使用认知重评方法，而另一组则被明确要求使用该方法。在完成一项高度紧张的任务时，两组参与者的表现相当，而且出现生理应激反应的比例都很低。[14]

尽管上述研究的结果均已清晰表明，至少在某些情况下，我们能够自动地执行特定调节策略，但我们究竟有多大的概率能够从这种自动过程中获益尚未可知。更重要的是，从灵活性的角度来看，自动形成的策略具有明显的限制。我们此前也反复提到，没有任何策略（包括重评）是适用于所有情境的。研究已经证实，在我们对应激源有一定控制力的情况下，情绪重评可能是无效的，甚至是有害的，因为它会阻碍我们有效地解决问题。大多数的其他策略也有类似的缺点。例如，自动压抑受到威胁的感受或许会让我们在感觉上好一些，但我们也曾看到，在某些情况下有意识地识别威胁对生存是至关重要的。

这也就是为什么灵活性序列的第三步反馈监测是如此重要。当一个策略不起作用时，来自我们身体或周围世界的反馈会告诉我们，我们需要调整策略或尝试其他方法。但如果某个策略是自动生成的，监测和调整过程或许就不存在了。一系列研究证实，即使自动生成的策略有助于减少患者的痛苦，但他们自己并不能察觉到变化。[15]而如若某项策略已经为我们带来了帮助而我们不自知，我们可能会无意中将其切换为其他并不奏效的方式。再者，如果自动生成的策略并不适用于特定的环境而人们不自知，这可能将带来较大的问题。如果我们不去判断某项策略是否对我们有效，我们就无法进行相应的调整，甚至不能在其的确有效时，有意识地继续使用这项策略。也有一些证据表明，在适当的情况下，策略的纠正过程也能够实现自动化。[16]但无论这是否真的可行，我们掌握的论据已经清楚地表明，反馈纠正在大多数情况下需要有意识地进行。换句话说，我们需要关注纠正的过程，但付出的精力应当少于应对意外发生的挑战的。当我们被重大的应激源打了个措手不及时，必须着重关注纠正的过程。

噩梦重演

说到这里，让我们把注意力再次转移到杰德身上。令人惋惜的是，尽管他已经经历诸多磨难，但新的挑战再一次不期而至。而且这一次的挑战从许多方面看，都比之前的更加令人痛苦和难以应对。一切始于一个起初看上去能够控制的问题。

当人的肢体被截断时，自然会失去来自该肢体的所有感官输入。但截肢者往往还能感觉到被截掉的肢体，似乎它仍在自己的身体上，而这种感觉会引起剧烈的疼痛。人们曾经认为幻肢痛是一种心理现象，是可以通过心理干预治疗的幻觉，但实际上幻肢痛是生理性的。在截断肢体时，也会切断负责将感觉信息从肢体传递到脊柱及大脑的神经纤维。虽然一部分神经损坏，但剩余神经到大脑的这条通路依然存在，这也就意味着大脑会认为剩余神经产生的所有刺激均来源于断肢。而且由于神经已经受损，无法发挥其应有的功能，它们往往会陷入过于兴奋的状态。有时，它们会在损伤部位形成被称为"神经瘤"的小肿瘤，而神经瘤也会加剧疼痛。[17]

在事故发生后不久，杰德开始出现幻肢痛，当时他还在医院里。

"当我第一次在医院醒来时，我感觉我的腿依然长在我的身体上，"杰德说，"这很奇怪，我感觉我的腿从膝盖处弯曲，我的脚踏出了病床，但脚尖却朝着后面。这跟我想象的不太一样，我知道我的腿已经被截掉，但大脑给我的信号却十分诡异，我能看到这条断腿的幻影。就像如果你关注你身体的某一部分，你能够感觉到它，你的大脑知道它在什么位置。这就是我的感觉。这条腿不像是血肉之躯，更像是全息图像。我可以感觉到我的整条腿，除了脚尖是向后的。"

幻肢痛并没有随着病情的好转而消失。除了适应，杰德当前似乎并无其他选择，而他也慢慢做到了。

"最不方便的是下床，以及在床上移动、做翻身等动作，因为我已经失去了身体四分之一的重量。我知道那条腿已经消失了，但我的大脑仍然认为它在那里，所以我需要学会适应。

"那感觉非常奇怪，简直有些神经质，这是我能想到的最贴切的形容词了。比如，当我看到一只蟑螂的时候，我的臀部就会发光，像一棵圣诞树一样，散发着白色的光。就是类似这样的情况。"

随着时间推移，杰德的幻肢痛现象有所改善，不过过程还是相当怪异。和其他被截肢的患者一样，随着时间推移，他的幻肢在慢慢"缩短"，就像失去的那只脚在沿着腿向上爬，这种现象被称为"伸缩性幻觉"（telescoping）。

"在最初的几年里，我依然能感受到完整的五个脚趾。但不同的是，我感觉脚在慢慢上移，所以在一段时间里我觉得我的大腿还在，只不过整条腿只到膝盖处那么长，五个脚趾依然存在。伸缩性幻觉算是一个好的信号，我认为这是大脑皮层的'重新布线'，你知道，所谓躯体感觉的重新映射。但现在如果我去感受这条腿的话，只能感觉到还剩两个脚趾，以及这里还剩下一小截腿（他指了指臀部末端）。我还能感觉到它们，似乎还可以弯曲。"

不幸的是，尽管幻肢逐渐"消失"，杰德依然在承受着疼痛，而且这种痛感正逐渐成为一个严重的问题。

"随着时间的推移，情况已经越来越好，但仍然会间歇性地出现剧烈的疼痛，那种时候我可能会连着几个晚上无法入睡。而这种急性爆发的疼痛时常在夜间我准备睡觉的时候发生。通常情况下，即使是在疼痛爆发期，我也可以分散自己的注意力，戴上耳机或打打游戏。但当我要入睡时，我相对更关注自己的身体情况，而幻肢痛也是生理问题。当我躺下来的时候，我能感觉到那条失去的腿在向上缩短。"

人们对幻肢痛的了解仍然很有限。为了找到缓解的办法，杰德曾咨询多位疼痛科专家。他们尝试了不同的方法，包括烧灼神经末梢、注射神经阻断剂（以麻醉受伤的区域）、冷冻神经，还尝试了若干次硬膜外麻醉（epidural），在脊椎周围的硬膜层中插入电极，阻断该部位的传导。由于杰德的损伤位于脊柱的敏感区域附近，因此每一种尝试都有风险。而且，这些尝试并未收获显著的疗效。

　　直到 2016 年的春天，杰德的世界再次经历了崩溃。

　　那时杰德刚开始与一位新结识的专家合作，后者提议杰德尝试一种刚刚被美国食品和药物管理局（Food and Drug Administration，简称 FDA）批准的新疗法。常规的硬膜外麻醉是指在脊柱的外膜及硬膜层置入电极，通过中断神经传导来达到镇痛的目的。这种手术之所以时常是徒劳的，是因为无法精准定位受损区域。而杰德要做的新尝试，是通过将电极置入靠近相关神经的位置，来解决上述的问题。这比常规的硬膜外麻醉风险更大，因为它针对的是背根神经节（dorsal root ganglia）。背根神经节是脊髓神经的一个极其重要和脆弱的组成部分。这种手术是一项新技术，也意味着有新风险。在杰德之前，这位专家只在一位患者身上进行过这项手术。

　　杰德的第一次手术失败了。由于电极插入的位置过高，没有起到任何作用，疼痛丝毫没有缓解。几个月后，他们又进行了一次尝试。

　　而这一次堪称灾难。用于插入电极的针头在杰德脊柱的硬膜层上撕开了一个小洞，导致硬膜下血肿（subdural hematoma）。血液渗入脊柱中，产生了一个血块，而后又形成囊肿，最终导致了脑脊液（cerebrospinal fluid，简称CSF）渗漏。术后，杰德出现了奇怪的神经系统反应。起初，这些反应虽然很令他困扰，但尚可以控制。而情况在不断恶化，杰德一直在与这些反应做斗争，并顽强地支撑了一阵子。

在这段时间里，我印象最深的是一个晚上，我们和研究小组的其他几个成员在市中心的一个俱乐部听了一场音乐会。因为座位有限，我们只得站着。俱乐部里很黑暗，舞台上灯光闪耀，杰德的脸半明半暗，但我仍然可以看出他很不舒服。他还不知道身体出现了什么问题，也不知道这是否是不久前的手术导致的。他强撑了一会儿，但依然不得不提前离开。

他回到了实验室。用他自己的话来描述那之后的经历是这样的："我出现了很多疯狂的症状，身体忽冷忽热，各种奇怪、怪异的神经反应相继出现。"

自那以后，杰德的症状加速恶化。

"我当时在医院做校外实习，我记得有一次，突然间我感到天旋地转。我无法继续工作，而且从那之后我再没能站起来。我不得不卧床好几个月……最初出现症状的时候，不得不说真的非常可怕，整个人很不对劲。我的视力下降了，平衡感消失了，还有我的心脏……一切都有问题。那些症状着实可怕，比如头痛，绵绵不断的头痛欲裂。还有恶心，我感到想吐。我说我想去急诊室，他们都说我中风了。"

对杰德而言更大的挑战还在后面。他在医院住了五天，接受了病情评估。几天之后，他和梅根的第二个孩子出生了。这本该是个快乐的时刻，但喜悦的氛围因为杰德不明朗的健康状态而大打折扣。更糟糕的是，医生们无法做出任何评估结论，只是告诉杰德可以摄入一些咖啡因以及尽可能地卧床休养。咖啡能够促进血管收缩，或许有助于修补脑脊液渗漏。医生的建议仅此而已。

"遵循医生的意见后，至少疼痛、头晕和其他的症状都得到了改善。它们并没有消失，但躺着的时候还是可以忍受的。然而只要我一站起来，情况就会立刻逆转，所有的症状又再次出现。除了卧床，我真的什么都做不了。"

对杰德而言，这又是一个沉重的打击。在经历了之前的种种之后，就在他似乎要获得最终胜利的时候，杰德发现自己仍在为了生存而苦苦挣扎。这怎么可能不让人深感压抑？

"你知道么，我不知道该怎么称呼我的症状。我的意思是，那不是真正的抑郁症，但如果你逐渐脱离那些给你带来快乐、让你觉得自己是有用的人、让你相信自己能掌控自己的事情，你的日常生活悄无声息地离你而去，你的情绪当然会变得很低落。我的意思是，是的，当然，我的心情真的很糟糕。我的前途一片灰暗，因为我不知道未来会怎么样。完全没有概念。"

这一次，杰德真的不知所措了。世界在离他而去，坏情绪在螺旋式上升，而他不知道该如何阻止。那个杰德从一开始就想要迫切了解的问题"我为何安然无事？"依然困扰着他，他也比以往更需要答案。在此之前，他只找到了一部分答案。而事到如今，他面临的危机不断升级，如果他无法尽快找到令他满意的答案，这个问题可能会彻底将他击垮。

第五部分

跟着我重复

第九章

说给自己听

温迪·利希滕塔尔（Wendy Lichtenthal）是纽约市纪念斯隆-凯特林癌症中心（Memorial Sloan Kettering Cancer Center）的主治医师，她的许多患者都在与意料之外的、令人厌恶的，甚至是恶劣的挑战作斗争。她看过太多的苦恼和困惑，但她总是在寻找或许能够有助于他们自我救助的新方法。

我第一次见到温迪是在几年前，那时她还是宾夕法尼亚大学的一名博士生。我曾去宾大做过一次讲座，结束之后温迪来找我聊了一会儿。那时，我已被她那种用科学解决临床疑难问题的热情所震撼。我们一直保持着联系，之后她搬到了纽约。

几年前，我发表了一篇关于灵活性序列的论文，但当时我还没有开始用"灵活性"这个词。温迪读了这篇文章后联系我，她说我提出的策略正是她的患者所需要的。她的患者往往很难理解发生在他们身上的事情，也很难弄清楚他们能做些什么，以及他们可以做些什么。面对这种不确定性，"他们想要直接的指导"，温迪如是说，"他们总是说：'告诉我如何应对这个问题。什么方法是最好的？'但是事实上没有'最好的方法'，因为每个人的情况都有很大差异，甚至每天的情况都有所不同"。温迪认为灵活性序列提供了一个模型，她可以用其来引导她的患者寻找应对挑战的方法。

　　之后，温迪又一次联系我说，她想到了我们的讨论，决定尝试直接向她的一位患者（被诊断为乳腺癌的母亲）解释什么是灵活性序列。她的患者正在努力一边管理自己的焦虑情绪，一边照料孩子，同时兼顾自己的身体状况。她感到不知所措，正在寻找处理这些混乱和压力的方法。温迪向她解释说，在她这样的情况下，"不存在技术说明"，但有一个灵活的框架可以帮助她。也就是说，她可以评估在特定情况下发生的任何事情，尝试从她的技能储备中找出一个策略，然后评估这个策略的效果如何，如果效果不好，就重复上述步骤，直到她找到"一个切实有效的策略"。温迪还向她解释了灵活性的核心假设，她向她的患者建议，她可能会注意到由于环境是不断变化的，昨天尚且有效的方法可能无法帮助她实现今天的目标，在未知的一切中，灵活的方法可能是最有帮助的。温迪告诉我，这位患者的反应是积极的。"她开始做笔记，并且认为这是一种非常好的方法，就像跟自己聊天一样。"

　　个例或许难以说明问题，但温迪此后继续探索，并轻微调整引导患者使用灵活性序列的方法。最近，她发现理解灵活性序列的概念对那些正在等待重要检查结果的患者尤其有效。这种情境带来的压力之大超乎想象，对大多数人来说，他们看上去"无能为力，没有突出的问题需要解决，能做的只有等待"。

灵活性序列将问题分解为多个更易于管理的部分。首先，他们需要思考背景、情境的需求，然后会发现其实有一个问题需要解决，那就是如何避免自己被压力击垮。由此，问题就变成了如何解决上述问题。最容易找到的策略就是分散注意力，避免总想着检查。温迪同意这一点，但同时她也提出，如何跟患者沟通是很重要的。她遵循着灵活性的概念，向她的患者强调：转移注意力或任何其他类型的回避都不是唯一的方法，也不一定总是最好的方法。

"对我来说，措辞十分重要，"温迪说，"如果我们直接说'转移注意力'，言下之意就是说有情绪是不好的。我们不能这么说。在需要的时候，我们需要提高处理情绪的能力。所以我没有使用'转移注意力'这个词，我问的是：'你能参与做什么？什么事物能够吸引你的注意力？什么东西对你来说是有意义的、重要的、可以照亮你的？'当然，不可避免的是，这个过程中会出现一些患者本不希望联想到的事物。但如果人什么都联想不到，那才奇怪。最佳的状态是在需要时能够忽略这些联想，但同时在不需要这些想法的时候能够做到转移注意力。"

表达焦虑也非常重要。温迪引导她的患者想象不同的、能让他们觉得可以安全地表达担忧的情境。患者们最常想象到的就是与亲近的人在一起时的场景，鉴于社会支持在这类场景中扮演的重要角色，这个结果也在意料之中。但在这里，温迪反复向患者重申监测反馈的重要性，这些反馈包括他们自己的内在状态，以及他们的倾诉对象的反应。

"当人们想要表达自己有多么焦虑的时候，很容易循环往复地说：'我好焦虑，我好害怕。我好焦虑，我好害怕。'直到某个时间点，这样的倾诉不仅得不到任何效果，还会让患者深陷于抱怨之中，同时也加重了倾听者的负担。"

在这种时候，患者需要再一次回顾自己的技能储备，找到其他的策略。不幸的是，对于在生命线上挣扎的患者来说，这一点说起来容易，做起来难。温迪的患者还经常提到另一个问题，即他们只是单纯地不知道可以做些什么。

这种情况下，温迪会试着帮助他们探索可以做的事情。她发现这个过程也并不容易，遇到这种问题的患者往往需要先解决一些重大的障碍。其中一个障碍就是他们认为自己没有能力再做新的尝试。

"例如，我可能会跟他们说：'我们可以试试冥想。'而我最常听到的回应就是：'我做不到。'而后我会提醒他们，佛教僧侣一生都在训练自己进行冥想，但许多人依然做不好。没有人可以把所有事都做到完美，但我们可以试一试，我们可以尝试建立技能组合。在实践和建立技能之间不断循环往复。"

许多患者还会有的一个障碍是在面对当下的时候，会感受到生命受到威胁。威胁到生命的医疗事件往往会促使人们对死亡进行深入思考。

"我们之所以时常会在等待检查结果时非常害怕，除了进化论的解释，还因为一个关乎生死的强烈暗示，即'刚才的检查提醒了我，生命是短暂的。而此刻我正在花时间做什么？我要如何度过余生？'"

这个存在主义的问题非常深奥，我们并不会经常思考这些问题。但在一些具有挑战性的时刻，例如当我们在等待检查的结果时，我们会不由自主地思考这类问题。

"你不得不思考，无法忽视这个问题。但思考这类问题就和盯着太阳看一样，不能看太久，不能想太久。"

为了帮助患者越过这些障碍并扩充他们的技能储备，温迪时不时会对现有的自我调节策略清单进行回顾。这类技能清单是现成可用的，各种治疗方法也有规定的策略。但是，正如我在前几章所说的，一些被列入各种清单的技能和特征不一定对极端或潜在的创伤和压力有所帮助。我向温迪阐述了有关这一局限性的问题，她的回答很有见地。

"在危急关头很难思考得很清楚。如果我和某位患者合作，假若情况不是很紧急，那么我就有更多的时间来帮助他们找到更好的策略来应对困难。"她指出，"我可以帮助他们做出选择，建立他们自己的策略清单，列出对他们而言最有效的策略。无论是听音乐、去散步，还是与人交谈，或者通过读书或看电影来分散他们的注意力，只要对他们有效的都可以。但是在危急情况下，患者已经产生了明显的生理波动时，再思考'我在这里做什么？'这个问题就很困难。发生了那么多事情之后，他们已经被击垮，无法再去思考这个问题。如果他们以前也完全没有想过这个问题，那么从一个既有的策略清单起步，会真的很有帮助。"

温迪和她的同事霍利·普里格森（Holly Prigerson）都是著名的临终关怀专家和丧亲研究人员，他们开发了一种更正规的干预措施，将灵活性的各方面技能传授给一个非常有需要的群体：重症监护室（ICU）里患者的代理决策人。当重症监护室内的患者失去意识或无法与医务人员沟通时，通常会由一位家庭成员来承担这一角色。这个角色面临极大压力，往往需要代表患者做出终结生命的决定。可以想象，代理决策人指出他们经历了一波又一波的悲伤和创伤性应激，以及内疚、后悔，还有对他们做出的选择感到强烈焦虑。甚至有时，代理决策人对"能够做什么"这个问题毫无头绪，于是，将他们的焦虑转化为与医务人员就患者的治疗问题进行不必要的争吵，而这只会使问题恶化。

"医务人员或许是世界上最有爱心的团队，"温迪解释说，"他们知道治疗的进展，而且通常情况下他们清楚地知道结果会是怎样。他们同患者之间并没有和其家庭成员一样的情感，所以他们时常提出后者不愿听或根本无法接受的建议，于是乎这就变成了一场权力斗争。"

早期对代理决策人进行干预的方式主要是组织姑息治疗（palliative care）专家参与家庭会议，以便为患者家属提供支持和信息。温迪解释说："他们谈论的都是非常敏感的内容，比如，'我们来计划一下，谈谈你想要什么，他们想要什么，以及护理的目标'。但是讨论这些话题只会让代理决策人更加紧张。"

实际上，从来没有任何确切的证据表明家庭干预的方法是有帮助的。随后我们用测试疗法的黄金准则，即随机对照试验，对家庭干预方法进行了测试。结果显示，家庭干预不仅没有减少代理者的抑郁和焦虑，反而增加了他们的 PTSD 症状。[1]

有一次，感到沮丧和无计可施的医护人员向霍利·普里格森寻求帮助。

温迪是这样描述当时的情况的："重症监护室的医生说：'拜托帮帮我们，我们这里有些患者的家属，他们希望我们采取激进的疗法以及密集的干预措施，但这些已然不再适合患者。他们在强烈地和我们对抗。这不仅对我们临床医生毫无益处，而且很明显，对他们自己更是糟糕透顶。'"

温迪和霍利一起思考他们可以采取哪些实际可行的措施来帮助这些决策代理人。温迪说："在这种情况下，决策代理人与被车灯照到的鹿无异。医生与他们交谈时，他们完全处于游离状态，六神无主，根本没有能力接受任何信息。这种情况其实是各种情绪催化出的结果。但是事实又要求他们专注于实际问题，因此他们需要从悲伤等负面情绪中抽离出来。"

温迪和霍利推断，这本质上是灵活性的问题。为了让患者家属具备至少一部分的灵活性技能，他们设计了一套简短的包括三个环节的干预措施。[2]第一环节耗时最长。这一套措施首先要建立起一种对环境的敏感性，这场情感拉锯战已然迫在眉睫，他们首先粗略地描绘出情况和问题。这个环节还包括一系列简单的技能扩展模块，他们教给代理人一些不同的工具，帮助他们管理自己的复杂任务；之后又安排了两次电话会议，每次间隔两周。会议的目的基本上是反馈监测，让代理人与医疗团队进行沟通、交流情况，以及让代理人演练掌握的策略，并在需要时进行调整更新。

温迪和霍莉的干预措施是一个很大的进步，它表明即使在高度应激的状态下，也可以教授一些灵活性方法的基本知识。但是，我们必须承认这并不容易。当我们被压力击垮时，资源已经被耗尽，而且往往很难进行清醒的思考。在日常生活中，即在没有被压力击垮的时候练习并增加灵活性，不失为一种相对轻松且能够获得更广泛的学习经验的方式。

支撑起来

灵活性思维是一个很好的起始点。为了加深各位的记忆，我想再重复一遍：灵活性思维包括三个相互关联的信念——乐观、应对信心和挑战导向，这些信念凝聚在一起，使我们确信我们能够做任何必要的事情，灵活地调整自己，以克服苛刻的挑战。

许多不同的方法都已证明，人是可以变得更加乐观的。例如，在一项研究中，被研究人员称为"最好的自己"（"best-possible-self"）的技巧要求参与者想象自己"处于一切都是最好状态的未来"，同时，他们还要写下希望在未来达成的目标、拥有的技能和实现的愿望，然后继续想象进入这样的未来的自己。两周后，从几个不同的衡量标准看，那些使用了"最好的自己"的技巧的人都比没有使用的对照组参与者更加乐观。[3]

增强应对的信心需要体验式方法。其中一种便是陈述式写作练习，参与者通过写作记录他们有效进行应对的场景。具体问题具体分析的方法也很有效，直接教授人们如何应对当前的问题也是一种选择。橄榄球运动员、慢性哮喘患者等不同人群均表示，在使用了这些方法之后，他们对自己的应对能力更有信心。研究还表明，人即使在高度应激的状态下，也有可能增加应对信心。例如，在一项研究中，那些曾暴露于大规模暴力事件并在此后经历了长时间痛苦的大学生，在进行了几天专门为培养掌控感和应对效率而设计的写作训练后，对自己的应对能力更加自信。[4]

而增强挑战导向的方法也大抵相同。例如，当我们成功完成了一项难度很大的任务时，我们所感受到的掌控感将对之后任务的完成情况产生影响。教育工作者们很清楚这类经验的重要性，他们开发了许多方法，引导老师和学生把面临的情境看作挑战以及能够掌控的事情。[5]实验研究还表明，只需要指示参与者把即将到来的应激源看作一项挑战，就足以激活其与挑战导向相关的生理性应对优势。[6]

那么灵活性序列呢？一系列的研究已经展现人们如何能够学习使用新的策略来应对特定的情境线索。我们称这种类型的学习为"如果—则实施"（"if-then implementation"），即如果情境线索存在，则人们会实施该策略。在使用这种方法的研究中，研究人员向参与者展示了一些图片：一些是不带感情色彩的，一些是令人愉快的，还有一些是令人厌恶的，如人体的残肢或火灾受害者的血腥照片等。参与者被分为三组，其中一组只是简单地观看照片，而另一组被要求在观看过程中不断重复完成一个目标：不要觉得恶心。最关键的第三组的成员则被要求重复"如果—则实施"策略，"我不会感到恶心，如果看到血，我则要保持冷静和放松"。研究证实，只有第三组，即采取了"如果—则实施"策略的人员，才真正做到了减轻对血腥照片的反应。[7]

而之前已经使用过的特定策略，也可以通过一些途径增强其有效性。在我自己的研究中，我和我的同事对之前提到的表达的灵活性试验进行了调整，用它来测量人们对自己情感的调节程度。在其中一项研究中，我们将试验时间延长至原先的两倍，我们发现随着时间推移，参与者的表现越来越好，但抑郁症患者除外。这一点也不难理解，因为已有其他研究表明，患抑郁症会降低学习能力。我们发现，非抑郁症患者调节策略的能力是可以通过练习来提高的。[8]

练习也可以强化重评的作用。研究人员曾让参与者进行不同的重评自我陈述，比如，"世上总会发生不好的事情，我需要把它们抛诸脑后，继续前进"，以及"通常，任何情境都有好的方面，而关注这些方面是非常重要的"。接下来，他们要求参与者观看一系列会引起不安的电影，在此期间和之后，参与者需要再次练习使用这些陈述。隔了一段时间后，研究人员再次请他们观看一部同类型电影作为测试。与对照组（对照组成员仅仅看了电影）相比，练习了重评自我陈述的参与者在观看测试影片时，感到的痛苦明显较轻，出现的生理反应也较少。[9]另一项研究表明，进行一次重评练习所带来的益处至少能够维持数周。[10]

尽管类似于社会支持等我们用来应对逆境的资源通常是相对稳定的，但在某些情况下，我们也可以刻意地去拓展这些资源。有关训练和干预的研究项目已经证明，在如与慢性病抗争或者戒烟等特定问题的背景下，我们或许能够增加支持性的资源。[11]而非常简单的办法就能起到作用。例如，一项研究发现，以改善关系为核心，练习做到感恩和善良，能够提升随后的关系满意度，也能够让人更深刻地体会到友谊。在其中一项练习中，参与者被要求"就某件让你非常感激的事情，给你的社交圈的某人写一段积极的留言，以表达感谢和祝福"；在另一项练习中，研究人员还要求他们"为你社交圈的某个人做一件好事"。尽管研究人员没有评估社会支持方面的变化，但其对关系质量的提升作用也可以被视为对支持性资源产生的积极影响。[12]

自我对话

有一个更简单的、可以加强灵活性思维的方法，即促进其与灵活性序列的动态互动，也就是人们常常说的"自我对话"（self-talk）。在上文中，我们已经提到这种方法的一个变体（研究人员曾让参与者进行不同的重评自我陈述，比如，"世上总会发生不好的事情，我需要把它们抛诸脑后，继续前进"）。

　　事实证明，自我对话是一种有效的学习工具，应用范围涉及教育、运动和心理健康等。它还有很多其他的名称，如"自我内言"（self-verbalization）或"内在言语"（inner speech）。无论我们怎么称呼它，其关键在于"自我对话"可以将复杂的概念简化为只言片语。我们常在不知不觉中自发、主动地进行自我对话，而且经常带有强烈的情绪。试想，比如说，当某人突然想到难题的正确答案，或者他完成了一个高难度的投篮动作，或者她发现她的客人很喜欢自己做的一道菜，这些情况下或许会发生如下自我对话："我一直在努力做这件事。我一直很担心，我认为这可能超出了我的能力范围。但实际上我成功地做到了。"实际上这段对话要简短得多，它就像我们整个思维过程的简化版本，映射在我们的意识中，千言万语凝聚成一个简单而有力的词："是的！"但自发的自我对话也有弊端。它可以是消极的，也可以是积极的。举同样的例子来说，如果我们解错了题，罚球失误，或者苦恼地看着客人把饭菜推到一边，我们可能会对自己说"笨蛋"或"我早该想到会是这样"之类的话。

　　自我对话作为一种学习工具，在被有意识地使用时是最有效的。我们也称之为"目标导向的自我对话"（goal-directed self-talk）。自发的自我对话和目标导向的自我对话之间有很大区别。自发的自我对话是一种潜在的心理过程的表达，这种过程自动地突破了意识知觉。而目标导向的自我对话是内在言语的一种受控形式，我们有意识地参与其中以促进心理过程及触发技能。事实证明，它对调节评估、加强信心、推动战略决策、增加投入、控制情绪、修改或调整策略的使用等，这些我们一直在讨论的与灵活性组成部分高度相关的技能有促进作用。[13]

为培养灵活性思维而进行目标导向的自我对话，采用陈述性的独白，在过程中我们重复对自己进行阐述，让自己回想灵活性思维的三类信念，并不断加深记忆。例如，为了触发乐观的激励作用，我们可以对自己说"未来会好的"。为了培养应对信心，我们可以告诉自己"我有能力做到"。为了鼓励自己面对眼前的挑战，我们可以对自己说"我会采取必要的行动"。

这些简单的陈述本身并不能使我们变得更乐观、自信，也不能使我们直面挑战。它们的作用在于提醒我们，可以利用这些信念来帮助培养乐观、自信，鼓励我们迎接挑战。如果你不确定自己是否具备这些信念，可以尝试着进行这种自我对话来培养灵活性思维，例如，你可以探索着利用灵活性思维来应对一些情境，它们不仅可以是严重的逆境，也包括我们在日常生活中面临的许多更平常的挑战。

而为培养灵活性序列所进行的自我对话，在形式上与前者有所不同。灵活性序列是由具体的行为而非信念构成，而且其涉及按序列顺序循环这些行为。

因此，这类自我对话其实是一个探索的过程。与其说它是有目的的独白，不如说是我们的自问自答。[14]在上文中提到保罗如何使用灵活性序列时，我们已经提到一部分可以向自己提出的问题。当我们有意识地运用这个技巧，思考当前情境的所属性质，以及我们如何做出最佳应对时，我们会在心里问自己一些问题，例如"正在发生什么"以及"我需要做什么"。我们所拥有的资源或策略决定了我们会做出什么样的回应，在这个过程中我们就会问自己"我能够做什么"。最后，当我们审视决策之后的结果并开始计划我们的下一步行动时，我们会问自己"这有用吗"。

和灵活性思维的自我对话一样，这种自问自答也能够提醒我们去尝试和采取不同的行为，提出这类问题可以帮助我们练习和培养采取不同行为的能力。如果我们觉得序列中某个特定步骤难度很大，此时练习的作用就尤为明显。我们的研究表明，虽然大多数人能够合理地进行序列的每一步，但的确有部分人会在特定的某个步骤上倍感困扰。在这种情况下，针对我们认为非常困难的某个步骤进行自我对话，能够很好地弥补在这个步骤上的能力缺陷。

自问自答还具备一个整体层面的作用，即提醒我们灵活性序列本质上是一个序列。为了确保序列的有效性，我们需要协调不同的技能，跟踪情况，并跟随进展做出调整或改变。牢记序列与进行自问自答，此二者相加能够引导我们完成序列中的每一个步骤。

为了帮助那些希望自己练习或探索自我对话的人更容易了解这一点，我在附图中列出了灵活性思维和灵活性序列的例子。我还加入了一些替代问题，以便读者打造最适合自己的版本。

灵活性思维	自我对话表述	远距离自我对话表述	替代表述
乐观	未来会好的。	[你的名字]，未来会好的。	会过去的。或许不会完全按照我希望的那样发展，但我会没事的。一切都会好起来的。生活还在继续，会好起来的。
应对信心	我具备技能。	[你的名字]具备技能。[你的名字]，你具备技能。	我可以做到。我可以应付。我可以处理。我可以找到解决大多数问题。我总是能找到解决办法。
挑战评估	我会做必须做的事情。	[你的名字]会做必须做的事情。[你的名字]，你必须做的事情。	我会尽我所能。我会愿意接受挑战。我会解决的。我能渡过这个难关。

灵活性序列	自我对话问题	远距离自我对话问题	替代问题
情境敏感性	正在发生什么？我需要做什么？	[你的名字]，发生了什么？[你的名字]，需要做什么？[你的名字]，你需要做什么？	为什么我有这种感觉？怎样才能解决这个问题？我该如何改变现状？
技能储备	我可以做什么？	[你的名字]，可以做什么？[你的名字]，你能做什么？	我能够使用哪些策略？我掌握哪些资源？
反馈监测	这项策略是否有效？	[你的名字]，这项策略是否有效？	我解决问题了吗？我是否取得了进展？我感觉好些了吗？我应该改变我的做法吗？我应该尝试其他的方法吗？我可以使用一种新的策略吗？

上述选项中，有一些是在常规技巧上加上了第二人称代词或是你自己的名字，这种自我对话被称为远距离自我对话。例如，在进行远距离自我对话时，我就不会说"我有能力完成工作"，而会说"乔治有能力完成工作"，或者"乔治，你有能力完成工作"。我不会问"我能够做什么"，我会问"乔治能做什么"，或者"乔治，你能做什么"。虽然这样的自问自答有些奇怪，但心理学家伊桑·克罗斯（Ethan Kross）的研究表明，远距离自我对话在处理情绪问题方面效果显著。原因是第二人称造成了一定的心理距离，就像在观察自己或从远处对自己说话一样，这种距离可以帮助我们理解当前发生的一切意味着什么。在上文中我们提到，保罗使用了远距离自我对话来帮助自己走出情绪困境，以及训练自己的灵活性思维。"来吧，保罗，"他告诉自己，"抓住这个瞬间，你可以渡过难关的。你是个聪明人。你能想出办法的。"[15]

和我们在本书中讨论的大部分内容一样，所有这些自我对话之形式的关键不在于做了什么，而在于所做的事情切实有效。本着这个要义，你可以根据自己的需求，尝试进行不同形式的自我对话，甚至也可以定制专属的自我对话。

几乎看不到的光明

我们最近一次给杰德做检查时，他的情况非常不好。脑脊液渗漏对他而言是沉重的打击，他所做的任何努力似乎都无法帮助他恢复平衡。他已经没有选择了。

除了他正在经历的痛苦之外，螺旋式下滑的情绪也开始侵蚀他长久依赖的支柱——灵活性思维。最新发生的不幸就如同压死大象的最后一根稻草，重重地叠加在之前的诸多遭遇之上，开始慢慢地吞噬他。这就像在一盏明亮的灯上覆盖了一条毯子。虽然隐约有光线透过，但微薄得几乎看不见。当然，他仍然可以尝试用灵活性序列来思考策略。他知道自己能做什么，但如果没有乐观、自信、以挑战为导向的思维推动他前进，一切都会变得更难。

未来会好起来的。我具备技能。
我会做必须做的事情。

杰德从未放弃过。虽然前方的光线十分黯淡，但至少没有完全熄灭。他不断挣扎，最终回到了正轨。他能够做到这一点，部分原因是他主动探究出属于他自己的自我对话方式，逐渐重新激活了灵活性思维。他一步一步地把这段令人绝望的经历重新定义为循序渐进的康复。

"一路上，我的姐姐给了我很大的帮助。比如，她会对我说：'弟弟，我知道这很糟糕，但你知道吗，你已经跟这个医生约好了，然后你还有其他要做的事情。'我愿意把心事说出来给她听。她会检查我是否存在认知扭曲。她帮助我看到自己的进步。

"类似于'可能不会好起来了'这样的想法真的很糟。但是其他的，比如'或许会好起来''正在慢慢好起来'或'已经比之前好了'等想法，却能够帮助我保持乐观。我不知道自己是如何有意识地去这样做的。你知道，我并没有对自己说：'哦，我必须重新定义这些。'但当我处于消极状态时，我不知道这种状态会持续多久，只是单纯地觉得很不好，你知道的，不停地想着'现状会一直维持下去吗？'这个问题是非常令人沮丧的。但如果我想的是'现在虽然很糟糕，但未来仍有希望'，这就是一种进步。"

发生了什么事？我需要做什么？

在经历了车祸和截肢之后，杰德已经利用了他最熟悉的工具和资源，也已经适应了新的生活。新的挑战让他不得不再次展开应对。而这一次的要求与之前差异极大，而且模棱两可。虽然他以前使用过灵活性序列，但他自己几乎不曾意识到这一点。当这个新的挑战来临时，他不得不仔细思考，以厘清自己之前是如何应对的。例如，他对现在所面临的不断变化的情境要求非常敏感。随着他对情境变化的敏感度提升，他对这些变化的洞察力也更加敏锐。

据他回忆："我回忆了我的恢复经历，有两件事很突出：第一，我面临的问题是非常清晰的；第二，事故没有明显影响我的认知和思考能力，对我胸部以上的部位没有任何影响，除了始终困扰着我的疼痛。从长远看，我的情况时好时坏，但总体而言，我能看到自己在逐渐变好。对于这个新问题（CSF leak，脑脊液漏），我不清楚发生了什么，也不知道治疗方法是什么。我咨询了多位专家，我躺在他们的办公室里，试图弄清楚到底发生了什么，该怎么做。可他们每个人的说法都不一样。有些医生说应该马上做手术。有些医生说，不，再等等。我时常置身于迷雾之中，你知道，我的脑子每时每刻都很模糊，我每天所能体会到的只有天旋地转，那种感觉痛苦极了。"

我能够做什么？

对杰德来说，最难以接受的是他意识到自己无法再依赖他的技能储备中最有效的工具——社会支持。

"从某些方面看，我在车祸之后之所以没有出现创伤症状，原因就在于我获得的社会支持。餐馆里的同事、所有的朋友都来到了我们身边，帮助我们渡过难关。我认为社会支持是最重要的。但在这次脑脊液漏发生后，我觉得自己已经不是自己了。

"我试着与人打交道，但我做不到，我感觉很糟糕。我不想强颜欢笑。比如事故发生之后，总有人会来医院看望我，我必须展现出最佳的状态。这一点让我疲惫不堪。但我有能力做到这一点，而且在这个过程中我也能收获回报。你知道，我觉得这是必须的，别人对我这么好，我单纯地觉得应当笑脸迎人。但是新问题出现后，我觉得自己唯一能做的就是限制行动和活动，以减轻一些症状，所以当别人来看我的时候，我真的没有力气应酬。我的思想迷失了方向。我感到迷茫，你知道的，认知上的迷茫。"

很难想象，拥有来自他人的支持也不一定是有益的。人类是社会性生物，我们时常需要依赖他人，我们的合作行为已经达到极高水平。当我们与我们关心的人、与我们依恋的或有联系的人在一起时，我们会加深相互的依赖，我们会愿意付出更多，也期待获得更多的回报。当我们需要帮助时，哪怕只是哭泣时需要依靠一个肩膀，我们知道总有一些人可以为我们提供所需要的帮助。

作为人类行为的一个已知方面，社会支持是预测是否具备复原力的可靠因素。许多研究也显示，它或许是最可靠的预测因素。但正如我们反复提及的，预测的效果实际上是微乎其微的。而其中的原因我们同样也已反复强调：社会支持并非始终有用。有时，与朋友和亲戚的互动反而会带来负面影响，而在一些时候，痛苦会迫使我们推开关心我们的人。当人们长期处于挣扎中时，满怀善意的亲友可能会感到沮丧，他们会发现持续的负面情绪已令他们疲惫不堪，迫使他们离我们而去。[16]

杰德敏锐地意识到这些可能出现的情况。他知道哪怕只是别人单方面地给予支持，他多少也需要给出回应。但在新问题到来之后，他发现自己根本无法做到这一点。他也知道自车祸发生以来，他对亲友的严重依赖已经持续很长时间。随后，他对社会支持的需求逐渐降低，而且几乎无法回到先前的需求水平。如杰德所说，"我不想在我的社交圈中引发同情疲劳"。

我亲身感受到了杰德与我们的疏远。我们在工作中已经建立了亲密的师生关系，从很多方面看，这也是一份坚固的友谊。我经常和我的学生们交流，我和实验室的成员们时常一起吃饭或者小酌几杯，偶尔也会一起去周边城市听音乐会。但我对杰德有一些特殊的情感，因为我从心底里尊重他——既因为他经历了那一切，也因为尽管他遭遇如此重大的不幸，依然能够和常人一样与人交往。之前的痛苦并没有让他感到沮丧，他也不曾愤愤不平。相反，他的遭遇似乎让他变得更加的温暖和平易近人。这样的精神也让他成为令人想要予以回馈的那种人。作为他的导师和朋友，我对此感受颇深。但是在出现了最新的危机后，很明显，杰德并没有在他周围的世界里寻找支持，包括我的支持。他甚至在刻意地回避这样做，他退缩了。一开始我们还没有察觉，但到最后，我和实验室里的所有人都不知道该怎么去看望他，也无法给他发邮件。他脑中的迷雾似乎已经散发出来，包围了他的身体。杰德没有明说，但从某一个时刻起，我们能明显地感到他需要这样做。

有用吗？

　　真正拯救杰德并让他渡过新危机的，是他利用反馈监测步骤进行重新组织的能力。他为自己厘清了新的挑战（"我只是觉得自己不像自己"）。他知道他具备的最佳工具，即从他人处获得的支持，已经不能为他提供帮助（"我不想与其他人互动"）。他找到了其他方法来渡过难关。例如，他发现如果他把社交网络的范围缩小至家庭核心成员，那么他依然能够获得帮助。

　　"这感觉就像一个孵化过程，我似乎把自己包裹了起来。我的身体状态直接决定了我的心理状态。而我克服身体问题的唯一方法，就是每时每刻都和梅根还有孩子们在一起，他们就是我的全部生活，是我的宇宙。我们当时刚搬进学生宿舍，是一个小小的空间，比我们以前住的地方小得多。我的姐夫和他的朋友们帮助我们搬了家，因为我在医院，而梅根已经无暇顾及搬家的琐事，她已经承担了所有。

"我试着活跃起来，让我的思想不受疾病的影响。我想参与到一些事情中去，但我根本做不到，这是最无奈的。每每我站起来或者坐起来，症状便随即出现。

"在最初的几个月里，我经常让刚出生的儿子在我的身上午睡。只是睡午觉。我把他放在这里，轻轻地晃一晃、摇一摇他，然后我们一起午睡。"

由于晕眩和认知模糊，任何需要付出大量努力才能完成的事情，对杰德而言都变得难上加难，他几乎不可能持续地进行脑力劳动或集中注意力。

"我试着阅读，但真的很困难。"分散注意力对杰德来说至关重要。

"我想我就是那时候迷恋上打游戏的，为了分散注意力。我想试着稳定自己的心理状态。这个过程是被动的，只不过选了玩游戏这一条相对轻松的途径。一开始，我用自己的手机玩游戏，而后，我开始看别人玩游戏。渐渐地，一个新的爱好形成了。我对此感到有点羞愧（他笑了笑）。"

我不解地问杰德怎么看别人玩游戏。

"用 Twitch。"他告诉我。当他看到我茫然的表情时，他夸张地带着戏谑的意味笑了笑，问我："你不知道 Twitch 吗？"

杰德告诉我，Twitch 是面向视频游戏的实时流媒体视频平台，每个人都可以在该平台上看到其他玩家的游戏过程。

"这对我来说就是最大的消遣了，玩家就类似于新型的电台 DJ，有些人很有潜质，能吸引两万人在线观看他们玩游戏。每个人都通过打字沟通，所以平台上不断地有消息，用户持续地打字、聊天，就是这样。我开始接触这个纯粹是为了分散注意力。这或许是我找到的最好的方式，我的意思是，对我而言最好的放松就是彻底分散注意力，类似于这样躺下看游戏视频，看电影等。

"我就是这样渡过困境的，转移注意力，以及和我的家人们在一起。梅根是个不可思议的女人，用这个词来形容她毫不夸张。想到她我就想要流泪，你知道么，她是位战士。她从不为难我。当然，有的时候她也会达到一个崩溃的临界点，会觉得情况不会再好转了，她也不知道独自面对两个孩子和一个不能下床的丈夫会是怎样的景象，在那种情况下，未来是没有希望的。所幸，我们挺过来了，我也在逐步地好转。但那可是两年呀，整整两年的时间里，情况真的非常糟糕。"

杰德还发现自己其实还拥有很多其他的工具："回想过去，我发现也有很多轻松愉悦的事情，比如我对女儿的爱。我的女儿非常有意思，她活泼可爱，精力充沛，而且绝顶聪明。对于孩子们，我做了力所能及的所有事情。当时我的儿子还是襁褓中的婴儿，所以我承担了换尿布的工作。其实瘫在床上也是可以做很多事情的。"

新常态

杰德取得了一些进步，但总是一闪而过。每取得一点进步都一波三折，而且每次都有不同的意外发生，令人颇为沮丧。2 月份的时候，他的医生尝试了硬膜外血补丁（epidural blood patch，简称 EBP）疗法。这是非常复杂的疗法，需要将患者的血液抽出，然后注射到脊柱周围的硬膜外空间、脑脊液漏部位的下方。任何涉及脊柱的手术都有很高的风险，杰德长期以来遭受的困境也正是由脊柱手术引起的。但幸运的是，这一次的 EBP 疗法获得了成功，杰德的症状出现了明显的好转。但遗憾的是，好转并未持续很长时间。杰德又连续接受了第二次、第三次手术。每一次情况都大同小异：在短暂改善之后，又回到了原点，有时甚至还有些许后退。

到了年底，彻底的康复还是和原先一样遥遥无期。杰德开始感到绝望。

"我几乎无计可施，在尝试了所有的办法后，我又不得不卧床休养，而且伴随着非常剧烈的头痛，我的感觉坏极了。"一想到那些宏伟的人生目标，杰德便感到极其痛苦。

"我不得不放弃彻底康复以及取得博士学位这些具体的长期目标，它们已然是遥不可及的梦想，这是很痛苦的。读博这件事真的令我非常痛苦，我错过了面试，所以已经落后一年。我还在继续做校外实习，但没有取得显著的进展。我已经没办法继续做项目，我的大脑状态总是忽好忽坏。"

就在那时，杰德开始向西海岸的一位知名脊柱神经外科医生求助。杰德的漏液部位出现了一个囊肿，这位西海岸的医生长期使用一种常见的手术方法，可以切除这类囊肿。当然，这是有风险的，比硬膜外血补丁的风险更高。这同时也意味着杰德需要乘坐飞机往返于美国东西部。然而，他也没有其他的选择。于是在这一年的春天，他踏上了飞往美国西海岸的航班。这是他漫长而痛苦的经历中最为艰难的一次尝试。

"术后恢复期非常难熬，我经历了有史以来最严重的头痛。我时常认为那已经到了疼痛的极限，但它仍在不断升级。当我从手术中苏醒时，我的脑袋像是不断在被撞击，疼疯了。医生给我注射了阿片类药物或者其他什么术后用的药物，但那些药只是让我稍微有些麻木，除此之外，再没有什么别的作用了。"

手术成功地切除了囊肿，但也仅此而已。大部分的症状依然存在，头痛等问题甚至更为突出。

杰德的失望之情溢于言表。

"你知道，对于头痛我毫无办法，它会直接影响我的大脑运转。而且头痛问题可能会一直持续下去，这样的情况就是让我遇到了，我会带着头痛活下去，我根本不能接受这样的未来。这不需要思考，我一定不能接受。"

发生了什么事？我需要做什么？

杰德已经来到十字路口。他已经没有其他可以尝试的办法，而且随着最新一次尝试告一段落，他不得不再次面对令人煎熬的事实。但在他思考自己的前景时，他已经在接受要应对新的挑战这一事实。

"我想大概是到了夏天，出现了一个过渡阶段，我开始觉得：'好吧，他们提出的大部分干预办法我都试过了，但没有起到什么实际作用，我还是不知道为什么有些症状依然存在。但必须做出改变了，我必须接受事实。我要接受这将成为新的常态。比如，'在可预见的未来，这一系列的症状依然会伴随着我，而且严重程度较之过去有过之而无不及，甚至比我遭遇的那场车祸还要严重，因为这已经影响到我的专注力以及我的工作和思考。'"

杰德的反思尽管令人为之揪心，但带给了他极大的洞察能力。这种洞察力与保罗在公寓里突然形成的顿悟不同，但二者也有相似之处。杰德逐渐认识到，新的困境可能是永久性的，很可能没有解决办法。如果真的如此，即便他有千万个不愿意，他也别无选择，只能接受现状，并以此为起点再次出发。

"真的，已经没有其他可以尝试的办法。所以我的处境就是：不管再发生什么，也不会比现在更糟了。这就是我最新的基准线。"

杰德的洞察力是对情境高度敏感的产物。洞察的结果让杰德接受了现实，并重新开始思考面临的挑战。他有意识地做出了一个决定。他将不再关注自己的症状有多么严重，也将停止寻找新的"治疗办法"，因为极有可能根本没有这样的办法。相反，他需要专注于寻找控制症状的办法，他要投入精力，把能够做的事情做得更好。

我能够做什么？

杰德已经评估了新的挑战，他知道他必须要做什么。之前经历的磨难也让他非常了解自己的技能储备，他知道哪些策略是有效的。然而，他面临的新挑战和以往截然不同，他之前从未遇到这样的情况。它是模糊的、不利的，且没有明确原因的。但更重要的是，它不会消失。正如杰德所总结的："你知道，这件事它永远不会过去，它就在这里，而且在未来会一直循环往复。"杰德也越来越清晰地认识到，他必须不停地探索新的策略来解决不断出现的新问题。

有用吗？

杰德尝试了他能想到的所有可能帮助他控制症状的策略，然后对效果进行监测。如果策略有效，他就会将其加入自己的技能储备中；如果策略无效，他就会放弃或调整，然后再次尝试。

他探索出了一种方法，在力所能及的范围内，尽可能地将自己推回现实世界。他计划一开始慢慢来，如果一切顺利，再逐渐加快步伐。他也知道这将是一条布满荆棘的坎坷道路。他取得了一些进步，慢慢地，他的生活似乎又进入了正常的状态。

过去曾经发挥作用的策略他也可以继续使用。他还发现，随着自己慢慢地再次融入外部世界，最大的收获在于能够再次感受到支持他的人给予的安慰。他的家庭生活越来越稳定，他慢慢地能够相对轻松地进行活动，也能够承担更多的责任。他再次对外界打开心门。朋友们也渐渐回到他的身边，继续给予他陪伴和支持。

杰德还学着控制自己的节奏。他开始计划自己的休息时间，在一天结束的时候或是没有安排的时候，他能够养养精神。在他恢复了与家人和朋友相对密切的社交活动后，他发现进行短时间的休息能够带来很大帮助，比如找一个安静的房间躺15分钟，缓解一下疼痛等。

他还尝试着做些运动。起初，这个尝试遭遇惨败，任何形式的激烈运动都会让他的症状恶化。之后他发现自己可以在固定自行车上进行短时间的运动，适应之后，他逐渐延长运动时间。他逐步培养耐力，渐渐地，运动已经成为他舒缓情绪的一个不可或缺的手段。他有时也会使用正念冥想的方法，同时进行呼吸练习，帮助放松身体。这些方法并不是每时每刻都能起到作用，杰德通过不断地试验和总结，才终于掌握了在何时何种方法最为有效。

之后，杰德认识了一位神经科医生，这位医生专门研究与杰德类似的症状，他也给予了杰德意外的支持。医生非常赞同杰德的方法，这极大地提升了杰德的信心。医生还教给他很多其他的方法，帮助他控制症状，尤其是头痛。而此时的杰德已经明白，不是所有的方法都一定管用。他会继续采用此前的试错法，也会轮流循环使用医生推荐给他的新方法。凡是能够给他带来帮助的，他都会将其加入技能储备之中。

循环前进

杰德正在取得真正的进步。在过去几年里，病痛和治疗在他的生活中循环往复，让他应接不暇。现在，他已经重新夺回生活的控制权。如今，在循环中前进的不是他的病痛，而是他自己。

他开始拥有一些"头痛没有那么剧烈的好时光"，这可以让他短暂地喘息，让自己更加接近以前的外部生活。有一天，他再次来到我的实验室。有时他只是在周围闲逛一下，或在实验室后面的一个小房间里工作。而后，他开始参加我们的会议。他起初只是偶尔参加，到后来参与的频率越来越高。在他愿意的时候，我们会聊聊天，谈谈工作和生活，也会开怀大笑，就和以前一样。

身体进一步恢复后，杰德也能重新开始一部分研究项目的工作，而且随着他来实验室的频率越来越高，我们也恢复了两年前搁置的一篇论文的定期讨论。杰德的工作虽然进展缓慢但很稳定，最终他排除万难，完成了工作。几个月后，我们收到了论文被录用并且即将发表的好消息。这对杰德来说是一个巨大的里程碑，也是对他的努力的又一次高度肯定。

不仅如此，杰德还达成了一个更大的目标：他恢复了两年前开始的校外临床实习工作。在无法忍受症状的时候，他也会缺席工作。幸运的是，他的校外同事每次都能够耐心地和他换班。之后，他又开始了一项神经心理学方面的、难度更大的校外实习。

但这次实习要求他每周至少出勤两个整天。两天对他来说太长了，因为有些时候他还无法控制自己的症状。"工作了一整天之后，到了下午五点，我的头就像炸开了一样痛。我几乎无力思考，只能感觉到火烧火燎的头疼。"杰德说道。但随着他掌握的方法越来越多，他能够忍耐的时间也越来越久。令人惊讶的是，最终他还是顽强地完成了这份实习。

"我不记得我是怎么做到的，有太多事情了。积极地、主动地参与，这非常重要。我说不出来。有一段时间我变得有些古怪，心情也很糟糕。当我重新摆正心态的时候，我的心情也随之好了起来。这让我的头脑变得很清晰，也让生活回到正轨。我觉得我又可以做回我自己了，我还是可以做一个有用的人。"

第十章

新冠疫情暴发

　　2019 年秋天，在写这本书的过程中，我开始计划次年春季到欧洲度假旅行。我的想法是乘火车，沿途可以写作以及做讲座。我的妻子波莱特将和我同行，她那时也在筹备一个图书项目。

　　在我制订这些计划时，在千里之外的武汉，有一些人先后出现了奇怪的症状。到了 12 月下旬，武汉市金银潭医院报告，有数位病人同时出现类似的、不明原因的肺炎症状。[1] 这种疾病随后被命名为 2019-nCoV。起初我并不感到担忧，因为至少目前在纽约和欧洲都还没有发现病例。但后来这种疾病开始快速蔓延，并且还有了一个新的名字：SARS-CoV-2。

　　这个名字引起了我的注意。2003 年，我曾经在香港开展针对康复后的非典（SARS）病人的研究。非典病毒是一种可怕的病毒，致死率极高。尽管它的冲击范围主要集中在亚洲，但在被控制住以前，全球各地都曾出现病例。[2]

　　而当时，人们对于这种非典病毒的变体了解甚少，但当中国以外的地区也陆续出现病例时，全世界都不得不对此关注起来。2020 年 1 月下旬，世界卫生组织宣布进入全球卫生紧急状态。而这种疾病又有了另一个新名字：COVID-19。到 2 月下旬，在确诊病例和相关死亡人数上，COVID-19 已经远远超过非典。[3] 不久之后，意大利的伦巴第地区也出现了病例，而那里正是我旅行的目的地之一。病毒在意大利快速蔓延，波莱特和我都很担心，但我们还是做了一个如今看起来有些愚蠢的决定：我们决定继续踏上旅途。根据计划，我会在日内瓦举行的世界卫生组织会议上发表一次演讲。当时世卫组织尚未取消该会议，我认为这是一个信号，说明情况尚可控制。另外，意大利是我们计划中的最后一站，如果到那儿时情况依然很严重，我们随时都可以取消这一段行程，提前回国。

3 月 3 日，我们踏上了出发的飞机。我们的第一站是挪威的卑尔根，那里的情况很正常，人们会谈论新冠病毒，但不会戴口罩，也还没出现"保持社交距离"这个说法。我们住在位于老城区的一条安静街道上的小公寓里，房子很漂亮，距离大学也很近。卑尔根经常下雨，我忙着讲课，晚上我和波莱特会和同事们共进晚餐。周末，我们抽出时间乘船游览了附近的莫达伦峡湾，出门游玩让我们感到轻松愉悦。

但焦虑依然逐渐在我们心头蔓延。我们二十二岁的儿子还一个人待在纽约。我们听到了很多关于疫情在美国快速蔓延以及商店已经出现食品供应短缺的消息。而我们的女儿还在外地上大学，她的校园随后也因疫情而封闭。但这些看上去还都只是临时措施。大学也没有取消当前学期的课程，只是暂时采取线上授课的方式。

一周后，我们乘坐夜班火车前往挪威的奥斯陆。这是我的人生愿望之一，我非常喜欢火车。虽然我们买了软卧车票，但我几乎整晚都没有入睡，而是看着窗外月光下的田野，还有被白雪覆盖的山峦。第二天早上，虽然很累，但我还有足够的体力完成在奥斯陆大学的讲座。开始之前，我的同事提醒我说由于疫情，参与讲座的人或许不多。但事实上那天教室里依然挤满了人，而且从听众来看，这里的人还没有开始为疫情而担忧：没有人戴口罩，也没有人刻意保持社交距离。讲座结束之后我才知道，世界卫生组织已经宣布新冠疫情构成"全球性大流行"。奥斯陆大学正在安排，计划第二天全面关闭校园。这个消息来得如此突然，让人很难接受。

我们原计划第二天早上出发前往哥本哈根。那里暂时只有少数几个病例，我们准备到了那里之后再做下一步打算。但到了半夜，在丹麦的同事给我发来消息，让我取消行程，因为边境正在关闭。随后我们查看头条新闻，得知美国正计划暂停欧洲的航班。疫情似乎正以难以置信的速度扩散。我们急忙开始搜索回美国的航班，所幸最终及时地回到了纽约。

* * *

病毒是狡猾的东西。虽然 COVID-19 看上去很像非典，但二者的传播方式不同。非典通过呼吸道传播，症状明显的非典患者在呼吸时传播病毒。早期的研究认为，COVID-19 也是通过呼吸传播的，但宿主在出现症状之前，就可能已经把体内病毒传染给他人，即人一旦感染就具备传染性。这意味着，任何接触到病毒的人，无论是否出现重症，都会成为传播媒介。[4] 这也正是病毒能够如此迅速传播的原因。在疫情刚刚出现时，尚未出现症状的感染者对此几乎完全不关心，也不会采取任何避免传染他人的措施。

当我们回到纽约时，这里看上去与往常无异。由于此前一直在欧洲，所以我们必须按规定居家隔离两周。最开始我还觉得这种做法有些极端，我从窗口向外看，羡慕地看着外面的人们做着自己的事情。但与此同时，病例数与日俱增，到我们隔离期满时，隔不隔离也已经不重要。整座城市都处于封锁状态。

事实上，纽约是完美的"病毒培养皿"。这是一个具有文化和种族多样性的城市，人口众多，也是全球各地民众飞抵美国的首个目的地之一。纽约机场每年接待旅客超过 1 亿人，之后的跟踪调查也显示，往来纽约的旅客是使病毒在美国传播的主要来源。[5]

在我们回到纽约的短短几周后，纽约每天新增的病例数让人震惊不已：每天有超过 6000 个新增确诊病例，2000 人入院，800 人死亡！我们公寓楼下的医院每天都要接待大量病人。不远处的一家医院更是封锁了一整个街区，并搭建分诊帐篷。停在外面的冷冻车充当了临时的停尸间。这样的情境在纽约各处都可以看到。各家医院人满为患，不久之后，中央公园也搭起了医疗帐篷用来分流病人。

＊ ＊ ＊

当我写到这里时，疫情仍然在继续。疫苗推广刚刚开始，回归正常状态的希望之火已经燃起，只是不知具体还需要多久时间。此时的我们也别无选择，只能专注应对当前的情况。

在这场疫情中，本书的重要观点得到了充分认证。

我们可以猜测，复原力盲点很快就会出现。在病例数不断增加的同时，媒体责无旁贷地敲响了警钟。在 2020 年 5 月初，一家知名报纸指出：“联邦机构和专家们发出警告，抑郁症、滥用药物、PTSD 和自杀等精神健康问题即将显现，并造成空前影响。”这篇报道总结道，我们的心理健康系统还没有准备好应付即将到来的挑战。为了认证这个结论，报道中还引用了全国民意调查数据，其中显示“近一半的美国人表示，新冠疫情正在损害他们的心理健康”。[6]

疫情会引起应激反应，这一点毋庸置疑。但这种耸人听闻的结论让我不禁联想到“9·11”事件发生之后出现的不实际预测。而上文提到的用于佐证这个说法的民调数据，其实另有玄机。数据显示，只有 19% 的美国人认为疫情对他们的心理健康产生了重大影响，而大部分（81%）受访者认为疫情只对他们产生了轻微影响或根本没有产生影响。[7]如果19%的人都出现严重的心理问题，这个数字的确不小，将近五分之一。但疫情是如此严重，而且带来了诸多不确定，人们难道对此一无所知吗？

根据我们所掌握的知识，可以确定大多数曾经暴露于创伤性事件的人，会在早期表现出创伤性应激，但这并不意味着每个人都会受到创伤或会发展为PTSD。相反，这种情况恰恰说明创伤性应激是对极具挑战性事件的自然反应。对大多数人来说，疫情是源源不断的恐惧来源，它带来了困难与挑战。而在这种情况下，我们至少可以预测出一部分引发焦虑的因素。美国国家心理健康研究所（National Institute of Mental Health）所长约书亚·戈登（Joshua Gordon）在看到调查数据后曾表示："鉴于疫情现状，人们感到焦虑是对正在发生的事情的一种正常反应。"[8]

正如本书前文所述，大多数人在面对潜在创伤事件时，不会出现持续的创伤性应激。大多数人都具备复原力。换言之，对大多数人来说，当他们找到方法来灵活地应对事件带来的挑战时，创伤性应激症状会随之消散。在疫情期间，我们也再次看到这一点。疫情仍在持续，大多数人也已经找到应对的方法，他们之前所经历的焦虑、抑郁或应激已经开始消退。

同样，每个人的应激情况也不尽相同。每一个引发不安的事件都具有其独特之处，从多个角度看，新冠疫情与我们遇到的其他事件一样，具有多变性和多面性。我们很难对其进行归类，在初期尤其如此。它是一种创伤吗？会造成长期的应激吗？会产生丧亲问题吗？会是一场必将发生的灾难吗？更为复杂的是，疫情带给不同的人的影响也是不同的。

* * *

在早期，疫情几乎成为人们交谈的唯一话题。由于我的工作性质，回答记者们关于疫情的问题已然成为我工作的一部分。我经常这样回复他们：

> 对于大多数人来说，最重要的是要将应激水平降到最低。每个人都在尝试适应现状，包括对病毒传播以及被传染的担忧、自我隔离时的压力、供应短缺、照顾亲人，以及对未来的不确定性等。有些人需要应对关于疾病和死亡的恐惧、对亲人健康的担忧，以及显而易见的经济损失。要想克服这些压力、找到复原的途径，就需要思考自己面临的不断变化的情境，并运用我们已经掌握的所有工具。换句话说，我们需要变得灵活。[9]

但这并非易事。病毒的传播令人困惑和恐惧，特别是在早期，而媒体上疯传的恐怖预测只会加剧人们的恐慌。或许你已经猜到，我为人们开出的一剂良药正是灵活性思维。只要有机会，我就会重复我的"魔咒"：

疫情虽然造成了困难，但我们能应付得来。我们会渡过难关的。在面对所有我们能想象到的困境时，人类总能够表现出巨大的心理复原力，而这一次也是一样。

重申复原力悖论也同样重要。可以预见，新闻报道会开始强调能够激发复原力的主要特征。这类建议虽然初衷是好的，但很容易造成误导，也几乎不能起到什么作用。而我推荐的方法恰恰相反：

不存在所谓的"灵丹妙药"，也没有适合所有人的最佳应对方式。每一个特征、每一种资源、每一种行为都有其成本与收益。在一种情况下对一个人有效的方法，对另一个人或许就是无效的；甚至一种方法在换了一个时间或情境后，对原先有效的人也失去了效力。

当然，我也强调了要使用灵活性序列来解决这个悖论。

我们需要关注发生在我们身上的事情，调整我们的行为以适应情境需求，并进行监督反馈，确保我们所做的努力是有效的。如果方法不奏效，就需要改用其他方法。并且我们需要不断重复这一序列。生活不会停滞，疫情也不会永远如此。在前进途中，我们需要不断地调整和再调整。

＊ ＊ ＊

在经历了"9·11"事件之后，蕾娜表现出复原力。但她发现，疫情对她而言是更加困难的坎儿。在"9·11"事件发生后的数年内，她经历了一些生活变动。在这期间，她一直留在纽约，一边继续工作，一边尽力照顾她的家人。她很擅长自己所从事的工作，事业也蒸蒸日上。但她的婚姻却走到了尽头，这期间她的身体也出现比较严重的问题，免疫系统受到一定影响。但即便在最艰难的时候，她都尽可能地维持着正常的生活轨迹，并且缔结了另一段婚姻关系。虽然生活并不总是一帆风顺，但她觉得自己的心理状态非常好。

疫情带来的危机让她陷入恶性循环。由于自身免疫系统受损，她必须格外小心，避免被感染。随着纽约城市封锁升级，她感到越来越焦虑。直到最后，这种焦虑已经变得无法忍受，她也不知道该如何停止焦虑。这对蕾娜来说是一次不寻常的体验。在这之前，她一直具备非常清晰的灵活性思维。她很乐观和自信，无论面对何种挑战，基本上都能找到灵活的解决方案来应对。这种无助的感觉对她而言是陌生的，并且令她颇为困惑。

但蕾娜没有放弃，她坚持运用灵活性思维，并告诉自己最终会想出办法。她也的确找到了灵活解决的方法。她尝试了新的方法，一种之前她从未想过的方法：寻求治疗师的帮助。

这是属于蕾娜的"邪恶应对"策略。她从来不曾对心理治疗产生过兴趣，她也坦言对于这种方法有些不屑。但是她需要帮助，也非常清楚自己需要帮助。疫情之下，她无法亲自去往诊所与医师面对面沟通，所以她预约了线上的见面。治疗师帮助她分析了各个选项。蕾娜学会了管理焦虑的新技巧，通过努力，她再次找回自信和乐观。

治疗师还适时地帮助蕾娜意识到，她真正希望的是能离开这座城市。蕾娜一直认为自己至死都是个纽约人，离开似乎意味着背叛。治疗师告诉她，可以把离开看作是一个暂时性的选择。她的孩子已经长大，她和丈夫的工作都可以远程完成，而且她的健康问题也不容忽视，她需要休息。既然如此，为什么不休息一下呢？

蕾娜与丈夫讨论了这个可能性，随后，他们共同决定在离纽约几小时车程的地方租一个房子。显然，她做出了正确的选择。至少在她生命中的这个特定时刻，对这个特定的问题来说，这是个正确的选择。至于他们是否会继续留在城外，那将是另一个问题。蕾娜相信，等到时机成熟时，他们自然能够找到这个问题的答案。

* * *

我们认为，在疫情封锁期间，有一些非常实用的应对策略，包括依靠他人的支持、与身边的人建立联系、保持信息畅通、不过度沉迷于媒体消费、分散注意力，以及通过看电影或阅读等活动获得快乐和放松。目前的研究已经开始显示，进行家庭互动，通过电话或视频聊天及其他任何可用的方式，与朋友和同事保持联系，尽量减少被孤立感，在疫情之下尤为重要。

与往常一样，使用这些策略的关键在于灵活性序列的步骤：评估情境需求，从我们自己的技能储备中选择并应用能够满足情境需求的策略；监测策略效果，而后根据结果选择保持同一策略或是在必要时做出改变或调整。

这场疫情已经持续很长时间，让人更注意到具备动力、灵活性思维以及不断循环重复灵活性序列的重要性。而疫情看起来似乎无休无止，这就意味着不断会有新的情境需求出现，而这些需求也在不断变化。在不同情况下，不同的人所需要的有效策略不同，而且随着疫情进一步发展，同一个策略在不同时间点上对于同一个人的作用效果也会有差别。例如，在疫情之初，与社会保持联系几乎对所有人都很重要，但是，随着时间推移，当家庭成员就在不远处隔离时，我们也在寻求必要的途径来维持隐私和个人空间，以方便独处或安静地思考。

我和家人们也遇到了属于我们的挑战。先是我九十七岁的母亲患了轻微中风，需要住院治疗。高龄本身就是一大风险，我们都对此深感担忧。幸运的是，在我的兄弟弗雷德和艾伦的不懈努力下，她没有感染病毒，几天之后就回到了家中。但到了 2020 年 11 月，第二波疫情暴发时，弗雷德和我的母亲双双被检测出阳性。弗雷德只有轻微的症状，但母亲的情况却迅速恶化。此前，即便已经进入耄耋之年，她也一直充满活力，积极向上。但这次感染新冠病毒对她的打击非常大，几乎令她一蹶不振。当救护车来接她去医院时，我们已经做好了最坏的准备。

而最令人揪心的是没有人可以去看望她。而且，由于她身体虚弱且听力欠佳，我们也不能通过电话与她沟通，这令人苦恼至极，尤其是当我们从医护人员处得知母亲已经看起来像要放弃治疗的时候。医护人员告诉我们，母亲出现神志不清的情况且性格变得孤僻。一想到她在这种情形下要独自躺在医院的病床上面对这一切，我的心几乎都要碎了。

但我的兄弟们没有放弃。在很早之前，我就学会了不要把自己的心理学背景带入家庭生活中。无须我的任何提示，弗雷德已经建立了定期电话会议机制，这样一来，我们兄弟三人就能一起解决问题，找到灵活的解决方案。我们定期与医院的工作人员交谈，讨论用不同的方式与母亲沟通。我们集思广益，制定策略，努力支撑起她几近崩溃的情绪，鼓励她不要放弃希望和积极心态。我们还互相分享了我们能找到的关于病毒及疗法的信息。

当然，我们也有保持乐观的理由。在入院后不久，医生给母亲注射了含抗体血浆，看上去效果不错。几天后，母亲使用了刚刚获得 FDA 紧急使用授权的新药瑞德西韦（remdesivir）。临床试验表明，这种药物能有效缩短治疗时间及降低死亡率。我们希望新药能够给母亲带来活下去的动力，这是当前她最需要的。

历经诸多困难之后，母亲的状况终于趋于平稳，精神状态也开始好转。几周后，她被转移至一个康复机构，又过了一段时间，医生允许她出院回家。这简直是个奇迹。我们还不知道这会不会留下后遗症（对于她这样的高龄患者，一切皆有可能），但最重要也是最好的事情就是她能够回到自己的家中，和我们在一起，这也是她当时最迫切需要的。

* * *

在疫情期间，我常用来保持生活节奏的策略就是体育锻炼。我在公园里进行有氧跑以及长距离快走，这样可以让我保持身体健康及头脑清晰。但意想不到的是，在这期间我曾经两次住进医院。第一次是因为原本就计划好的手术，第二次则是因为急性阑尾炎。虽然两次都与新冠肺炎没有直接的关系，但在疫情期间，身处人满为患的医院还是会让人心有忌惮。但对我而言，最大的挑战不是手术，而是在手术之后我不能做运动。在恢复期间，别说剧烈的运动，我连跑和跳都做不到。这时候，我想到了我自己提出的建议，我需要灵活地处理，而我也做到了。我评估了情境的需求，制定了替代策略，减轻应激程度并维持正常的生活，同时监测这些策略是否行之有效。最终我成功地渡过困境。

* * *

在手术后的恢复期间，我想起了马伦。她在从脊髓损伤中恢复的过程里，从未因为创伤性应激而崩溃，也没有变得非常沮丧或焦虑。当然，她也会有一些感到绝望的时刻，但总体上她能够维持在平衡的状态。她专注于眼前的挑战，很乐观、自信，并不断灵活地寻找解决方案。很明显，马伦是有复原力的。当我向她提出这个概念时，她欣然认可。"是的，的确如此，我认为是这样的。"

她是个很谦虚的人，随即急忙补充说："如果说我从未感到焦虑或沮丧，那是不准确的。"

但她指的不是受伤之后的最初几年，在那个时间点上，创伤性应激或抑郁都是自然反应。她做到了果断、专注地应对挑战，她所向披靡，无人可挡。她想要表达的其实是后期，当她能够重新行走并回到剑桥大学继续学业以后的那段日子。回到学校后，她不得不面对日常生活压力，以及新增的、无可回避的由残疾和疼痛带来的负担。

此时的马伦还不能很好地控制右腿，如今她也依然不能完全正常地行走。一些对于普通人来说很简单的动作，比如缓慢地走过几个街区或爬一层楼梯，对马伦而言却是难上加难。然而，作为一个乐观的、善于解决问题的人，她继续努力寻求灵活的解决方案，以便能够在日常生活中做更多的事情。例如，她虽然走不远，但她发现自己可以轻松地驾驭自行车或者滑板车，这不仅扩大了她的活动范围，也有利于强身健体。

在完成剑桥大学的学业后，马伦移居美国，攻读临床心理学的博士学位。之后她结婚了，几年前生下一个漂亮的女孩，取名为安娜·索菲亚。如今的马伦已经是一名终身教授和临床医生。无论从哪个角度来看，她都过着充实而令人羡慕的生活。当然，她取得的每一项成就都需要一些推动力，需要她比别人付出更多一些的努力。马伦具备复原力，但她不是超人。有时，她也会被自己设定的目标压垮，但她仍然选择坚持下去。

当疫情暴发后，马伦和其他多数人一样，良好地适应了新的情境。她所面临的许多挑战，其他人也或多或少地遇到了。比如，确保自身安全，在家继续工作的同时辅导孩子学习，通过所有可行的方式与朋友和家人保持联系，尽可能地保证稳定的收入等。

由于身体原因，马伦需要应对独属于她的挑战。我想知道，疫情是否增加了她应对这些挑战的难度。当我问出这个问题后，我深刻地体会到她的乐观心态和聪明才智。

"因为身体的限制，我事实上并没有经历这场疫情。我认为从某些角度看，我（受伤后）在住院康复中度过的七个月，反而让我更有自信地处理隔离期间待在家里的时光。在康复住院期间，我千方百计地让自己忙碌起来，锻炼身体、做各种治疗、打电话、读书、听有声读物、接待访客、与其他病人交谈等。"

疫情要求人们自行居家隔离，这对马伦来说和休养无异。

"我花了很多时间和安娜·索菲亚一起做一些小项目。例如，我们创建了一个室内花园，互相给对方写小纸条。在隔离期以及整个夏天，我们度过了很多美好的时刻。"

而当应激出现时，她也找到了处理的方法。"因为一些原因，在隔离期间，我所住的大楼内的游泳池依然每日开放，我每天都去游泳，有时一天会去两次。这对缓解压力非常有帮助！"

* * *

对于杰德来说。疫情是他崎岖的未来之路上众多的坎坷之一。就在疫情暴发之前，他已经开始在一家康复医院进行为期一年的临床实习，完成实习后他就可以取得博士学位。这是一份全职实习，要求很高。杰德也正在付出努力。而后没过多久，疫情就让一切陷入了混乱。像许多人一样，他开始在家里工作，将与病人的线下面谈改为在线上进行。这种变化让人迷失方向，也带来了新的压力，但杰德再一次很好地适应了。

我知道杰德已经开始实习，也知道他的身体还没有完全恢复，症状仍不时出现。我询问了他的近况，他回答道："是的，我已经好多了，但症状仍然伴随着我。事实上，我此刻正感到剧烈的头疼。"

他依然和之前一样，努力地、大步地向前走。"我要学会和这些症状共处。"

这个"学习与之共处"的过程，让杰德收获了很多很多。几年前，在事故发生之前，他刚开始攻读硕士学位，他曾在有关创伤的文献中阅读过关于寻找存在意义之重要性的论文。他试着写下自己对于上帝和宇宙的思考。

但是，这次事故和随之而来的与病魔的长期斗争改变了一切。杰德重塑了自己。

"我必须把原先的想法彻底抛弃。我是自愿这么做的，而且是有意识这么做的，我告诉自己'不能再那么思考问题了'。我重新树立了我对因果关系的理解，如你所知，我的身上'发生了不好的事情'。我重新树立了世界观，我要专注于对家庭和人类的爱，我希望对这个领域、这门科学和这项事业做出奉献，成为有用的人。"

生活趋于稳定后，他找到了一种方法，通过曾经从事并仍将继续从事的针对创伤幸存者的工作，来体现他的世界观。最初吸引他进入这个领域的，正是他自己的经历。在开始这项事业之前，他非常谨慎地审视了自己的选择。他真的想走这条路吗？随着时间推移，他发现了一种令人满意的平衡。在康复医院的工作给他提供了继续从事研究和学术工作的机会，让他获得了一份充实的脑力工作，同时也让他能够回馈他人，为他人提供服务。最为重要的一点在于，杰德非常擅长帮助别人。尤其是他发现在他试图了解自己的病人正在经历何种挣扎的时候，自己的经历总是能为他提供独特的视野。

"我要好好利用这段经历。这几乎就像酗酒者在戒酒会上帮助其他酗酒者一样，就类似于这种模式。我找到了一种方法，让自己的经历也能派上用场。"为了说明这一点，杰德给我讲了一个故事。在疫情暴发之前，他刚开始实习的时候，一位病人来到他所在的机构。这名病人已出现明显的应激，他不停地哭泣，面对自己的受创伤情况，他难以调整情绪。杰德的主管提到，这位病人之前的治疗师正在休假，而病人此刻非常需要与人交谈。主管问杰德是否愿意去看看。于是，拄着拐杖的杰德走进了病人的房间。

"我们寒暄了几句之后，他看了看我，然后说：'行吧，我就跟你谈谈。至少我们势均力敌。'我立刻明白了他的意思。但似乎为了确认我听懂了他的话，他又重复了几遍。然后他接着说：'每个人（他的手势很多）都让我填类似问卷调查的表格，我看都不想看一眼。这些人，他们什么也没有失去。'"

杰德确实失去了很多，但他曾多次对我说，他也得到了很多。从十年前那个黑暗的夜晚，再到之后的康复、与自己的和解，还有新冠疫情，这些对杰德来说是一个不断发展的过程，他在这个过程中不断地重塑自己，不断地适应发生在他身上的事情。灵活性是这个过程的一个重要部分。

一开始，他只是模糊地意识到自己是如何做到应对得当的，他不知道自己是在利用灵活性思维，或在进行任何类似于启动灵活性序列的努力，他甚至都没有听说过这些概念。但他对自己的复原力的疑问以及身体上长期的痛苦，促使他开始探索这些概念。这些经历尽管很痛苦，却敦促他认真思考已经发生和即将发生的事情，以及他如何能与之共存。

在这一过程中，他得到了答案。他开始看到自己灵活适应的能力。他利用已经拥有的工具以及在过程中获取的新工具，更加有意识地、慎重且有效地应用灵活适应的能力。这有助于他的心理学学习，但我认为他学到的更多来源于他自己的亲身经历。从这个角度看，杰德别无选择。了解和厘清灵活性是如何运作的，似乎是他生存下去的唯一途径。只有这样，他才能从困境中走出来。虽然他仍在挣扎，但他已将自己的生活拉回正轨，并仍在不断进步。他知道，从某一刻起，无论接下来将发生什么，他总是能够找到一种方法走出困境。

致 谢

  感谢多年来参与我的研究及与我分享经验的各位勇敢的人。其中最重要的一位便是杰德·麦吉芬。当我第一次见到杰德时，我不曾想到有朝一日，他的故事会成为我的一本书的核心。我也没有想到他将成为我的生命中如此重要的一个人：首先是学生，然后是合作者，再然后是一位对我来说意义重大的朋友。我也非常感谢马伦·韦斯特法尔，感谢她与我的友谊以及她在谈论自己的经历时始终保持着的开放心态。还有很多人的故事，出于保护他们隐私的考虑，我无法在此一一提名感谢，但我的谢意并不会因此而减少。没有他们，我就不可能完成这本书。

  写这样一本书的想法我已经酝酿多年。有太多的人以这样或那样的方式帮助我完成这本书的写作，在此我恐怕无法一一提及。比如我亲爱的朋友和合作者艾萨克·加拉策-莱维，他的智慧以及慷慨的灵魂无人能及，他始终保持着开放心态与我进行讨论。感谢我的经纪人吉姆·莱文，他对这本书颇有信心，也帮助我确定了最初的提案。感谢 Basic Books 出版社的出色编辑埃里克·亨尼，感谢他提供了友好又犀利的专业见解。在写作之初，埃里克的专业意见就为我提供了巨大帮助；在完稿之后，他的见解更为本书增色良多。我想要向凯瑟琳·施特雷克富斯表达感谢，她完成了卓越的文稿润色工作，她的建议极具洞察力，有些甚至已经远远超出润色工作的范畴。当然，还要感谢我的妻子波莱特·罗伯茨，以及我的孩子拉斐尔和安吉，他们已经成年，我与他们进行了很多无限发人深省的谈话。我还要感谢理查德·麦克纳利，感谢他无畏的学术研究精神，以及向我推荐的诸多好书；感谢莉萨·费尔德曼·巴雷特的友谊和无双的智慧；感谢丹·吉尔伯特，在我最需要的时候提供支持和鼓励；感谢马泰奥·马尔加罗利的智慧、机智和无价的幽默。感谢温迪·利希滕塔尔，与我们进行多次讨论，您的临床洞察力堪称卓越；感谢我多年的好友达切尔·凯尔特纳，他总是随时准备着回答我提出的任何问题；感谢大卫·奥康纳慷慨地支持我的研究，并邀请我观看棒球比赛。

还有许多其他的朋友和同事，感谢他们与我分享自己的思考与见解，令我颇受启发。他们是：阿米莉亚·阿尔道、克里斯·布鲁温、理查德·布莱恩特、克里斯汀·查、伯纳德·张、塞西莉亚·郑、吉姆·科恩、崔西·丹尼斯-蒂瓦里、凯莉·多诺霍、唐纳德·埃德蒙森、艾丽丝·恩格尔哈德、克里斯·法根德斯、芭芭拉·弗雷德里克森、桑德罗·加利亚、詹姆斯·格罗斯、约翰·约斯特、克里斯·卡尼亚斯蒂、保罗·肯尼迪、安·克林、安妮特·拉格雷卡、埃纳特·莱维-吉吉、彼得·卢德、约书亚·梅尔曼、道格拉斯·门宁、朱迪·莫斯科维茨、珍妮·诺尔、安东尼·翁、露丝·帕特-霍伦茨克、贝内特·波特、戴夫·斯巴拉、诺姆·施内克、盖尔·谢普斯、泰勒·史密斯、莉娜·维尔德利、帕特里夏·沃森和西摩尔·魏因加滕。以及一些已经离我们而去的人：苏珊·福克曼、斯科特·利林费尔德、沃尔特·米歇尔和苏珊·诺伦-霍克塞马。

我也永远感谢我的学生，各位博士后和访问学者，在他们的努力下，我所在的实验室——哥伦比亚大学教育学院"丧失、创伤和情感"实验室已经成为新思想和批判性思维的熔炉。我还要特别感谢罗希尼·巴格罗迪亚、杰夫·伯克、查尔斯·伯顿、陈树泉（音）、卡琳·科夫曼、菲利帕·康诺利、埃丽卡·迪米尼奇、苏玛蒂·古普塔、安-克里斯汀·哈格、罗兰·哈特、侯伟凯（音）、桑迪·黄、凯瑟琳·拉兰德、龙侃（音）、珍妮·洛特曼、玛丽·伦多夫、菲奥娜·麦卡勒姆、安东尼·曼奇尼、劳拉·梅利、梅根·莫布斯、托尼·帕帕、夏洛特·菲佛、凯瑟琳娜·舒尔特布劳克斯和朱卓影（音），本书引用了他们的观点和思想。最后，我还要感谢在意大利的各位优秀的同事和合作者：维托里奥·伦佐、安东尼奥·马尔加罗利、玛丽娜·夸特罗帕尼和伊曼纽拉·赛塔，把他们放在最后致谢绝不是因为他们不重要。

注 释

引言 我为何安然无事?

1 这些故事选自大卫·比埃罗(David Biello)发布的在线调查"What Is a Medically Induced Coma and Why Is It Used?"所收集到的回答,《科学美国人》 (*Scientific American*),2011 年 1 月 10 日,www.scientificamerican.com/article/ what-is-a-medically-induced-coma。

2 D. M. Wade, C. R. Brewin, D. C. J. Howell, E. White, M. G. Mythen, and J. A. Weinman, "Intrusive Memories of Hallucinations and Delusions in Traumatized Intensive Care Patients: An Interview Study," *British Journal of Health Psychology* 20, no. 3 (2015): 613–631, https://doi.org/10.1111/bjhp.12109.

3 Susan A. Gelman, *The Essential Child: Origins of Essentialism in Everyday Thought* (New York: Oxford University Press, 2003).

第一章 发现创伤后应激障碍

1 Albert B. Lord, *The Singer of Tales* (Cambridge, MA: Harvard University Press, 1960).

2 Jonathan Shay, *Achilles in Vietnam: Combat Trauma and the Undoing of Character* (New York: Simon and Schuster, 1994).

3 Shay, *Achilles in Vietnam*.

4 Samuel Pepys, *The Diary of Samuel Pepys*, vol. 4, ed. Henry B. Wheatley (London: Bell and Sons, 1904 [1663]), 225.

5   Pepys, *Diary*, 4:190.

6   John Eric Erichsen, *On Railway and Other Injuries of the Nervous System*, (Philadelphia: Henry C. Lea, 1867).

7   F. Lamprecht and M. Sack, "Posttraumatic Stress Disorder Revisited," *Psychosomatic Medicine* 64, no. 2 (2002): 222–237.

8   Hermann Oppenheim, *Die traumatischen Neurosen nach den in der Nervenklinik der Charité in den letzten 5 Jahren gesammelten Beobachtungen* (Berlin: Verlag von August Hirschwald, 1889). 1892 年第二版，1918 年第三版。

9   Richard Norton-Taylor, "Executed World War I Soldiers to Be Given Pardons," *Guardian*, August 15, 2006.

10   Norton-Taylor, "Executed World War I Soldiers."

11   Jon Stallworthy, *Wilfred Owen* (Oxford: Oxford University Press, 1974).

12   *The Great War and the Shaping of the 20th Century*, episode 5, "Mutiny," KCET Television/British Broadcasting Company, 1996.

13   Wilfred Owen, *Wilfred Owen: Complete Works*, Delphi Poets Series (Hastings, UK: Delphi Classics, 2012).

14   Owen, *Complete Works*.

15   S. N. Garfinkel, J. L. Abelson, A. P. King, R. K. Sripada, X. Wang, L. M. Gaines, and I. Liberzon, "Impaired Contextual Modulation of Memories in PTSD: An fMRI and Psychophysiological Study of Extinction Retention and Fear Renewal," *Journal of Neuroscience* 34, no. 40 (2014): 13435.

16   有关精神障碍与医学疾病的启发性讨论，以及精神障碍的症状发展，参考：R. J. McNally, "The Ontology of Posttraumatic Stress Disorder: Natural Kind, Social Construction, or Causal System?," *Clinical Psychology: Science and Practice* 19, no. 3 (2012): 220–228, https:// doi.org/10.1111/cpsp.12001; R. J. McNally, D. J. Robinaugh, G. W. Y. Wu, L. Wang, M. K. Deserno, and D. Borsboom, "Mental Disorders as Causal Systems: A Network Approach to Posttraumatic Stress Disorder," *Clinical Psychological Science* 3, no. 6 (2015): 836–849, https://doi.org/10.1177/2167702614553230; D. Borsboom and A. O. J. Cramer, "Network Analysis: An Integrative Approach to the Structure of Psychopathology," *Annual Review of Clinical Psychology* 9 (2013): 91–121; D. Borsboom, A. O. J. Cramer, and A. Kalis, "Reductionism in Retreat," *Behavioral and Brain Sciences* 42 (2019): e32。

17   关于 PTSD 诊断标准问题，参考：J. J. Broman-Fulks, K. J. Ruggiero, B. A. Green, D. W. Smith, R. F. Hanson, D. G. Kilpatrick, and B. E. Saunders, "The Latent Structure of Posttraumatic Stress Disorder Among Adolescents," *Journal of Traumatic Stress* 22, no. 2 (2009): 146–152, https://doi.org/10.1002/

jts.20399; J. J. Broman-Fulks, K. J. Ruggiero, B. A. Green, D. G. Kilpatrick, C. K. Danielson, H. S. Resnick, and B. E. Saunders, "Taxometric Investigation of PTSD: Data from Two Nationally Representative Samples," *Behavior Therapy* 37, no. 4 (2006): 364–380, https://doi.org/10.1016/j.beth.2006.02.006。有关精神障碍维度的更广泛模型,参考:R. Kotov, C. J. Ruggero, R. F. Krueger, D. Watson, Q. Yuan, and M. Zimmerman, "New Dimensions in the Quantitative Classification of Mental Illness," *Archives of General Psychiatry* 68, no. 10 (2011): 1003–1011, https://doi.org/10.1001/archgenpsychiatry.2011.107; A. Caspi and T. Moffitt, "All for One and One for All: Mental Disorders in One Dimension," *American Journal of Psychiatry* 175, no. 9 (2018): 831–844, https://doi.org/10.1176/appi.ajp.2018.17121383; C. C. Conway, M. K. Forbes, K. T. Forbush, E. I. Fried, M. N. Hallquist, R. Kotov, S. N. Mullins-Sweatt, et al., "A Hierarchical Taxonomy of Psychopathology Can Transform Mental Health Research," *Perspectives on Psychological Science* 14, no. 3 (2019): 419–436, https://doi.org/10.1177/1745691618810696。

18　I. R. Galatzer-Levy and R. A. Bryant, "636,120 Ways to Have Posttraumatic Stress Disorder," *Perspectives on Psychological Science* 8, no. 6 (2013): 651–662, https://doi.org/10.1177/1745691613504115.

19　R. J. McNally, "Progress and Controversy in the Study of Posttraumatic Stress Disorder," *Annual Review of Psychology* 54 (2003): 229–252.

20　McNally, "Progress and Controversy."

21　G. M. Rosen, "Traumatic Events, Criterion Creep, and the Creation of Pretraumatic Stress Disorder," *Scientific Review of Mental Health Practice* 3, no. 2 (2004).

22　保守的估计通常使用回顾性报告和有限的创伤定义，即它只包括最突出的创伤性事件。参考：N. Breslau, H. D. Chilcoat, R. C. Kessler, and G. C. Davis, "Previous Exposure to Trauma and PTSD Effects of Subsequent Trauma: Results from the Detroit Area Survey of Trauma," *American Journal of Psychiatry* 156, no. 6 (1999): 902–907, https://doi.org/10.1176/ajp.156.6.902; F. H. Norris, "Epidemiology of Trauma: Frequency and Impact of Different Potentially Traumatic Events on Different Demographic Groups," *Journal of Consulting and Clinical Psychology* 60, no. 3 (1992): 409–418。这些研究具有局限性，人们的确会忘记创伤，也会经历研究列表中没有包括的创伤性事件。而研究使用了一些更为敏锐的方法，如持续多年在每周进行一次评估，这实际增加了一个假设，即被研究对象暴露于创伤性事件的频率要远高于日常。参考：K. M. Lalande and G. A. Bonanno, "Retrospective Memory Bias for the Frequency of Potentially Traumatic Events: A Prospective Study," *Psychological Trauma-Theory Research*

Practice and Policy 3, no. 2 (2011): 165–170, https://doi.org/10.1037/a0020847。

23 NBC 的节目 *Trauma* 在 2009 至 2010 年播出（见 www.nbc.com/trauma）。在线视频游戏 *Trauma* 由 Krystian Majewski 设计（见 www.traumagame.com）。

24 例如，参考 *Psychology Toda* 的网页："Trauma," www.psychologytoday.com/basics/trauma。

25 David J. Morris, *The Evil Hours* (New York: Houghton Mifflin Harcourt, 2015), 2, 42.

第二章 寻找复原力

1 C. S. Holling, "Resilience and Stability of Ecological Systems," *Annual Review of Ecology and Systematics* (1973): 1–23.

2 N. Garmezy and K. Neuchterlein, "Invulnerable Children: The Fact and Fiction of Competence and Disadvantage," *American Journal of Orthopsychiatry* 42 (1972): 328; J. Kagan, "Resilience in Cognitive Development," *Ethos* 3, no. 2(1975): 231–247; L. B. Murphy, "Coping, Vulnerability, and Resilience in Childhood," in *Coping and Adaptation*, ed. G. V. Coelho, D. A. Hamburg, and J. E. Adams, 69–100 (New York: Basic Books, 1974); Emmy E. Werner, Jessie M. Bierman, and Fern E. French, *The Children of Kauai: A Longitudinal Study from the Prenatal Period to Age Ten* (Honolulu: University of Hawaii Press, 1971).

3 M. Rutter, "Protective Factors in Children's Responses to Stress and Disadvantage," in *Primary Prevention of Psychopathology*, vol. 3, *Social Competence in Children*, ed. M. W. Kent and J. E. Rolf, 49–74 (Lebanon, NH: University Press of New England, 1979); Emmy E. Werner and Ruth S. Smith, *Vulnerable but Invincible: A Study of Resilient Children* (New York: McGraw-Hill, 1982); E. E. Werner, "Risk, Resilience, and Recovery: Perspectives from the Kauai Longitudinal Study," *Development and Psychopathology* 5, no. 4 (1993): 503–515.

4 Herbert G. Birch and Joan Dye Gussow, *Disadvantaged Children: Health, Nutrition, and School Failure* (New York: Harcourt, Brace, and World, 1970); Children's Defense Fund, *Maternal and Child Health Date Book: The Health of America's Children* (Washington, DC: US Government Printing Office, 1986); N. Garmezy, "Resiliency and Vulnerability to Adverse Developmental Outcomes Associated with Poverty," *American Behavioral Scientist* 34 (1991): 416–430.

5 J. G. Noll, L. A. Horowitz, G. A. Bonanno, P. K. Trickett, and F. W. Putnam, "Revictimization and Self-Harm in Females Who Experienced Childhood Sexual Abuse: Results from a Prospective Study," *Journal of Interpersonal Violence* 18,

no. 12 (2003): 1452–1471; Judith Herman, *Trauma and Recovery* (New York: Basic Books, 1992).

6   A. S. Masten, K. M. Best, and N. Garmezy, "Resilience and Development: Contributions from the Study of Children Who Overcome Adversity," *Development and Psychopathology* 2, no. 4 (1990): 425–444; Werner, "Risk, Resilience, and Recovery"; E. E. Werner, "Resilience in Development," *Current Directions in Psychological Science* 4, no. 3 (1995): 81–85; Suniya S. Luthar, ed., *Resilience and Vulnerability: Adaptation in the Context of Childhood Adversities* (New York: Cambridge University Press, 2003); M. Rutter, "Psychosocial Resilience and Protective Mechanisms," *American Journal of Orthopsychiatry* 57, no. 3 (1987): 316–331; S. Fergus and M. A. Zimmerman, "Adolescent Resilience: A Framework for Understanding Healthy Development in the Face of Risk," *Annual Review of Public Health* 26, no. 1 (2004): 399–419, https://doi.org/10.1146/annurev.publhealth.26.021304.144357; A. DiRago and G. Vaillant, "Resilience in Inner City Youth: Childhood Predictors of Occupational Status Across the Lifespan," *Journal of Youth and Adolescence* 36, no. 1 (2007): 61–70, https://doi.org/10.1007/s10964-006-9132-8.

7   A. M. Masten, "Ordinary Magic: Resilience Processes in Development," *American Psychologist* 56 (2001): 227–238. "超级儿童"一词曾出现于一本关于复原力的综述书籍中：S. E. Buggie, "Superkids of the Ghetto," *Contemporary Psychology* 40 (1995): 1164–1165。

8   Ann S. Masten, *Ordinary Magic: Resilience in Development* (New York: Guilford Publications, 2014).

9   Masten, "Ordinary Magic."

10   Masten et al., "Resilience and Development," 434.

11   Masten et al., "Resilience and Development."

12   Masten et al., "Resilience and Development," 434; M. S. Burton, A. A. Cooper, N. C. Feeny, and L. A. Zoellner, "The Enhancement of Natural Resilience in Trauma Interventions," *Journal of Contemporary Psychotherapy* 45, no. 4 (2015): 193–204.

13   George A. Bonanno, *The Other Side of Sadness*, rev. ed. (New York: Basic Books, 2019).

14   C. B. Wortman and R. C. Silver, "The Myths of Coping with Loss," *Journal of Consulting and Clinical Psychology* 57, no. 3 (1989): 349–357.

15   参考：G. A. Bonanno, D. Keltner, A. Holen, and M. J. Horowitz, "When Avoiding Unpleasant Emotions Might Not Be Such a Bad Thing: Verbal-Autonomic Response Dissociation and Midlife Conjugal Bereavement," *Journal of Personality*

and Social Psychology 69, no. 5 (1995): 975–989; G. A. Bonanno and D. Keltner, "Facial Expressions of Emotion and the Course of Conjugal Bereavement," *Journal of Abnormal Psychology* 106, no. 1 (1997): 126–137; D. Keltner and G. A. Bonanno, "A Study of Laughter and Dissociation: Distinct Correlates of Laughter and Smiling During Bereavement," *Journal of Personality and Social Psychology* 73, no. 4 (1997): 687–702; G. A. Bonanno, H. Znoj, H. I. Siddique, and M. J. Horowitz, "Verbal-Autonomic Dissociation and Adaptation to Midlife Conjugal Loss: A Follow-up at 25 Months," *Cognitive Therapy and Research* 23, no. 6 (1999): 605–624。

16 参考：Bonanno, *The Other Side of Sadness*。

17 Erica Goode and Emily Eakin, "Threats and Responses: The Doctors; Mental Health: The Profession Tests Its Limits," *New York Times*, September 11, 2002.

18 Sarah Graham, "9/11: The Psychological Aftermath," *Scientific American*, November 12, 2001.

19 Goode and Eakin, "Threats and Responses."

20 Graham, "9/11."

21 M. A. Schuster, B. D. Stein, L. H. Jaycox, R. L. Collins, G. N. Marshall, M. N. Elliott, A. J. Zhou, D. E. Kanouse, J. L. Morrison, and S. H. Berry, "A National Survey of Stress Reactions After the September 11, 2001, Terrorist Attacks," *New England Journal of Medicine* 345, no. 20 (2001): 1507–1512, https://doi.org/10.1056/NEJM200111153452024.

22 S. Galea, H. Resnick, J. Ahern, J. Gold, M. Bucuvalas, D. Kilpatrick, J. Stuber, and D. Vlahov, "Posttraumatic Stress Disorder in Manhattan, New York City, After the September 11th Terrorist Attacks," *Journal of Urban Health* 79, no. 3 (2002): 340–353.

23 S. Galea, J. Ahern, H. Resnick, D. Kilpatrick, M. Bucuvalas, J. Gold, and D. Vlahov, "Psychological Sequelae of the September 11 Terrorist Attacks in New York City," *New England Journal of Medicine* 346, no. 13 (2002): 982–987.

24 S. Galea, D. Vlahov, H. Resnick, J. Ahern, E. Susser, J. Gold, M. Bucuvalas, and D. Kilpatrick, "Trends of Probable Post-Traumatic Stress Disorder in New York City After the September 11 Terrorist Attacks," *American Journal of Epidemiology* 158, no. 6 (2003): 514–524.

25 Galea et al., "Trends of Probable Post-Traumatic Stress Disorder in New York City."

26 Goode and Eakin, "Threats and Responses."

27 Goode and Eakin, "Threats and Responses."

28 "Mycosis Fungoides: A Rash That Can Be Cancer," Stanford Health Care, March

24, 2014, https://stanfordhealthcare.org/newsroom/articles/2014/mycosis-fungoides.html.

29 H. S. Resnick, D. G. Kilpatrick, B. S. Dansky, B. E. Saunders, and C. L. Best, "Prevalence of Civilian Trauma and Posttraumatic Stress Disorder in a Representative National Sample of Women," *Journal of Consulting and Clinical Psychology* 61, no. 6 (1993): 984–991, https://doi.org/10.1037/0022-006X.61.6.984; C. Blanco, "Epidemiology of PTSD," in *Post-Traumatic Stress Disorder*, ed. D. J. Stein, M. Friedman, and C. Blanco, 49–74 (West Sussex, UK: Wiley Online Library, 2011); R. C. Kessler, A. Sonnega, E. Bromet, M. Hughes, and C. B. Nelson, "Posttraumatic Stress Disorder in the National Comorbidity Survey," *Archives of General Psychiatry* 52, no. 12 (1995): 1048–1060.

30 Patricia Resick, in Jennifer Daw, "What Have We Learned Since 9/11? Psychologists Share Their Thoughts on Lessons Learned and Where to Go from Here," *Monitor on Psychology* 33, no. 8 (September 2002), www.apa.org/monitor/sep02/learned.

31 许多创伤专家认为，在潜在创伤事件发生后的最初几周里，极端的创伤性应激是导致 PTSD 的一种临床状况。这一设想催生了一项独立的诊断类型，即急性应激障碍（acute stress disorder，简称 ASD），而建立这一诊断类型的目的在于识别和治疗早期严重的创伤应激反应。然而，研究未能证明 ASD 与后期 PTSD 的预测关系。只有大约20%曾暴露于潜在创伤事件的人符合 ASD 的标准，而这些人中的大多数并没有发展成 PTSD。换句话说，ASD 并不能可靠地预测哪些人随后会出现 PTSD。一些证据表明，ASD 依然有其作用，它可以识别具有极端的创伤性应激的人，并可让这些人尽早寻求治疗。但这项研究只关注寻求治疗的人，并没有评估另外一种可能性，即由于大多数符合 ASD 标准的人都能够自行康复，所以不必要的临床干预反而会给一部分人造成伤害。关于 ASD 的更多信息，参考：R. A. Bryant, "The Current Evidence for Acute Stress Disorder," *Current Psychiatry Reports* 20, no. 12 (2018): 111。心理治疗的有害因素，参考：S. O. Lilienfeld, "Psychological Treatments That Cause Harm," *Perspectives on Psychological Science* 2, no. 1 (2007): 53–70。

32 Elizabeth F. Howell, *The Dissociative Mind* (New York: Routledge, 2013), 4.

33 Jasmin Lee Cori, *Healing from Trauma: A Survivor's Guide to Understanding Your Symptoms and Reclaiming Your Life* (New York: Da Capo, 2008).

34 Mark Epstein, *The Trauma of Everyday Life* (New York: Penguin, 2013), 1.

35 J. Shedler, M. Mayman, and M. Manis, "The Illusion of Mental Health," *American Psychologist* 48, no. 11 (1993): 1117–1131.

36 A. Tversky and D. Kahneman, "Judgment Under Uncertainty: Heuristics and Biases," *Science* 185, no. 4157 (1974): 1124–1131, https://doi.org/10.1126/

science.185.4157.1124.

37   Amos Tversky and Daniel Kahneman, "Evidential Impact of Base Rates," in *Judgment Under Uncertainty: Heuristics and Biases*, ed. Daniel Kahneman, Paul Slovic, and Amos Tversky, 153–163 (Cambridge: Cambridge University Press, 1982).

38   Tversky and Kahneman, "Evidential Impact of Base Rates"; Derek J. Koehler, Lyle Brenner, and Dale Griffin, "The Calibration of Expert Judgment: Heuristics and Biases Beyond the Laboratory," in *Heuristics and Biases: The Psychology of Intuitive Judgment*, ed. Thomas Gilovich, Dale W. Griffin, and Daniel Kahneman, 686–715 (Cambridge: Cambridge University Press, 2002); S. Ægisdóttir, M. J. White, P. M. Spengler, A. S. Maugherman, L. A. Anderson, R. S. Cook, C. N. Nichols, et al., "The Meta-Analysis of Clinical Judgment Project: Fifty-Six Years of Accumulated Research on Clinical Versus Statistical Prediction," *Counseling Psychologist* 34, no. 3 (2006): 341–382; J. Z. Ayanian and D. M. Berwick, "Do Physicians Have a Bias Toward Action? A Classic Study Revisited," *Medical Decision Making* 11, no. 3 (1991): 154–158, https://doi.org/10.1177/0272989X9101100302; P. Msaouel, T. Kappos, A. Tasoulis, A. P. Apostolopoulos, I. Lekkas, E.-S. Tripodaki, and N. C. Keramaris, "Assessment of Cognitive Biases and Biostatistics Knowledge of Medical Residents: A Multicenter, Cross-Sectional Questionnaire Study," *Medical Education Online* 19 (2014), https://doi.org/10.3402/meo.v19.23646; A. S. Elstein, "Heuristics and Biases: Selected Errors in Clinical Reasoning," *Academic Medicine* 74, no. 7 (1999); H. N. Garb, "The Representativeness and Past-Behavior Heuristics in Clinical Judgment," *Professional Psychology: Research and Practice* 27, no. 3 (1996): 272–277, https://doi.org/10.1037/0735-7028.27.3.272.

39   Garb, "Representativeness and Past-Behavior Heuristics."

40   K. Hek, A. Demirkan, J. Lahti, A. Terracciano, A. Teumer, M. C. Cornelis, N. Amin, et al., "A Genome-Wide Association Study of Depressive Symptoms," *Biological Psychiatry* 73, no. 7 (2013): 667–678, https://doi.org/10.1016/j.biopsych.2012.09.033; S. Tomitaka, Y. Kawasaki, K. Ide, H. Yamada, H. Miyake, and T. A. Furukawa, "Distribution of Total Depressive Symptoms Scores and Each Depressive Symptom Item in a Sample of Japanese Employees," *PLoS ONE* 11, no. 1 (2016): e0147577–e0147577, https://doi.org/10.1371/journal.pone.0147577.

41   G. A. Bonanno, "Loss, Trauma, and Human Resilience: Have We Underestimated the Human Capacity to Thrive After Extremely Aversive Events?" *American Psychologist* 59, no. (2004): 20–28.

42 I. R. Galatzer-Levy, S. A. Huang, and G. A. Bonanno, "Trajectories of Resilience and Dysfunction Following Potential Trauma: A Review and Statistical Evaluation," *Clinical Psychology Review* 63 (2018): 41–55.

43 Naval Health Research Center, "The Largest DoD Population-Based Military Health Study Launched Next Survey Cycle, Hopes to Enroll Military Members and Spouses," press release, July 19, 2011.

44 参考：G. A. Bonanno, A. D. Mancini, J. L. Horton, T. Powell, C. A. LeardMann, E. J. Boyko, T. S. Wells, T. I. Hooper, G. Gackstetter, and T. C. Smith, "Trajectories of Trauma Symptoms and Resilience in Deployed U.S. Military Service Members: A Prospective Cohort Study," *British Journal of Psychiatry* 200 (2012): 317–323。也可参考：C. J. Donoho, G. A. Bonanno, B. Porter, L. Kearney, and T. M. Powell, "A Decade of War: Prospective Trajectories of Posttraumatic Stress Disorder Symptoms Among Deployed US Military Personnel and the Influence of Combat Exposure," *American Journal of Epidemiology* 186, no. 12 (2017): 1310–1318, https://doi.org/10.1093/aje/kwx318。

45 T. A. DeRoon-Cassini, A. D. Mancini, M. D. Rusch, and G. A. Bonanno, "Psychopathology and Resilience Following Traumatic Injury: A Latent Growth Mixture Model Analysis," *Rehabilitation Psychology* 55, no. 1 (2010): 1–11, https://doi.org/10.1037/a0018601; R. A. Bryant, A. Nickerson, M. Creamer, M. O' Donnell, D. Forbes, I. Galatzer-Levy, A. C. McFarlane, and D. Silove, "Trajectory of Post-Traumatic Stress Following Traumatic Injury: 6-Year Follow-up," *British Journal of Psychiatry* 206, no. 5 (2015): 417–423, https://doi.org/10.1192/bjp.bp.114.145516; G. A. Bonanno, P. Kennedy, I. R. Galatzer-Levy, P. Lude, and M. L. Elfström, "Trajectories of Resilience, Depression, and Anxiety Following Spinal Cord Injury," *Rehabilitation Psychology* 57, no. 3 (2012): 236–247, https://doi.org/10.1037/a0029256.

46 有关癌症患者的心理康复轨迹，参考：C. L. Burton, I. R. Galatzer-Levy, and G. A. Bonanno, "Treatment Type and Demographic Characteristics as Predictors for Cancer Adjustment: Prospective Trajectories of Depressive Symptoms in a Population Sample," *Health Psychology* 34 (2015): 602–609, https://doi.org/10.1037/hea0000145; W. W. T. Lam, G. A. Bonanno, A. D. Mancini, S. Ho, M. Chan, W. K. Hung, A. Or, and R. Fielding, "Trajectories of Psychological Distress Among Chinese Women Diagnosed with Breast Cancer," *Psycho-Oncology* 19, no. 10 (2010): 1044–1051, https://doi.org/10.1002/pon.1658。有关心脏病康复轨迹，参考：I. R. Galatzer-Levy and G. A. Bonanno, "Optimism and Death: Predicting the Course and Consequences of Depression Trajectories in Response to Heart Attack," *Psychological Science* 24, no. 12 (2014): 2177–2188, https://

doi.org/10.1177/0956797614551750; L. Meli, J. L. Birk, D. Edmondson, and G. A. Bonanno, "Trajectories of Posttraumatic Stress Symptoms in Patients with Confirmed and Rule-Out Acute Coronary Syndrome," *General Hospital Psychiatry* 62 (2019)。

47 有关最新的丧亲研究，参考：F. Maccallum, I. R. Galatzer-Levy, and G. A. Bonanno, "Trajectories of Depression Following Spousal and Child Bereavement: A Comparison of the Heterogeneity in Outcomes," *Journal of Psychiatric Research* 69 (2015): 72–79, https://doi.org/10.1016/j.jpsychires.2015.07.017; G.A. Bonanno and M. Malgaroli, "Trajectories of Grief: Comparing Symptoms from the DSM-5 and ICD-11 Diagnoses," *Depression and Anxiety* 37, no. 1 (2020): 17–25。关于离婚和失业的最新研究，参考：M. Malgaroli, I. R. Galatzer-Levy, and G. A. Bonanno, "Heterogeneity in Trajectories of Depression in Response to Divorce Is Associated with Differential Risk for Mortality," *Clinical Psychological Science* 5, no. 5 (2017): 843–850, https://doi.org/10.1177/2167702617705951; C. A. Stolove, I. R. Galatzer-Levy, and G. A. Bonanno, "Emergence of Depression Following Job Loss Prospectively Predicts Lower Rates of Reemployment," *Psychiatry Research* 253 (2017): 79–83。

第三章 显而易见

1 I. R. Galatzer-Levy, S. H. Huang, and G. A. Bonanno, "Trajectories of Resilience and Dysfunction Following Potential Trauma: A Review and Statistical Evaluation," *Clinical Psychology Review* 63 (2018): 41–55, https://doi.org/10.1016/j.cpr.2018.05.008.

2 F. H. Norris, M. J. Friedman, and P. J. Watson, "60,000 Disaster Victims Speak. Part II: Summary and Implications of the Disaster Mental Health Research," *Psychiatry-Interpersonal and Biological Processes* 65, no. 3 (2002): 240–260, https://doi.org/10.1521/psyc.65.3.240.20169.

3 G. A. Bonanno, S. Galea, A. Bucciarelli, and D. Vlahov, "Psychological Resilience After Disaster: New York City in the Aftermath of the September 11th Terrorist Attack," *Psychological Science* 17, no. 3 (2006): 181–186, https://doi.org/10.1111/j.1467-9280.2006.01682.x.

4 C. J. Donoho, G. A. Bonanno, B. Porter, L. Kearney, and T. M. Powell, "A Decade of War: Prospective Trajectories of Posttraumatic Stress Disorder Symptoms Among Deployed US Military Personnel and the Influence of Combat Exposure," *American Journal of Epidemiology* 186, no. 12 (2017): 1310–1318, https://doi.

org/10.1093/aje/kwx318.

5　关于创伤的严重程度对创伤结果的影响，参考：C. R. Brewin, B. Andrews, and J. D. Valentine, "Meta-Analysis of Risk Factors for Posttraumatic Stress Disorder in Trauma-Exposed Adults," *Journal of Consulting and Clinical Psychology* 68, no. 5 (2000): 748–766; E. J. Ozer, S. R. Best, T. L. Lipsey, and D. S. Weiss, "Predictors of Posttraumatic Stress Disorder and Symptoms in Adults: A Meta-Analysis," *Psychological Bulletin* 129, no. 1 (2003): 52–73。关于其他影响创伤的因素，参考：E. Levy-Gigi, G. A. Bonanno, A. R. Shapiro, G. Richter-Levin, S. Kéri, and G. Sheppes, "Emotion Regulatory Flexibility Sheds Light on the Elusive Relationship Between Repeated Traumatic Exposure and Posttraumatic Stress Disorder Symptoms," *Clinical Psychological Science* 4, no. 1 (2015): 28–39。关于报告创伤的严重程度没有影响的研究示例，参考：A. Boals, Z. Trost, E. Rainey, M. L. Foreman, and A. M. Warren, "Severity of Traumatic Injuries Predicting Psychological Outcomes: A Surprising Lack of Empirical Evidence," *Journal of Anxiety Disorders* 50, (2017): 1–6, https://doi.org/10.1016/j.janxdis.2017.04.004; Y. Neria, A. Besser, D. Kiper, and M. Westphal, "A Longitudinal Study of Posttraumatic Stress Disorder, Depression, and Generalized Anxiety Disorder in Israeli Civilians Exposed to War Trauma," *Journal of Traumatic Stress* 23, no. 3 (2010):322–330。

第四章　复原力悖论

1　通俗读物、网站和媒体中提及的复原力预测因素是从以下内容中整理得来的：Sheryl Sandberg and Adam Grant, *Option B: Facing Adversity, Building Resilience, and Finding Joy* (New York: Knopf, 2017); Zelana Montminy, *21 Days to Resilience: How to Transcend the Daily Grind, Deal with the Tough Stuff, and Discover Your Inner Strength* (New York: HarperOne, 2016); Elaine Miller-Karas, *Building Resilience to Trauma: The Trauma and Community Resiliency Models* (New York: Routledge, 2015); Steven M. Southwick and Dennis S. Charney, *Resilience: The Science of Mastering Life's Greatest Challenges* (Cambridge: Cambridge University Press, 2012); Glenn R. Schiraldi, *The Resilience Workbook: Essential Skills to Recover from Stress, Trauma, and Adversity* (Oakland, CA: New Harbinger, 2017); Donald Robertson, *Build Your Resilience: CBT, Mindfulness and Stress Management to Survive and Thrive in Any Situation* (London: Hodder Education, 2012); Kelly Ann McNight, *The Resilience Way: Overcome the Unexpected and Build an Extraordinary Life...*

on Your Own Terms! (independently published, 2019)。网站及杂志文章包含以下内容：Romeo Vitelli, "What Makes Us Resilient?," *Psychology Today*, April 10, 2018, www.psychologytoday.com/us/blog/media-spotlight/201804/what-makes-us-resilient; Kendra Cherry, "Characteristics of Resilient People," *Very Well Mind*, April 28, 2020, www.verywellmind.com/characteristics-of-resilience-2795062; Brad Waters, "10 Traits of Emotionally Resilient People," *Psychology Today*, May 21, 2013, www.psychologytoday.com/us/blog/design-your-path/201305/10-traits-emotionally-resilient-people; Kendra Cherry, "10 Ways to Build Your Resilience," *Very Well Mind*, January 24, 2020, www.verywellmind.com/ways-to-become-more-resilient-2795063; Leslie Riopel, "Resilient Skills, Factors and Strategies of the Resilient Person," *Positive Psychology*, September 19, 2020, https://positivepsychology.com/resilience-skills; "What Makes Some People More Resilient Than Others," *Exploring Your Mind*, June 5, 2016, https://exploringyourmind.com/makes-people-resilient-others; Allan Schwartz, "Are You Emotionally Resilient?," *Mental Help* (blog), October 12, 2019, www.mental help.net/blogs/are-you-emotionally-resilient; LaRae Quy, "4 Powerful Ways You Can Make Yourself More Resilient—Now," *The Ladders*, January 11, 2019, www.theladders.com/career-advice/4-powerful-ways-you-can-make-yourself-more-resilient-now; "5 Steps to a More Resilient You," *Psych Central*, January 30, 2011, https://psychcentral.com/blog/5-steps-to-a-more-resilient-you#1; "Being Resilient," *Your Life Your Voice*, October 16, 2019, www.yourlifeyourvoice.org/Pages/tip-being-resilient.aspx。

2　J. F. P. Peres, A. Moreira-Almeida, A. G. Nasello, and H. G. Koenig, "Spirituality and Resilience in Trauma Victims," *Journal of Religion and Health* 46, no. 3 (2007): 343–350 (quote from 343), https://doi.org/10.1007/s10943-006-9103-0.

3　Olivia Goldhill, "Psychologists Have Found That a Spiritual Outlook Makes Humans More Resilient," *Quartz*, January 30, 2016, https://qz.com/606564/psychologists-have-found-that-a-spiritual-outlook-makes-humans-universally-more-resilient-to-trauma.

4　关于这个问题的更多资料，参考：H. R. Moody, "Is Religion Good for Your Health?," *Gerontologist* 46, no. 1 (2006): 147–149; J. T. Moore and M. M. Leach, "Dogmatism and Mental Health: A Comparison of the Religious and Secular," *Psychology of Religion and Spirituality* 8, no. 1 (2016): 54。

5　参考：J. H. Wortmann, C. L. Park, and D. Edmondson, "Trauma and PTSD Symptoms: Does Spiritual Struggle Mediate the Link?," *Psychological Trauma: Theory, Research, Practice and Policy* 3, no. 4 (2011): 442–452, https://doi.org/10.1037/a0021413; N. Caluori, J. C. Jackson, K. Gray, and M. Gelfand, "Conflict Changes

How People View God," *Psychological Science* 31, no. 3 (2020): 280–292, https://doi.org/10.1177/0956797619895286。

6　R. W. Thompson, D. B. Arnkoff, and C. R. Glass, "Conceptualizing Mindfulness and Acceptance as Components of Psychological Resilience to Trauma," *Trauma, Violence, and Abuse* 12, no. 4 (2011): 220–235.

7　R. A. Baer, G. T. Smith, J. Hopkins, J. Krietemeyer, and L. Toney, "Using Self-Report Assessment Methods to Explore Facets of Mindfulness," *Assessment* 13, no. 1 (2006): 27–45.

8　关于正念对健康的促进作用，参考：R. J. Davidson, J. KabatZinn, J. Schumacher, M. Rosenkranz, D. Muller, S. F. Santorelli, F. Urbanowski, A. Harrington, K. Bonus, and J. F. Sheridan, "Alterations in Brain and Immune Function Produced by Mindfulness Meditation," *Psychosomatic Medicine* 65, no. 4 (2003)。也可参考：K. W. Brown, R. M. Ryan, and J. D. Creswell, "Mindfulness: Theoretical Foundations and Evidence for Its Salutary Effects," *Psychological Inquiry* 18, no. 4 (2007): 211–237; J. D. Creswell, "Mindfulness Interventions," *Annual Review of Psychology* 68 (2017): 491–516; J. Suttie, "Five Ways Mindfulness Meditation Is Good for Your Health," *Greater Good Magazine*, October 2018, https://greatergood.berkeley.edu/article/item/five_ways_mindfulness_meditation_is_good_for_your_health。

9　关于正念作为临床干预手段的益处，参考：J. D. Teasdale, Z. V. Segal, J. M. G. Williams, V. A. Ridgeway, J. M. Soulsby, and M. A. Lau, "Prevention of Relapse/Recurrence in Major Depression by Mindfulness-Based Cognitive Therapy," *Journal of Consulting and Clinical Psychology* 68, no. 4 (2000): 615; S. G. Hofmann, A. T. Sawyer, A. A. Witt, and D. Oh, "The Effect of Mindfulness-Based Therapy on Anxiety and Depression: A Meta-Analytic Review," *Journal of Consulting and Clinical Psychology* 78, no. 2 (2010): 169–183, https://doi.org/10.1037/a0018555; B. Khoury, T. Lecomte, G. Fortin, M. Masse, P. Therien, V. Bouchard, M.-A. Chapleau, K. Paquin, and S. G. Hofmann, "Mindfulness-Based Therapy: A Comprehensive Meta-Analysis," *Clinical Psychology Review* 33, no. 6 (2013): 763–771; J. D. Creswell, "Mindfulness Interventions," *Annual Review of Psychology* 68 (2017): 491–516。

10　R. W. Thompson, D. B. Arnkoff, and C. R. Glass, "Conceptualizing Mindfulness and Acceptance as Components of Psychological Resilience to Trauma," *Trauma, Violence, and Abuse* 12, no. 4 (2011): 220–235.

11　援引自：N. T. Van Dam, M. K. van Vugt, D. R. Vago, L. Schmalzl, C. D. Saron, A. Olendzki, T. Meissner, et al., "Mind the Hype: A Critical Evaluation and Prescriptive Agenda for Research on Mindfulness and Meditation," *Perspectives*

on Psychological Science 13, no. 1 (2018): 36–61。关于正念冥想的作用，参考：
M. K. Lustyk, N. Chawla, R. Nolan, and G. Marlatt, "Mindfulness Meditation
Research: Issues of Participant Screening, Safety Procedures, and Researcher
Training," *Advances in Mind-Body Medicine* 24, no. 1 (2009): 20–30。

12　我们将在本书后文中着重讨论这些因素，更多关于预测因素的信息和研究论据，
　　参考：G. A. Bonanno, M. Westphal, and A. D. Mancini, "Resilience to Loss and
Potential Trauma," *Annual Review of Clinical Psychology* 7 (2011), https://doi.
org/10.1146/annurev-clinpsy-032210-104526; G. A. Bonanno, C. R. Brewin, K.
Kaniasty, and A. M. La Greca, "Weighing the Costs of Disaster: Consequences,
Risks, and Resilience in Individuals, Families, and Communities," *Psychological
Science in the Public Interest* 11, no. 1 (2010): 1–49; G. A. Bonanno, S. A.
Romero, and S. I. Klein, "The Temporal Elements of Psychological Resilience: An
Integrative Framework for the Study of Individuals, Families, and Communities,"
Psychological Inquiry 26, no. 2 (2015): 139–169, https://doi.org/10.1080/104784
0X.2015.992677。关于复原力和其他轨迹的区别，参考：K. Schultebraucks, K. W.
Choi, I. G. Galatzer-Levy, and G. A. Bonanno, "Discriminating Heterogeneous
Trajectories of Resilience and Depression After Major Stressors Using Polygenic
Scores: A Deep Learning Approach," *JAMA Psychiatry* (in press)。

13　为了说明清楚，我简化了效应量的概念。这点比我已经提过的要更为复杂。在
　　某些类型的统计分析中，要想确定效应量并非易事，例如，在这些类型的分析
　　中我们只能计算代理效应量。此外，值得注意的是，仅有一两个预测因子得以
　　检测时，效应量似乎偏大。这是因为未考虑其他对预测复原力可能有影响的关
　　联因素。倘若我们能够在同一分析中检测多个潜在预测因子，即进行所谓的多
　　变量分析，我们便可以增加总方差解释。也就是说，我们可以更好地解释对象
　　有无复原力。然而，由于多个预测因子往往在一定程度上相互关联，所以任一
　　预测因子的解释部分通常会变小。

14　关于这些预测因素以及研究论据质量的讨论，参考：Bonanno et al., "Resilience
to Loss and Potential Trauma"; Bonanno et al., "Weighing the Costs of
Disaster"; and Bonanno et al., "The Temporal Elements of Psychological
Resilience"。

15　W. Mischel and Y. Shoda, "A Cognitive-Affective System Theory of Personality:
Reconceptualizing Situations, Dispositions, Dynamics, and Invariance in
Personality Structure," *Psychological Review* 102, no. 2 (1995): 246–268, https://
doi.org/10.1037/0033-295X.102.2.246; W. Mischel, "Toward a Cognitive Social
Learning Reconceptualization of Personality," *Psychological Review* 80, no. 4
(1973): 252–283, https://doi.org/10.1037/h0035002; W. Mischel, Y. Shoda, and
R. Mendoza-Denton, "Situation-Behavior Profiles as a Locus of Consistency in

Personality," *Current Directions in Psychological Science* 11, no. 2 (2002): 50–54; W. Mischel, *The Marshmallow Test: Why Self-Control Is the Engine of Success* (New York: Little, Brown, 2014).

16 有关自然界中的成本—收益分析讨论，参考：T. Kalisky, E. Dekel, and U. Alon, "Cost-Benefit Theory and Optimal Design of Gene Regulation Functions," *Physical Biology* 4, no. 4 (2007): 229; H. A. Orr, "The Genetic Theory of Adaptation: A Brief History," *Nature Reviews Genetics* 6, no. 2 (2005): 119–127, https://doi.org/10.1038/nrg1523; J. S. Brown and T. L. Vincent, "Evolution of Cooperation with Shared Costs and Benefits," *Proceedings of the Royal Society B: Biological Sciences* 275, no. 1646 (2008): 1985–1994; A. V. Georgiev, A. C. E. Klimczuk, D. M. Traficonte, and D. Maestripieri, "When Violence Pays: A Cost-Benefit Analysis of Aggressive Behavior in Animals and Humans," *Evolutionary Psychology* 11, no. 3 (2013): 678–699。

17 Charles Darwin, *On the Origin of Species, by Means of Natural Selection* (London: John Murray, 1859).

18 达尔文给植物学家阿萨·格雷（Asa Gray）的信，4 月 3 日，1860 年，The Darwin Correspondence Project, University of Cambridge, www.darwinproject. ac.uk /letter/DCP-LETT-2743.xml。

19 Charles Darwin, *The Descent of Man, and Selection in Relation to Sex* (London: John Murray, 1871).

20 Darwin, *Descent of Man*, 141.

21 Richard O. Prum, *The Evolution of Beauty: How Darwin's Forgotten Theory of Mate Choice Shapes the Animal World* (New York: Penguin Random House, 2017); M. Petrie and T. Halliday, "Experimental and Natural Changes in the Peacock's (*Pavo cristatus*) Train Can Affect Mating Success," *Behavioral Ecology and Sociobiology* 35, no. 3 (1994): 213–217, https://doi.org/10.1007/BF00167962.

22 长久以来，人们一直认为，猎豹之所以停止奔跑是由于体温过高，但越来越多的研究表明，它们实则是出现了类似于严重的应激反应的情况。相关内容可参考：R. S. Hetem, D. Mitchell, B. A. de Witt, L. G. Fick, L. C. R. Meyer, S. K. Maloney, and A. Fuller, "Cheetah Do Not Abandon Hunts Because They Overheat," *Biology Letters* 9, no. 5 (2013): 20130472, https://doi.org/10.1098/rsbl.2013.0472; T. Y. Hubel, J. P. Myatt, N. R. Jordan, O. P. Dewhirst, J. W. McNutt, and A. M. Wilson, "Energy Cost and Return for Hunting in African Wild Dogs and Cheetahs," *Nature Communications* 7, no. 1 (2016): 11034, https://doi.org/10.1038/ncomms11034; R. Nuwer, "Cheetahs Spend 90 Percent of Their Days Sitting Around," *Smithsonian*, October 2014; "Adaptations to Speed," Dell

Cheetah Center, Zambia, www.dccafrica.co.za/cheetah-facts/adaptations-to-speed。

23 关于应对和情绪调节的分类，参考：A. Aldao and S. Nolen-Hoeksema, "When Are Adaptive Strategies Most Predictive of Psychopathology?," *Journal of Abnormal Psychology* 121, no. 1 (2012): 276–281, https://doi.org/10.1037/a0023598; C. A. Smith, K. A. Wallston, K. A. Dwyer, and W. Dowdy, "Beyond Good and Bad Coping: A Multidimensional Examination of Coping with Pain in Persons with Rheumatoid Arthritis," *Annals of Behavioral Medicine* 19, no. 1 (1997): 11–21。

24 有关该研究细节，参考：J. E. Schwartz, J. Neale, C. Marco, S. S. Shiffman, and A. A. Stone, "Does Trait Coping Exist? A Momentary Assessment Approach to the Evaluation of Traits," *Journal of Personality and Social Psychology* 77, no. 2 (1999): 360–369, https://doi.org/10.1037/0022-3514.77.2.360; A. A. Stone, J. E. Schwartz, J. M. Neale, S. Shiffman, C. A. Marco, M. Hickcox, J. Paty, L. S. Porter, and L. J. Cruise, "A Comparison of Coping Assessed by Ecological Momentary Assessment and Retrospective Recall," *Journal of Personality and Social Psychology* 74, no. 6 (1998): 1670。

25 关于该研究的信息，参考：J. L. Austenfeld and A. L. Stanton, "Coping Through Emotional Approach: A New Look at Emotion, Coping, and Health-Related Outcomes," *Journal of Personality* 72, no. 6 (2004): 1335–1364, https://doi.org/10.1111/j.1467-6494.2004.00299; J. Smyth and S. J. Lepore, *The Writing Cure: How Expressive Writing Promotes Health and Emotional Well-Being* (Washington, DC: American Psychological Association, 2002); B. E. Compas, C. J. Forsythe, and B. M. Wagner, "Consistency and Variability in Causal Attributions and Coping with Stress," *Cognitive Therapy and Research* 12, no. 3 (1988): 305–320, https://doi.org/10.1007/bf01176192; D. G. Kaloupek, H. White, and M. Wong, "Multiple Assessment of Coping Strategies Used by Volunteer Blood Donors: Implications for Preparatory Training," *Journal of Behavioral Medicine* 7, no. 1 (1984): 35–60, https://doi.org/10.1007/BF00845346。

26 T. L. Webb, E. Miles, and P. Sheeran, "Dealing with Feeling: A Meta-Analysis of the Effectiveness of Strategies Derived from the Process Model of Emotion Regulation," *Psychological Bulletin* 138, no. 4 (2012): 775–808, https://doi.org/10.1037/a0027600.

27 G. Hein, G. Silani, K. Preuschoff, C. D. Batson, and T. Singer, "Neural Responses to Ingroup and Outgroup Members' Suffering Predict Individual Differences in Costly Helping," *Neuron* 68, no. 1 (2010): 149–160, https://doi.org/10.1016/j.neuron.2010.09.003; James C. Coyne, Camille B. Wortman, and

Darrin R. Lehman, "The Other Side of Support: Emotional Overinvolvement and Miscarried Helping," in *Marshaling Social Support: Formats, Processes, and Effects*, ed. Benjamin H. Gottlieb, 305–330 (Thousand Oaks, CA: Sage, 1988); J. C. Coyne, "Depression and the Response of Others," *Journal of Abnormal Psychology* 85 (1976): 186–193, https://doi.org/10.1037/0021-843X.85.2.186; E. D. Diminich and G. A. Bonanno, "Faces, Feelings, Words: Divergence Across Channels of Emotional Responding in Complicated Grief," *Journal of Abnormal Psychology* 123 (2014): 350–361.

28　A. S. Troy, A. J. Shallcross, and I. B. Mauss, "A Person-by-Situation Approach to Emotion Regulation: Cognitive Reappraisal Can Either Help or Hurt, Depending on the Context," *Psychological Science* 24, no. 2 (2013): 2505–2514, https://doi.org/10.1177/0956797613496434; G. Sheppes, S. Scheibe, G. Suri, P. Radu, J. Blechert, and J. J. Gross, "Emotion Regulation Choice: A Conceptual Framework and Supporting Evidence," *Journal of Experimental Psychology: General* 143, no. 1 (2014): 163–181, https://doi.org/10.1037/a0030831.

29　关于应对的研究及理论，参考：R. S. Lazarus and S. Folkman, *Stress, Appraisal, and Coping* (New York: Springer, 1984); S. Folkman and J. T. Moskowitz, "Coping: Pitfalls and Promise," *Annual Review of Psychology* 55, no. 1 (2004): 745–774; C. S. Carver and J. Connor-Smith, "Personality and Coping," *Annual Review of Psychology* 61, no. 1 (2009): 679–704; C. Cheng, "Assessing Coping Flexibility in Real-Life and Laboratory Settings: A Multimethod Approach," *Journal of Personality and Social Psychology* 80, no. 5 (2001): 814–833。有关情绪调节，参考：J. J. Gross, "The Emerging Field of Emotion Regulation: An Integrative Review," *Review of General Psychology* 2, no. 3 (1998): 271–299; J. J. Gross, "Emotion Regulation: Past, Present, Future," *Cognition and Emotion* 13, no. 5 (1999): 551–573; A. Aldao, G. Sheppes, and J. J. Gross, "Emotion Regulation Flexibility," *Cognitive Therapy and Research* 39, no. 3 (2015): 263–278。有关应对和情绪调节的综述，参考：G. A. Bonanno and C. L. Burton, "Regulatory Flexibility: An Individual Differences Perspective on Coping and Emotion Regulation," *Perspectives on Psychological Science* 8, no. 6 (2013): 591–612, https://doi.org/10.1177/1745691613504116。

30　参考：G. A. Bonanno, "Resilience in the Face of Loss and Potential Trauma," *Current Directions in Psychological Science* 14, no. 3 (2005): 135–138; G. A. Bonanno, *The Other Side of Sadness: What the New Science of Bereavement Tells Us About Life After Loss* (New York: Basic Books, 2009)。

31　可参考芭芭拉·弗雷德里克森（Barbara Fredrickson）的出色研究：Barbara L. Fredrickson and Laura E. Kurtz, "Cultivating Positive Emotions to Enhance

Human Flourishing," in *Applied Positive Psychology: Improving Everyday Life, Health, Schools, Work, and Society*, ed. Stewart I. Donaldson, Mihaly Csikszentmihalyi, and Jeanne Nakamura, 35–47 (New York: Taylor and Francis, 2011); B. L. Fredrickson, "Cultivating Positive Emotions to Optimize Health and Well-Being," *Prevention and Treatment* 3, no. 1 (2000): 1a。也可参考网络内容，如托尼·罗宾斯（Tony Robbins）的博客《心灵与意义》（Mind and Meaning），罗宾斯在其中描述了积极的情绪，并写道，"在你的花园中种下的情绪种子，会为你的生活带来满足和富足"。引自 Team Tony, "Cultivating Positive Emotions: 10 Emotional Seeds to Plant in Your Garden Now," Tony Robbins, www.tonyrobbins.com/mind-meaning/cultivating-positive-emotions。

32 相关解读可参考：J. Gruber, I. B. Mauss, and M. Tamir, "A Dark Side of Happiness? How, When, and Why Happiness Is Not Always Good," *Perspectives on Psychological Science* 6, no. 3 (2011): 222–233, https://doi.org/10.1177/1745691611406927。另可参考：M. A. Davis, "Understanding the Relationship Between Mood and Creativity: A Meta-Analysis," *Organizational Behavior and Human Decision Processes* 108, no. 1 (2009): 25–38; M. Tamir, C. Mitchell, and J. J. Gross, "Hedonic and Instrumental Motives in Anger Regulation," *Psychological Science* 19, no. 4 (2008): 324–328, https://doi.org/10.1111/j.1467-9280.2008.02088.x; E. Diener, C. R. Colvin, W. G. Pavot, and A. Allman, "The Psychic Costs of Intense Positive Affect," *Journal of Personality and Social Psychology* 61, no. 3 (1991): 492; E. K. Kalokerinos, K. H. Greenaway, D. J. Pedder, and E. A. Margetts, "Don't Grin When You Win: The Social Costs of Positive Emotion Expression in Performance Situations," *Emotion* 14, no. 1 (2014): 180。

33 参考：A. Papa and G. A. Bonanno, "Smiling in the Face of Adversity: The Interpersonal and Intrapersonal Functions of Smiling," *Emotion* 8, no. 1 (2008): 1–12。关于积极情绪以及它如何帮助消除消极情绪的更多信息，参考：B. L. Fredrickson, "The Role of Positive Emotions in Positive Psychology: The Broaden-and-Build Theory of Positive Emotions," *American Psychologist* 56, no. 3 (2001): 218–226, https://doi.org/10.1037/0003-066x.56.3.218。

34 有关该项研究的更多信息，参考：G. A. Bonanno, D. M. Colak, D. Keltner, M. N. Shiota, A. Papa, J. G. Noll, F. W. Putnam, and P. K. Trickett, "Context Matters: The Benefits and Costs of Expressing Positive Emotion Among Survivors of Childhood Sexual Abuse," *Emotion* 7, no. 4 (2007): 824–837, https://doi.org/10.1037/1528-3542.7.4.824。关于揭露被虐待的后果，参考：D. Della Femina, C. A. Yeager, and D. O. Lewis, "Child Abuse: Adolescent Records vs. Adult Recall," *Child Abuse and Neglect* 14, no. 2 (1990): 227–231。

35　参考：E. B. Blanchard, E. J. Hickling, N. Mitnick, A. E. Taylor, W. R. Loos, and T. C. Buckley, "The Impact of Severity of Physical Injury and Perception of Life Threat in the Development of Post-Traumatic Stress Disorder in Motor Vehicle Accident Victims," *Behaviour Research and Therapy* 33, no. 5 (1995): 529–534, https://doi.org/10.1016/0005-7967(94)00079-Y; L. Meli, J. Birk, D. Edmondson, and G. A. Bonanno, "Trajectories of Posttraumatic Stress in Patients with Confirmed and Rule-Out Acute Coronary Syndrome," *General Hospital Psychiatry* 62 (2020): 37–42, https://doi.org/10.1016/j.genhosppsych.2019.11.006。

36　参考：T. L. Holbrook, D. B. Hoyt, M. B. Stein, and W. J. Sieber, "Perceived Threat to Life Predicts Posttraumatic Stress Disorder After Major Trauma: Risk Factors and Functional Outcome," *Journal of Trauma and Acute Care Surgery* 51, no. 2 (2001)。有关"9·11"事件研究，参考：G. A. Bonanno, C. Rennicke, and S. Dekel, "Self-Enhancement Among High-Exposure Survivors of the September 11th Terrorist Attack: Resilience or Social Maladjustment?," *Journal of Personality and Social Psychology* 88, no. 6 (2005): 984–998。也可参考：C. N. Dulmus and C. Hilarski, "When Stress Constitutes Trauma and Trauma Constitutes Crisis: The Stress-Trauma-Crisis Continuum," *Brief Treatment and Crisis Intervention* 3, no. 1 (2003): 27–36。

37　相关研究综述可参考：Paul Slovic, "The Perception of Risk," in *Scientists Making a Difference: One Hundred Eminent Behavioral and Brain Scientists Talk About Their Most Important Contributions*, ed. Robert J. Sternberg, Susan T. Fiske, and Donald J. Foss, 179–182 (Cambridge: Cambridge University Press, 2016); V. J. Brown, "Risk Perception: It's Personal," *Environmental Health Perspectives* 122, no. 10 (2014): A276–A279, https://doi.org/10.1289/ehp.122-A276。详细的关于非专家风险感知（non-expert risk perception）的学术论文，参考：P. Slovic, "Perception of Risk," *Science* 236, no. 4799 (1987): 280–285, https://doi.org/10.1126/science.3563507; P. Slovic, ed., *The Feeling of Risk: New Perspectives on Risk Perception* (New York: Earthscan, 2010); G. F. Loewenstein, E. U. Weber, C. K. Hsee, and N. Welch, "Risk as Feelings," *Psychological Bulletin* 127, no. 2 (2001): 267–286, https://doi.org/10.1037/0033-2909.127.2.267。

38　Terri L. Messman-Moore and Selime R. Salim, "Risk Perception and Sexual Assault," in *Handbook of Sexual Assault and Sexual Assault Prevention*, ed. William T. O'Donohue and Paul A. Schewe, 211–228 (Cham, Switzerland: Springer, 2019), 211, https://doi.org/10.1007/978-3-030-23645-8_12.

39　A. E. Wilson, K. S. Calhoun, and J. A. Bernat, "Risk Recognition and Trauma-Related Symptoms Among Sexually Revictimized Women," *Journal of Consulting and Clinical Psychology* 67, no. 5 (1999): 705.

40　T. L. Messman-Moore and A. L. Brown, "Risk Perception, Rape, and Sexual Revictimization: A Prospective Study of College Women," *Psychology of Women Quarterly* 30, no. 2 (2006): 159–172.

41　参考：R. A. Ferrer, W. M. P. Klein, A. Avishai, K. Jones, M. Villegas, and P. Sheeran, "When Does Risk Perception Predict Protection Motivation for Health Threats? A Person-by-Situation Analysis," *PLoS ONE* 13, no. 3 (2018): e0191994–e0191994, https://doi.org/10.1371/journal.pone.0191994; M. Caserotti, E. Rubaltelli, and P. Slovic, "How Decision Context Changes the Balance Between Cost and Benefit Increasing Charitable Donations," *Judgment and Decision Making* 14, no. 2 (2019): 187–199; P. D. Windschitl and E. U. Weber, "The Interpretation of 'Likely' Depends on the Context, but '70%' Is 70%—Right? The Influence of Associative Processes on Perceived Certainty," *Journal of Experimental Psychology: Learning, Memory, and Cognition* 25, no. 6 (1999): 1514。

42　R. Goodwin, M. Willson, and G. Stanley Jr., "Terror Threat Perception and Its Consequences in Contemporary Britain," *British Journal of Psychology* 96, no. 4 (2005): 389–406.

43　I. R. Galatzer-Levy, M. M. Steenkamp, A. D. Brown, M. Qian, S. Inslicht, C. Henn-Haase, C. Otte, R. Yehuda, T. C. Neylan, and C. R. Marmar, "Cortisol Response to an Experimental Stress Paradigm Prospectively Predicts Long-Term Distress and Resilience Trajectories in Response to Active Police Service," *Journal of Psychiatric Research* 56 (2014): 36–42, https://doi.org/10.1016/j.jpsychires.2014.04.020.

44　I. Wald, T. Shechner, S. Bitton, Y. Holoshitz, D. S. Charney, D. Muller, N. A. Fox, D. S. Pine, and Y. Bar-Haim, "Attention Bias Away from Threat During Life Threatening Danger Predicts PTSD Symptoms at One-Year Follow-Up," *Depression and Anxiety* 28, no. 5 (2011): 406–411, https://doi.org/10.1002/da.20808. 也可参考：Y. Bar-Haim, D. Lamy, L. Pergamin, M. J. Bakermans-Kranenburg, and M. H. van IJzendoorn, "Threat-Related Attentional Bias in Anxious and Nonanxious Individuals: A Meta-Analytic Study," *Psychological Bulletin* 133 (2007): 1–24, https://doi.org/10.1037/0033-2909.133.1.1。

45　参考：L. Meli et al., "Trajectories of Posttraumatic Stress in Patients with Confirmed and Rule-Out Acute Coronary Syndrome"。

第五章　灵活性思维

1　援引自：C. Dweck, "What Having a 'Growth Mindset' Actually Means," *Harvard Business Review* 13 (2016): 213–226。关于成长性思维，可参考：C. Dweck, "Carol Dweck Revisits the Growth Mindset," *Education Week* 35, no. 5 (2015): 20–24; Carol S. Dweck, *Mindset: The New Psychology of Success* (New York: Random House, 2008)。

2　参考：S. C. Kobasa, "Stressful Life Events, Personality, and Health: An Inquiry into Hardiness," *Journal of Personality and Social Psychology* 37, no. 1 (1979): 1–11。

3　S. C. Funk, "Hardiness: A Review of Theory and Research," *Health Psychology* 11 (1992): 335–345, https://doi.org/10.1037/0278-6133.11.5.335.

4　Kobasa, "Stressful Life Events"; S. R. Maddi, "Hardiness: The Courage to Grow from Stresses," *Journal of Positive Psychology* 1, no. 3 (2006): 160–168 (quote from 160); V. Florian, M. Mikulincer, and O. Taubman, "Does Hardiness Contribute to Mental Health During a Stressful Real-Life Situation? The Roles of Appraisal and Coping," *Journal of Personality and Social Psychology* 68, no. 4 (1995): 687.

5　意志力和灵活性思维之间存在一些重要的差别。作为意志力概念的最初支持者之一，萨尔瓦多·麦迪（Salvador Maddi）曾不遗余力地强调这些组成部分的细微特质以及它们与"乐观"等类似概念之间的区别。参考：S. R. Maddi and M. Hightower, "Hardiness and Optimism as Expressed in Coping Patterns," *Consulting Psychology Journal: Practice and Research* 51 (1999): 95–105, https://doi.org/10.1037/1061-4087.51.2.95。麦迪还认为，意志力的三个组成部分都很重要，"三者缺一不可"。我从更为宽泛的角度看待灵活性思维，特定组成部分的重要性要低于整体。

6　M. F. Scheier, C. S. Carver, and M. W. Bridges, "Distinguishing Optimism from Neuroticism (and Trait Anxiety, Self-Mastery, and Self-Esteem): A Reevaluation of the Life Orientation Test," *Journal of Personality and Social Psychology* 67, no. 6 (1994): 1063–1078; M. F. Scheier and C. S. Carver, "Optimism, Coping, and Health: Assessment and Implications of Generalized Outcome Expectancies," *Health Psychology* 4, no. 3 (1985): 219.

7　Emily Esfahani Smith, "The Benefits of Optimism Are Real," *The Atlantic*, March 1, 2013, www.theatlantic.com/health/archive/2013/03/the-benefits-of-optimism-are-real/273306; Steven M. Southwick and Dennis S. Charney, *Resilience: The Science of Mastering Life's Greatest Challenges* (Cambridge: Cambridge University Press, 2012); Martin E. P. Seligman, *Learned Optimism: How to Change Your*

Mind and Your Life (New York: Vintage, 2012).

8   举例而言，可参考：W. W. T. Lam, G. A. Bonanno, A. D. Mancini, S. Ho, M. Chan, W. K. Hung, A. Or, and R. Fielding, "Trajectories of Psychological Distress Among Chinese Women Diagnosed with Breast Cancer," *Psycho-Oncology* 19, no. 10 (2010): 1044–1051, https://doi.org/10.1002/pon.1658; F. Segovia, J. L. Moore, S. E. Linnville, R. E. Hoyt, and R. E. Hain, "Optimism Predicts Resilience in Repatriated Prisoners of War: A 37-Year Longitudinal Study," *Journal of Traumatic Stress* 25, no. 3 (2012): 330–336; A. J. Quale and A. K. Schanke, "Resilience in the Face of Coping with a Severe Physical Injury: A Study of Trajectories of Adjustment in a Rehabilitation Setting," *Rehabilitation Psychology* 55, no. 1 (2010): 12–22。关于前瞻性发现（prospective findings），参考：I. R. Galatzer-Levy and G. A. Bonanno, "Optimism and Death: Predicting the Course and Consequences of Depression Trajectories in Response to Heart Attack," *Psychological Science* 25, no. 12 (2014): 2177–2188, https://doi.org/10.1177/0956797614551750。相关研究综述，可参考：G. A. Bonanno, M. Westphal, and A. D. Mancini, "Resilience to Loss and Potential Trauma," *Annual Review of Clinical Psychology* 7 (2011), https://doi.org/10.1146/annurev-clinpsy-032210-104526。

9   参考：H. N. Rasmussen, M. F. Scheier, and J. B. Greenhouse, "Optimism and Physical Health: A Meta-Analytic Review," *Annals of Behavioral Medicine* 37, no. 3 (2009): 239–256, https://doi.org/10.1007/s12160-009-9111-x。

10 有关乐观并不能更好地进行复原力预测的案例，参考：Y. Benyamini and I. Roziner, "The Predictive Validity of Optimism and Affectivity in a Longitudinal Study of Older Adults," *Personality and Individual Differences* 44, no. 4 (2008): 853–864, https://doi.org/10.1016/j.paid.2007.10.016; A. Serlachius, L. Pulkki-Råback, M. Elovainio, M. Hintsanen, V. Mikkilä, T. T. Laitinen, M. Jokela, et al., "Is Dispositional Optimism or Dispositional Pessimism Predictive of Ideal Cardiovascular Health? The Young Finns Study," *Psychology and Health* 30, no. 10 (2015): 1221–1239; E. Schoen, E. M. Altmaier, and B. Tallman, "Coping After Bone Marrow Transplantation: The Predictive Roles of Optimism and Dispositional Coping," *Journal of Clinical Psychology in Medical Settings* 14, no. 2 (2007): 123–129; H. I. M. Mahler and J. A. Kulik, "Optimism, Pessimism and Recovery from Coronary Bypass Surgery: Prediction of Affect, Pain and Functional Status," *Psychology, Health and Medicine* 5, no. 4 (2000): 347–358; K. R. Fontaine and L. C. Jones, "Self-Esteem, Optimism, and Postpartum Depression," *Journal of Clinical Psychology* 53, no. 1 (1997): 59–63。

11 A. Craig, Y. Tran, and J. Middleton, "Psychological Morbidity and Spinal Cord Injury: A Systematic Review," *Spinal Cord* 47, no. 2 (2009): 108–114.

12 有关音乐与积极建议相结合能如何帮助缓解疼痛的最新案例，可参考：H. Nowak, N. Zech, S. Asmussen, T. Rahmel, M. Tryba, G. Oprea, L. Grause, et al., "Effect of Therapeutic Suggestions During General Anaesthesia on Postoperative Pain and Opioid Use: Multicentre Randomised Controlled Trial," *BMJ* 371, m4284 (2021), https://doi.org/10.1136/bmj.m4284。

13 有关医学界如何看待脊髓损伤的研究发展史，参考：Roberta B. Trieschmann, *Spinal Cord Injuries: The Psychological, Social, and Vocational Adjustment* (New York: Pergamon Press, 1988), 68。

14 T. Sharot, A. M. Riccardi, C. M. Raio, and E. A. Phelps, "Neural Mechanisms Mediating Optimism Bias," *Nature* 450, no. 7166 (2007): 102–105, https://doi.org/10.1038/nature06280. 也可参考：A. Etkin, T. Egner, D. M. Peraza, E. R. Kandel, and J. Hirsch, "Resolving Emotional Conflict: A Role for the Rostral Anterior Cingulate Cortex in Modulating Activity in the Amygdala," *Neuron* 51, no. 6 (2006): 871–882, https://doi.org/10.1016/j.neuron.2006.07.029。

15 有关乐观产生的激励作用，参考：C. S. Carver and M. F. Scheier, "Dispositional Optimism," *Trends in Cognitive Sciences* 18, no. 6 (2014): 293–299, https://doi.org/10.1016/j.tics.2014.02.003。有关乐观对动物产生的激励作用，参考：R. Rygula, J. Golebiowska, J. Kregiel, J. Kubik, and P. Popik, "Effects of Optimism on Motivation in Rats," *Frontiers in Behavioral Neuroscience* 9 (2015): 32, https://doi.org/10.3389/fnbeh.2015.00032。

16 L. O. Lee, P. James, E. S. Zevon, E. S. Kim, C. Trudel-Fitzgerald, A. Spiro III, F. Grodstein, and L. D. Kubzansky, "Optimism Is Associated with Exceptional Longevity in 2 Epidemiologic Cohorts of Men and Women," *Proceedings of the National Academy of Sciences* (2019): 201900712, https://doi.org/10.1073/pnas.1900712116.

17 参考：C. S. Carver, M. F. Scheier, and S. C. Segerstrom, "Optimism," *Clinical Psychology Review* 30, no. 7 (2010): 879–889; Carver and Scheier, "Dispositional Optimism"。

18 M. M. Adams and A. L. Hicks, "Spasticity After Spinal Cord Injury," *Spinal Cord* 43, no. 10 (2005): 577–586, https://doi.org/10.1038/sj.sc.3101757.

19 R. D. Pentz, M. White, R. D. Harvey, Z. L. Farmer, Y. Liu, C. Lewis, O. Dashevskaya, T. Owonikoko, and F. R. Khuri, "Therapeutic Misconception, Misestimation, and Optimism in Participants Enrolled in Phase 1 Trials," *Cancer* 118, no. 18 (2012): 4571–4578, https://doi.org/10.1002/cncr.27397.

20 参考：K. Sweeny and J. A. Shepperd, "The Costs of Optimism and the Benefits of Pessimism," *Emotion* 10, no. 5 (2010): 750; M. W. Gallagher, L. J. Long, A. Richardson, and J. M. D'Souza, "Resilience and Coping in Cancer Survivors:

The Unique Effects of Optimism and Mastery," *Cognitive Therapy and Research* 43, no. 1 (2019): 32–44; M. Cohen, I. Levkovich, S. Pollack, and G. Fried, "Stability and Change of Post-Chemotherapy Symptoms in Relation to Optimism and Subjective Stress: A Prospective Study of Breast Cancer Survivors," *Psycho-Oncology* 28, no. 10 (2019): 2017–2024。

21 Gerald G. Jampolsky, *Teach Only Love: The Seven Principles of Attitudinal Healing* (New York: Bantam Books, 1983).

第六章 协同作用

1 G. A. Bonanno, "Identity Continuity and Complexity in Resilience and Recovery from Loss," *Making Sense of the Unimaginable: How Meaning Making Dynamics Shape Recovery from Severe Stress Experiences*, symposium, E. de St. Aubin, chair, at the Association for Psychological Science 20th Annual Convention, Chicago, 2008.

2 G. A. Bonanno, P. Kennedy, I. Galatzer-Levy, P. Lude, and M. L. Elfström, "Trajectories of Resilience, Depression, and Anxiety Following Spinal Cord Injury," *Rehabilitation Psychology* 57, no. 3 (2012): 236–247; A. Craig, Y. Tran, and J. Middleton, "Psychological Morbidity and Spinal Cord Injury: A Systematic Review," *Spinal Cord* 47, no. 2 (2009): 108–114; K. M. Hancock, A. R. Craig, H. G. Dickson, E. Chang, and J. Martin, "Anxiety and Depression over the First Year of Spinal Cord Injury: A Longitudinal Study," *Spinal Cord* 31, no. 6 (1993): 349–357.

3 参考 : O. Vassend, A. J. Quale, O. Røise, and A.-K. Schanke, "Predicting the Long-Term Impact of Acquired Severe Injuries on Functional Health Status: The Role of Optimism, Emotional Distress and Pain," *Spinal Cord* 49, no. 12 (2011): 1193–1197, https://doi.org/10.1038/sc.2011.70; B. Akbari, S. F. Shahkhali, and R. G. Jobaneh, "Canonical Analysis of the Relationships of Religiosity, Hope, and Optimism with the Meaning of Life and Quality of Life in Spinal Cord Injury Patients," *Journal of Religion and Health* 7, no. 1 (2019): 11–19; Bonanno et al., "Trajectories of Resilience" ; K. P. Arbour-Nicitopoulos, K. A. M. Ginis, and A. E. Latimer, "Planning, Leisure-Time Physical Activity, and Confidence in Coping in Persons with Spinal Cord Injury: A Randomized Controlled Trial," *Archives of Physical Medicine and Rehabilitation* 90, no. 12 (2009): 2003–2011, https:// doi.org/10.1016/j.apmr.2009.06.019; I. R. Molton, M. P. Jensen, W. Nielson, D. Cardenas, and D. M. Ehde, "A Preliminary Evaluation of the Motivational Model of Pain Self-Management in Persons with Spinal Cord Injury-Related Pain," *Journal*

of Pain 9, no. 7 (2008): 606–612, https://doi.org/10.1016/j.jpain.2008.01.338。

4　参考：A. Bandura, D. Cioffi, C. B. Taylor, and M. E. Brouillard, "Perceived Self-Efficacy in Coping with Cognitive Stressors and Opioid Activation," *Journal of Personality and Social Psychology* 55, no. 3 (1988): 479–488, https://doi.org/10.1037/0022-3514.55.3.479; C. Cozzarelli, "Personality and Self-Efficacy as Predictors of Coping with Abortion," *Journal of Personality and Social Psychology* 65, no. 6 (1993): 1224–1236, https://doi.org/10.1037/0022-3514.65.6.1224; E. J. Philip, T. V. Merluzzi, Z. Zhang, and C. A. Heitzmann, "Depression and Cancer Survivorship: Importance of Confidence in Coping in Post-Treatment Survivors," *Psycho-Oncology* 22, no. 5 (2013): 987–994, https://doi.org/10.1002 /pon.3088; J. A. Turner, M. Ersek, and C. Kemp, "Self-Efficacy for Managing Pain Is Associated with Disability, Depression, and Pain Coping Among Retirement Community Residents with Chronic Pain," *Journal of Pain* 6, no. 7 (2005): 471–479, https:// doi.org/10.1016/j.jpain.2005.02.011; M. W. G. Bosmans, H. W. Hofland, A. E. De Jong, and N. E. Van Loey, "Coping with Burns: The Role of Confidence in Coping in the Recovery from Traumatic Stress Following Burn Injuries," *Journal of Behavioral Medicine* 38, no. 4 (2015): 642–651, https://doi.org/10.1007/s10865-015-9638-1; M. W. G. Bosmans and P. G. van der Velden, "Longitudinal Interplay Between Posttraumatic Stress Symptoms and Confidence in Coping: A Four-Wave Prospective Study," *Social Science and Medicine* 134 (2015): 23–29, https://doi.org/10.1016/j.socscimed.2015.04.007; C. Benight and M. Harper, "Confidence in Coping Perceptions as a Mediator Between Acute Stress Response and Long-Term Distress Following Natural Disasters," *Journal of Traumatic Stress* 15 (2002): 177–186, https://doi.org/10.1023/A:1015295025950。

5　T. A. DeRoon-Cassini, A. D. Mancini, M. D. Rusch, and G. A. Bonanno, "Psychopathology and Resilience Following Traumatic Injury: A Latent Growth Mixture Model Analysis," *Rehabilitation Psychology* 55, no. 1 (2010): 1–11, https://doi.org/10.1037/a0018601. 也可参考：M. E. Wadsworth, C. D. Santiago, and L. Einhorn, "Coping with Displacement from Hurricane Katrina: Predictors of One-Year Post-Traumatic Stress and Depression Symptom Trajectories," *Anxiety, Stress, and Coping* 22, no. 4 (2009): 413–432, https://doi.org/10.1080/10615800902855781。

6　J. Tomaka, J. Blascovich, J. Kibler, and J. M. Ernst, "Cognitive and Physiological Antecedents of Threat and Challenge Appraisal," *Journal of Personality and Social Psychology* 73 (1997): 63–72.

7　Nate Chinen, "As a Crowdfunding Platform Implodes, a Legendary Composer Rebounds," NPR, May 14, 2019, www.npr.org/2019/05/14/723225435/as-a-crowdfunding-platform-implodes-a-legendary-composer-rebounds.

8   Tomaka et al., "Cognitive and Physiological Antecedents."

9   J. Gaab, N. Rohleder, U. M. Nater, and U. Ehlert, "Psychological Determinants of the Cortisol Stress Response: The Role of Anticipatory Cognitive Appraisal," *Psychoneuroendocrinology* 30, no. 6 (2005): 599–610, https://doi.org/10.1016/j.psyneuen.2005.02.001; A. Harvey, A. B. Nathens, G. Bandiera, and V. R. LeBlanc, "Threat and Challenge: Cognitive Appraisal and Stress Responses in Simulated Trauma Resuscitations," *Medical Education* 44, no. 6 (2010): 587–594, https://doi.org/10.1111/j.1365-2923.2010.03634.x; K. Maier, S. Waldstein, and S. Synowski, "Relation of Cognitive Appraisal to Cardiovascular Reactivity, Affect, and Task Engagement," *Annals of Behavioral Medicine* 26, no. 1 (2003): 32–41, https://doi.org/10.1207/S15324796ABM2601_05.

10 Jim Blascovich and Wendy Berry Mendes, "Challenge and Threat Appraisals: The Role of Affective Cues," in *Feeling and Thinking: The Role of Affect in Social Cognition*, ed. Joseph P. Forgas, 59–82 (Cambridge: Cambridge University Press, 2000).

11 S. C. Hunter, J. M. E. Boyle, and D. Warden, "Help Seeking Amongs Child and Adolescent Victims of Peer-Aggression and Bullying: The Influence of School-Stage, Gender, Victimisation, Appraisal, and Emotion," *British Journal of Educational Psychology* 74, no. 3 (2004): 375–390, https://doi.org/10.1348/0007099041552378; J. M. Schaubroeck, L. T. Riolli, A. C. Peng, and E. S. Spain, "Resilience to Traumatic Exposure Among Soldiers Deployed in Combat," *Journal of Occupational Health Psychology* 16, no. 1 (2011): 18–37, https://doi.org/10.1037/a0021006.

12 保罗·肯尼迪（Paul Kennedy）在晚餐时给我讲述了这位瓦匠的故事，同样的故事可参考：Gary Marcus, "Dancing Without Feet," *New Yorker*, March 23, 2013, www.newyorker.com/culture/culture-desk/dancing-without-feet。

13 P. Kennedy, M. Evans, and N. Sandhu, "Psychological Adjustment to Spinal Cord Injury: The Contribution of Coping, Hope and Cognitive Appraisals," *Psychology, Health and Medicine* 14, no. 1 (2009): 17–33, https://doi.org/10.1080/13548500802001801.

14 Bonanno et al., "Trajectories of Resilience."

15 M. L. Elfström, A. Rydén, M. Kreuter, L.-O. Persson, and M. Sullivan, "Linkages Between Coping and Psychological Outcome in the Spinal Cord Lesioned: Development of SCL-Related Measures," *Spinal Cord* 40, no. 1 (2002): 23–29, https://doi.org/10.1038/sj.sc.3101238.

16 参考：P. Schönfeld, F. Preusser, and J. Margraf, "Costs and Benefits of Self-Efficacy: Differences of the Stress Response and Clinical Implications," *Neuroscience*

and Biobehavioral Reviews 75 (2017): 40–52, https://doi.org/10.1016/j.neubiorev.2017.01.031; A. A. Nease, B. O. Mudgett, and M. A. Quiñones, "Relationships Among Feedback Sign, Self-Efficacy, and Acceptance of Performance Feedback," *Journal of Applied Psychology* 84, no. 5 (1999): 806; E. S. Epel, B. S. McEwen, and J. R. Ickovics, "Embodying Psychological Thriving: Physical Thriving in Response to Stress," *Journal of Social Issues* 54 (1998): 301–322。

17   参考 : C. C. Benight, E. Swift, J. Sanger, A. Smith, and D. Zeppelin, "Confidence in Coping as a Mediator of Distress Following a Natural Disaster," *Journal of Applied Social Psychology* 29, no. 12 (1999): 2443–2464, https://doi.org/10.1111/j.1559-1816.1999.tb00120; I. Levkovich, M. Cohen, S. Pollack, K. Drumea, and G. Fried, "Cancer-Related Fatigue and Depression in Breast Cancer Patients Postchemotherapy: Different Associations with Optimism and Stress Appraisals," *Palliative and Supportive Care* 13, no. 5 (2015): 1141–1151。

18   R. Delahaij and K. Van Dam, "Coping with Acute Stress in the Military: The Influence of Coping Style, Coping Self-Efficacy and Appraisal Emotions," *Personality and Individual Differences* 119 (2017): 13–18, https://doi.org/10.1016/j.paid.2017.06.021.

19   Matthias Jerusalem and Ralf Schwarzer, "Self-Efficacy as a Resource Factor in Stress Appraisal Processes," in *Self-Efficacy: Thought Control of Action*, ed. Ralf Schwarzer, 195–213 (New York: Taylor and Francis, 1992); M. A. Chesney, T. B. Neilands, D. B. Chambers, J. M. Taylor, and S. Folkman, "A Validity and Reliability Study of the Coping Self-Efficacy Scale," *British Journal of Health Psychology* 11, no. 3 (2006): 421–437.

20   S. Chen and T. Jackson, "Causal Effects of Challenge and Threat Appraisals on Pain Self-Efficacy, Pain Coping, and Tolerance for Laboratory Pain: An Experimental Path Analysis Study," *PLoS ONE* 14, no. 4 (2019): e0215087, https://doi.org/10.1371/journal.pone.0215087. 也可参考 : N. Skinner and N. Brewer, "The Dynamics of Threat and Challenge Appraisals Prior to Stressful Achievement Events," *Journal of Personality and Social Psychology* 83, no. 3 (2002): 678; E. C. Karademas, "Self-Efficacy, Social Support and Well-Being: The Mediating Role of Optimism," *Personality and Individual Differences* 40, no. 6 (2006): 1281–1290, https://doi.org/10.1016/j.paid.2005.10.019。

21   Hayden Herrera, *Frida: A Biography of Frida Kahlo* (New York: Harper and Row, 1983).

22   Herrera, *Frida*, 48.

23   Herrera, *Frida*, 49.

24 Frida Kahlo, *The Letters of Frida Kahlo: Cartas Apasionadas*, ed. Martha Zamora (San Francisco: Chronicle, 1995), 22.

25 Salomon Grimberg, *Frida Kahlo: Song of Herself* (London: Merrell, 2008).

26 Herrera, *Frida*; Grimberg, *Frida Kahlo*.

27 Herrera, *Frida*, 65.

28 Herrera, *Frida*.

29 Grimberg, *Frida Kahlo*, 65.

30 Herrera, *Frida*.

31 Grimberg, *Frida Kahlo*, 65–67.

32 Herrera, *Frida*, 63.

33 Grimberg, *Frida Kahlo*.

34 Diego Rivera, *My Art, My Life* (New York: Citadel, 1960), 103–104.

35 Rivera, *My Art, My Life*, 104.

36 J. Helland, "Aztec Imagery in Frida Kahlo's Paintings: Indiginity and Political Commitment," *Woman's Art Journal* 11, no. 2 (1990): 8–13, https://doi.org/10.2307/3690692; Grimberg, *Frida Kahlo*, 33–34.

37 Frida Kahlo, *The Diary of Frida Kahlo: An Intimate Self-Portrait*, with an introduction by Carlos Fuentes and essay and commentaries by Sarah M. Lowe (New York: Harry N. Abrams, 2005), 252.

38 Grimberg, *Frida Kahlo*, 105.

39 引自纪录片《弗里达·卡罗的一生和她生活的时代》(*The Life and Times of Frida Kahlo*)，由埃米·斯特克勒（Amy Stechler）编导，Daylight Films、WETA 与 Latino Public Broadcasting 联合制作，由 PBS Home Video 于 2005 年出品。

40 引自 "Mexican Autobiography," *Time* 61, no. 17 (1953): 90。

41 引自《弗里达·卡罗的一生和她生活的时代》。

42 引自 Daniel Bullen, *The Love Lives of the Artists: Five Stories of Creative Intimacy* (Berkeley, CA: Counterpoint, 2013).

43 Herrera, *Frida*, 416.

44 Herrera, *Frida*, 419; Carole Maso, *Beauty Is Convulsive: The Passion of Frida Kahlo* (Washington, DC: Counterpoint, 2002), 146.

45 墨西哥城，弗里达·卡罗博物馆（又名"蓝房子"）。

46 Herrera, *Frida*, 75.

47 Herrera, *Frida*, 75.

48 Herrera, *Frida*, 142.

49 Herrera, *Frida*, 142.

50 Kahlo, *Diary*, 274.

第七章　灵活性序列

1　感谢我的同事琼·格鲁伯（June Gruber）、伊丽丝·莫斯（Iris Mauss）和玛雅·塔米尔（Maya Tamir）在论文中引用了亚里士多德的文字，参考："A Dark Side of Happiness? How, When, and Why Happiness Is Not Always Good," *Perspectives on Psychological Science* 6, no. 3 (2011): 222–233, https://doi.org/10.1177/1745691611406927。目前存在多种翻译版本，此处引文源自：*Nicomachean Ethics*, trans. H. Rachman, (Cambridge, MA: Harvard University Press, 1936), Book 2, chap. 9。

2　Seneca, "On the Tranquility of the Mind," in *Seneca: Dialogues and Essays*, ed. J. Davie and T. Reinhardt (New York: Oxford University Press, 2007), 133.

3　参考：J. Rottenberg, J. J. Gross, and I. H. Gotlib, "Emotion Context Insensitivity in Major Depressive Disorder," *Journal of Abnormal Psychology* 114, no. 4 (2005): 627–639, https://doi.org/10.1037/0021-843X.114.4.627; K. G. Coifman and G. A. Bonanno, "When Distress Does Not Become Depression: Emotion Context Sensitivity and Adjustment to Bereavement," *Journal of Abnormal Psychology* 119, no. 3 (2010): 479–490, https://doi.org/10.1037/a0020113。

4　G. A. Bonanno, F. Maccallum, M. Malgaroli, and W. K. Hou, "The Context Sensitivity Index (CSI): Measuring the Ability to Identify the Presence and Absence of Stressor Context Cues," *Assessment* 27, no. 2 (2020), https://doi.org/10.1177/1073191118820131.

5　参考：Coifman and Bonanno, "When Distress Does Not Become Depression"。

6　S. Folkman and R. S. Lazarus, "If It Changes It Must Be a Process: Study of Emotion and Coping During Three Stages of a College Examination," *Journal of Personality and Social Psychology* 48, no. 1 (1985): 150–170, https://doi.org/10.1037/0022-3514.48.1.150; A. M. Malooly, J. J. Genet, and M. Siemer, "Individual Differences in Reappraisal Effectiveness: The Role of Affective Flexibility," *Emotion* 13, no. 2 (2013): 302.

7　E. Levy-Gigi, C. Szabo, G. Richter-Levin, and S. Kéri, "Reduced Hippocampal Volume Is Associated with Overgeneralization of Negative Context in Individuals with PTSD," *Neuropsychology* 29, no. 1 (2015): 151.

8　研究"目标"的心理学家认为，大多数个体的目标都是根据层级来进行组织的，从具体的、短期的、依赖环境的目标到更抽象的、持久的、长期或高层级的目标。大多数人通常依赖几个相互关联的目标层级，但在这些层级中，上层目标通常对个体而言更为重要，而且人们一般认为有助于实现上层目标的下层目标更为重要。关于目标层级的更多内容，参考：H. N. Rasmussen, C. Wrosch, M. F. Scheier, and C. S. Carver, "Self-Regulation Processes and Health: The Importance of Optimism and Goal Adjustment," *Journal of Personality* 74, no. 6 (2006): 1721–1748。也可参考：A. Duckworth and J. J. Gross, "Self-Control and Grit: Related but Separable Determinants of Success," *Current Directions in Psychological Science* 23, no. 5 (2014): 319–325, https://doi.org/10.1177/0963721414541462。

9   E. A. Skinner and M. J. Zimmer-Gembeck, "The Development of Coping," *Annual Review of Psychology* 48 (2007): 119–144.

10   参考：J. E. Heiy and J. S. Cheavens, "Back to Basics: A Naturalistic Assessment of the Experience and Regulation of Emotion," *Emotion* 14, no. 5 (2014): 878; G. Grommisch, P. Koval, J. D. X. Hinton, J. Gleeson, T. Hollenstein, P. Kuppens, and T. Lischetzke, "Modeling Individual Differences in Emotion Regulation Repertoire in Daily Life with Multilevel Latent Profile Analysis," *Emotion* 20, no. 8 (2020): 1462–1474, https://doi.org/10.1037/emo0000669。

11   我开发的实验改编自早期由詹姆斯·格罗斯（James Gross）和罗伯特·利文森（Robert Levenson）开发的研究情绪抑制的实验。参考：J. J. Gross and R. W. Levenson, "Emotional Suppression: Physiology, Self-Report, and Expressive Behavior," *Journal of Personality and Social Psychology* 64, no. 6 (1993): 970–986; J. J. Gross and R. W. Levenson, "Hiding Feelings: The Acute Effects of Inhibiting Negative and Positive Emotion," *Journal of Abnormal Psychology* 106, no. 1 (1997): 95–103。关于该项任务的完成过程，参考：G. A. Bonanno, A. Papa, K. Lalande, M. Westphal, and K. Coifman, "The Importance of Being Flexible: The Ability to Both Enhance and Suppress Emotional Expression Predicts Long-Term Adjustment," *Psychological Science* 15, no. 7 (2004): 482–487。

12   Bonanno et al., "The Importance of Being Flexible."

13   参考：C. L. Burton and G. A. Bonanno, "Measuring Ability to Enhance and Suppress Emotional Expression: The Flexible Regulation of Emotional Expression (FREE) Scale," *Psychological Assessment* 28, no. 8 (2016): 929–941, https://doi.org/10.1037/pas0000231。

14   参考：C. Cheng, "Assessing Coping Flexibility in Real-Life and Laboratory Settings: A Multimethod Approach," *Journal of Personality and Social Psychology* 80, no. 5 (2001): 814–833。有关该项研究的广泛综述，参考：C. Cheng, H.-P. B. Lau, and M.-P. S. Chan, "Coping Flexibility and Psychological Adjustment to Stressful Life Changes: A Meta-Analytic Review," *Psychological Bulletin* 140, no. 6 (2014): 1582–1607, https://doi.org/10.1037/a0037913。此外，可参考：G. A. Bonanno, R. Pat-Horenczyk, and J. Noll, "Coping Flexibility and Trauma: The Perceived Ability to Cope with Trauma (PACT) Scale," *Psychological Trauma-Theory Research Practice and Policy* 3, no. 2 (2011): 117–129, https://doi.org/10.1037/a0020921; M. Park, E. R. Chang, and S. You, "Protective Role of Coping

Flexibility in PTSD and Depressive Symptoms Following Trauma," *Personality and Individual Differences* 82 (2015): 102–106, https://doi.org/10.1016/j.paid.2015.03.007; I. R. Galatzer-Levy, C. L. Burton, and G. A. Bonanno, "Coping Flexibility, Potentially Traumatic Life Events, and Resilience: A Prospective Study of College Student Adjustment," *Journal of Social and Clinical Psychology* 31, no. 6 (2012): 542–567, https://doi.org/10.1521/jscp.2012.31.6.542; C. L. Burton, O. H. Yan, R. Pat-Horenczyk, I. S. F. Chan, S. Ho, and G. A. Bonanno, "Coping Flexibility and Complicated Grief: A Comparison of American and Chinese Samples," *Depression and Anxiety* 29, no. 1 (2012): 16–22, https://doi.org/10.1002/da.20888; R. Rodin, G. A. Bonanno, S. Knuckey, M. L. Satterthwaite, R. Hart, A. Joscelyne, R. A. Bryant, and A. D. Brown, "Coping Flexibility Predicts Post-Traumatic Stress Disorder and Depression in Human Rights Advocates," *International Journal of Mental Health* 46, no. 4 (2017): 327–338, https://doi.org/10.1080/00207411.2017.1345047; G. Boyraz, M. L. Cherry,M. A. Cherry, S. Aarstad-Martin, C. Cloud, and L. M. Shamp, "Posttraumatic Stress, Coping Flexibility, and Risky Drinking Among Trauma-Exposed Male and Female College Students: The Mediating Effect of Delay of Gratification," *Substance Use and Misuse* 53, no. 3 (2018): 508–520。

15　参考：R. E. Morgan and B. A. Oudekerk, "Criminal Victimization, 2018," US Department of Justice, Bureau of Justice Statistics, September 2019, www.bjs.gov/content/pub/pdf/cv18.pdf; S. Bricknell, H. Boxall, and H. Andrevski, *Male Victims of Non-Sexual and Non-Domestic Violence: Service Needs and Experiences in Court*, Australian Institute of Criminology, Research and Public Policy Series, vol. 126, 2014, available at https://aic.gov.au/publications/rpp/rpp126。

16　参考：Morgan and Oudekerk, "Criminal Victimization, 2018"；D. Freeman, C. Thompson, N. Vorontsova, G. Dunn, L.-A. Carter, P. Garety, E. Kuipers, et al., "Paranoia and Post-Traumatic Stress Disorder in the Months After a Physical Assault: A Longitudinal Study Examining Shared and Differential Predictors," *Psychological Medicine* 43, no. 12 (2013): 2673–2684, https://doi.org/10.1017/S003329171300038X; Bricknell et al., *Male Victims of Non-Sexual and Non-Domestic Violence*; V. Burcar, "Doing Masculinity in Narratives About Reporting Violent Crime: Young Male Victims Talk About Contacting and Encountering the Police," *Journal of Youth Studies* 16, no. 2 (2013): 172–190, https://doi.org/10.1080/13676261.2012.704992; Veronika Burcar, "Masculinity and Victimization: Young Men's Talk About Being Victims of Violent Crime," in *Masculinities in the Criminological Field: Control, Vulnerability and Risk-Taking*, ed. Ingrid

Lander, Signe Ravn, and Nina Jon, 113–130 (London: Routledge, 2016)。

17 有关该项研究的综述，参考 : J. E. LeDoux, "Feelings: What Are They and How Does the Brain Make Them?," *Daedalus* 144, no. 1 (2015): 96.111。也可参考 :J. E. LeDoux and R. Brown, "A Higher-Order Theory of Emotional Consciousness," *Proceedings of the National Academy of Sciences* (2017), https://doi. org/10.1073/pnas.1619316114; F. Rigoli, M. Ewbank, T. Dalgleish, and A. Calder, "Threat Visibility Modulates the Defensive Brain Circuit Underlying Fear and Anxiety," *Neuroscience Letters* 612 (2016): 7–13, https://doi.org/10.1016/ j.neulet.2015.11.026。

18 有关恐惧与焦虑，可参考 : Ame Öhman, "Fear and Anxiety: Overlaps and Dissociations," in *Handbook of Emotions*, 3rd ed., ed. Michael Lewis, Jeannette M. Haviland-Jones, and Lisa Feldman Barrett, 709–729 (New York: Guilford Press, 2008); C. A. Hartley and E. A. Phelps, "Anxiety and Decision-Making," *Biological Psychiatry* 72, no. 2 (2012): 113–118, https://doi.org/10.1016/ j.biopsych.2011.12.027; Y. Bar-Haim, A. Kerem, D. Lamy, and D. Zakay, "When Time Slows Down: The Influence of Threat on Time Perception in Anxiety," *Cognition and Emotion* 24, no. 2 (2010): 255–263, https://doi. or/10.1080/02699930903387603。

19 我们还探索了相反的模式，要求参与者先分散注意力，然后再诱导他们使用重评策略。然而，因为重评效果往往不佳，而且人们通常不会在有极端和强烈情绪的情况下使用它，所以我们没有发现切换到这种策略的明确模式。有关这些研究的更多信息，参考 : J. L. Birk and G. A. Bonanno, "When to Throw the Switch: The Adaptiveness of Modifying Emotion Regulation Strategies Based on Affective and Physiological Feedback," *Emotion* 16, no. 5 (2016): 657–670。相关的实验研究，可参考 : S. D. Ilan, R. Shafir, J. L. Birk, G. A. Bonanno, and G. Sheppes, "Monitoring in Emotion Regulation: Behavioral Decisions and Neural Consequences," *Social Cognitive and Affective Neuroscience* 1 (2020): 1–11。相关非实验性证据，参考 : T. Kato, "Development of the Coping Flexibility Scale: Evidence for the Coping Flexibility Hypothesis," *Journal of Counseling Psychology* 59, no. 2 (2012): 262–273, https://doi.org/10.1037/a0027770; T. Kato, "Testing of the Coping Flexibility Hypothesis Based on the Dual-Process Theory: Relationships Between Coping Flexibility and Depressive Symptoms," *Psychiatry Research* 230, no. 2 (2015): 137–142, https://doi.org/10.1016/ j.psychres.2015.07.030。

20 Ilan et al., "Monitoring in Emotion Regulation," 11.

21 参考 : J. S. Beer, E. A. Heerey, D. Keltner, D. Scabini, and R. T. Knight, "The Regulatory Function of Self-Conscious Emotion: Insights from Patients with

Orbitofrontal Damage," *Journal of Personality and Social Psychology* 85, no. 4 (2003): 594–604, https://doi.org/10.1037/0022-3514.85.4.594; A. Kitsantas, B. J. Zimmerman, and T. Cleary, "The Role of Observation and Emulation in the Development of Athletic Self-Regulation," *Journal of Educational Psychology* 92, no. 4 (2000): 811–817; C. G. Davey, N. B. Allen, B. J. Harrison, and M. Yücel, "Increased Amygdala Response to Positive Social Feedback in Young People with Major Depressive Disorder," *Biological Psychiatry* 69, no. 8 (2011): 734–741, https://doi.org/10.1016/j.biopsych.2010.12.004; Katherine A. Loveland, "Social-Emotional Impairment and Self-Regulation in Autism Spectrum," in *Emotional Development: Recent Research Advances*, ed. Jacqueline Nadel and Darwin Muir, 365–376 (Oxford: Oxford University Press, 2005)。

22　关于记忆的解构和重塑, 参考 : R. Bisaz, A. Travaglia, and C. M. Alberini, "The Neurobiological Bases of Memory Formation: From Physiological Conditions to Psychopathology," *Psychopathology* 47, no. 6 (2014): 347–356, https://doi.org/10.1159/000363702; R. A. Bryant and S. Datta, "Reconsolidating Intrusive Distressing Memories by Thinking of Attachment Figures," *Clinical Psychological Science* 7, no. 6 (2019): 1249–1256, https://doi.org/10.1177/2167702619866387; D. Schiller, M.-H. Monfils, C. M. Raio, D. C. Johnson, J. E. LeDoux, and E. A. Phelps, "Preventing the Return of Fear in Humans Using Reconsolidation Update Mechanisms," *Nature* 463, no. 7277 (2010): 49–53; J. L. C. Lee, "Memory Reconsolidation Mediates the Strengthening of Memories by Additional Learning," *Nature Neuroscience* 11, no. 11 (2008): 1264。

23　S. Dekel and G. A. Bonanno, "Changes in Trauma Memory and Patterns of Posttraumatic Stress," *Psychological Trauma: Theory, Research, Practice, and Policy* 5, no. 1 (2013): 26–34, https://doi.org/10.1037/a0022750. 其他案例, 参考 : C. F. Weems, J. D. Russell, D. M. Banks, R. A. Graham, E. L. Neill, and B. G. Scott, "Memories of Traumatic Events in Childhood Fade After Experiencing Similar Less Stressful Events: Results from Two Natural Experiments," *Journal of Experimental Psychology: General* 143, no. 5 (2014): 2046–2055, https://doi.org/10.1037/xge0000016。

24　Bryant and Datta, "Reconsolidating Intrusive Distressing Memories."

25　S. Chen and G. A. Bonanno, "Components of Emotion Regulation Flexibility: Linking Latent Profiles to Symptoms of Depression and Anxiety," *Clinical Psychological Science* 9(2), 236–251 (2021), https://doi.org/10.1177/2167702620956972.

第八章　变得灵活

1　Amy Wolf, "Why Does It Take Humans So Long to Mature Compared to Other Animals? Look to Your Neurons!," Vanderbilt University, https://news.vanderbilt.edu/2018/10/30/why-does-it-take-humans-so-long-to-mature-compared-to-other-animals-look-to-your-neurons. 关于已发表的研究，参考：S. Herculano-Houzel, "Longevity and Sexual Maturity Vary Across Species with Number of Cortical Neurons, and Humans Are No Exception," *Journal of Comparative Neurology* 527, no. 10 (2019): 1689–1705。

2　N. Emese, "Is Newborn Smiling Really Just a Reflex? Research Is Challenging Our Textbooks," *The Conversation*, n.d., https://theconversation.com/is-newborn-smiling-really-just-a-reflex-research-is-challenging-the-textbooks-105220. 也可参考：E. Nagy, "The Newborn Infant: A Missing Stage in Developmental Psychology," *Infant and Child Development* 20, no. 1 (2011): 3–19, https://doi.org/10.1002/icd.683。

3　参考：G. D. Heyman and B. J. Compton, "Context Sensitivity in Children's Reasoning About Ability Across the Elementary School Years," *Developmental Science* 9, no. 6 (2006): 616–627; T. Imada, S. M. Carlson, and S. Itakura, "East–West Cultural Differences in Context-Sensitivity Are Evident in Early Childhood," *Developmental Science* 16, no. 2 (2013): 198–208; M. Köster, J. Castel, T. Gruber, and J. Kärtner, "Visual Cortical Networks Align with Behavioral Measures of Context-Sensitivity in Early Childhood," *NeuroImage* 163 (2017): 413–418, https://doi.org/10.1016/j.neuroimage.2017.08.008。

4　相关研究的细节，参考：W. F. Arsenio, S. Cooperman, and A. Lover, "Affective Predictors of Preschoolers' Aggression and Peer Acceptance: Direct and Indirect Effects," *Developmental Psychology* 36, no. 4 (2000): 438; K. A. Buss, R. J. Davidson, N. H. Kalin, and H. H. Goldsmith, "Context-Specific Freezing and Associated Physiological Reactivity as a Dysregulated Fear Response," *Developmental Psychology* 40, no. 4 (2004): 583。

5　相关研究综述：E. A. Skinner and M. J. Zimmer-Gembeck, "The Development of Coping," *Annual Review of Psychology* 58 (2007): 119–144; K. A. Babb, L. J. Levine, and J. M. Arseneault, "Shifting Gears: Coping Flexibility in Children with and Without ADHD," *International Journal of Behavioral Development* 34, no. 1 (2010): 10–23; E. L. Davis, L. J. Levine, H. C. Lench, and J. A. Quas, "Metacognitive Emotion Regulation: Children's Awareness That Changing Thoughts and Goals Can Alleviate Negative Emotions," *Emotion* 10, no. 4 (2010): 498–510, https://doi.org/10.1037/a0018428。

6 关于研究的更多信息，参考：S. D. Espinet, J. E. Anderson, and P. D. Zelazo, "Reflection Training Improves Executive Function in Preschool-Age Children: Behavioral and Neural Effects," *Developmental Cognitive Neuroscience* 4 (2013): 3–15; P. D. Zelazo, "Executive Function: Reflection, Iterative Reprocessing, Complexity, and the Developing Brain," *Developmental Review* 38 (2015): 55–68; J. Shrager and R. S. Siegler, "SCADS: A Model of Children's Strategy Choices and Strategy Discoveries," *Psychological Science* 9, no. 5 (1998): 405–410; M. W. Alibali, "How Children Change Their Minds: Strategy Change Can Be Gradual or Abrupt," *Developmental Psychology* 35, no. 1 (1999): 127; Davis et al., "Metacognitive Emotion Regulation"。

7 B. B. R. Rossman, "School-Age Children's Perceptions of Coping with Distress: Strategies for Emotion Regulation and the Moderation of Adjustment," *Journal of Child Psychology and Psychiatry* 33, no. 8 (1992): 1375.

8 B. E. Compas, J. K. Connor-Smith, H. Saltzman, A. H. Thomsen, and M. E. Wadsworth, "Coping with Stress During Childhood and Adolescence: Problems, Progress, and Potential in Theory and Research," *Psychological Bulletin* 127, no. 1 (2001): 87, 89.

9 关于有意识和无意识过程，有大量的、源源不断的阅读资料。在此，我特别推荐以下综述：Stanislas Dehaene, *Consciousness and the Brain: Deciphering How the Brain Codes Our Thoughts* (New York: Penguin, 2014)。

10 参考：W. Schneider and R. M. Shiffrin, "Controlled and Automatic Human Information Processing: I. Detection, Search, and Attention," *Psychological Review* 84, no. 1 (1977): 1; R. M. Shiffrin and W. Schneider, "Controlled and Automatic Human Information Processing: II. Perceptual Learning, Automatic Attending and a General Theory," *Psychological Review* 84, no. 2 (1977): 127。

11 A. G. Wheaton, D. P. Chapman, L. R. Presley-Cantrell, J. B. Croft, and D. R. Roehler, "Drowsy Driving-19 States and the District of Columbia, 2009–2010," *Morbidity and Mortality Weekly Report* 61, no. 51 (2013): 1033.

12 Heyman and Compton, "Context Sensitivity in Children's Reasoning About Ability."

13 有关该研究的详细信息，可参考：B. K. Payne, "Prejudice and Perception: The Role of Automatic and Controlled Processes in Misperceiving a Weapon," *Journal of Personality and Social Psychology* 81, no. 2 (2001): 181; B. K. Payne, A. J. Lambert, & L. L. Jacoby, (2002). "Best Laid Plans: Effects of Goals on Accessibility Bias and Cognitive Control in Race-Based Misperceptions of Weapons," *Journal of Experimental Social Psychology* 38, no. 4 (2002): 384–396, https://doi.org/10.1016/S0022-1031(02)00006-9; B. K. Payne, "Conceptualizing

Control in Social Cognition: How Executive Functioning Modulates the Expression of Automatic Stereotyping." *Journal of Personality and Social Psychology* 89, no 4, (2005): 488。

14 L. E. Williams, J. A. Bargh, C. C. Nocera, and J. R. Gray, "The Unconscious Regulation of Emotion: Nonconscious Reappraisal Goals Modulate Emotional Reactivity," *Emotion* 9, no. 6 (2009): 847. 关于自动形成策略的使用之综述，参考：I. B. Mauss, S. A. Bunge, and J. J. Gross, "Automatic Emotion Regulation," *Social and Personality Psychology Compass* 1, no. 1 (2007): 146–167, https://doi.org/10.1111/j.1751-9004.2007.00005.x; A. Gyurak, J. J. Gross, and A. Etkin, "Explicit and Implicit Emotion Regulation: A Dual-Process Framework," *Cognition and Emotion* 25, no. 3 (2011): 400–412, https://doi.org/10.1080/0269 9931.2010.544160。

15 参考：I. S. Gallo, A. Keil, K. C. McCulloch, B. Rockstroh, and P. M. Gollwitzer, "Strategic Automation of Emotion Regulation," *Journal of Personality and Social Psychology* 96, no. 1 (2009): 11。

16 参考：A. Etkin, T. Egner, D. M. Peraza, E. R. Kandel, and J. Hirsch, "Resolving Emotional Conflict: A Role for the Rostral Anterior Cingulate Cortex in Modulating Activity in the Amygdala," *Neuron* 51, no. 6 (2006): 871–882。

17 关于断肢痛的综述，参考：B. Subedi and G.T. Grossberg, "Phantom Limb Pain: Mechanisms and Treatment Approaches," *Pain Research and Treatment* (2011): 864,605, https://doi.org/10.1155/2011/864605。

第九章　说给自己听

1 S. S. Carson, C. E. Cox, S. Wallenstein, L. C. Hanson, M. Danis, J. A. Tulsky, E. Chai, and J. E. Nelson, "Effect of Palliative Care–Led Meetings for Families of Patients with Chronic Critical Illness: A Randomized Clinical Trial," *JAMA* 316, no. 1 (2016): 51–62.

2 H. G. Prigerson, M. Viola, C. R. Brewin, C. Cox, D. Ouyang, M. Rogers, C. X. Pan, et al., "Enhancing and Mobilizing the Potential for Wellness and Emotional Resilience (EMPOWER) Among Surrogate Decision-Makers of ICU Patients: Study Protocol for a Randomized Controlled Trial," *Trials* 20, no. 1 (2019): 408.

3 有关提高乐观情绪的干预措施的综述，参考：J. M. Malouff and N. S. Schutte, "Can Psychological Interventions Increase Optimism? A Meta-Analysis," *Journal of Positive Psychology* 12, no. 6 (2017): 594–604, https://doi.org/10.1080/174397 60.2016.1221122。有关"最好的自己"的干预方法，参考：Y. M. C. Meevissen, M.

L. Peters, and H. J. E. M. Alberts, "Become More Optimistic by Imagining a Best Possible Self: Effects of a Two Week Intervention," *Journal of Behavior Therapy and Experimental Psychiatry* 42, no. 3 (2011): 371–378, https://doi.org/10.1016/j.jbtep.2011.02.012。

4　参考：N. Garnefski, V. Kraaij, M. Benoist, Z. Bout, E. Karels, and A. Smit, "Effect of a Cognitive Behavioral Self-Help Intervention on Depression, Anxiety, and Coping Self-Efficacy in People with Rheumatic Disease," *Arthritis Care and Research* 65, no. 7 (2013): 1077–1084; M. A. Martin, C. D. Catrambone, R. A. Kee, A. T. Evans, L. K. Sharp, C. Lyttle, C. Rucker-Whitaker, K. B. Weiss, J. J. Shannon, and the CHIRAH investigative team, "Improving Asthma Self-Efficacy: Developing and Testing a Pilot Community-Based Asthma Intervention for African American Adults," *Journal of Allergy and Clinical Immunology* 123, no. 1 (2009): 153–159.e3; C. Laureano, H. W. Grobbelaar, and A. W. Nienaber, "Facilitating the Confidence in Coping and Psychological Well-Being of Student Rugby Players," *South African Journal of Psychology* 44, no. 4 (2014): 483–497, https:// doi.org/10.1016/j.jaci.2008.10.057; S. R. Liu and M. Kia-Keating, "Improving Confidence in Coping Among Distressed Students After Exposure to University Mass Violence: A Pilot Online Intervention," *Journal of College Student Psychotherapy* 32, no. 3 (2018): 199–219。

5　参考：M. Boekaerts, "The Adaptable Learning Process: Initiating and Maintaining Behavioural Change," *Applied Psychology* 41, no. 4 (1992): 377–397; M. Gregoire, "Is It a Challenge or a Threat? A Dual-Process Model of Teachers' Cognition and Appraisal Processes During Conceptual Change," *Educational Psychology Review* 15, no. 2 (2003): 147–179。

6　J. Tomaka, J. Blascovich, J. Kibler, and J. M. Ernst, "Cognitive and Physiological Antecedents of Threat and Challenge Appraisal," *Journal of Personality and Social Psychology* 73 (1997): 63–72.

7　参考：I. S. Gallo, A. Keil, K. C. McCulloch, B. Rockstroh, and P. M. Gollwitzer, "Strategic Automation of Emotion Regulation," *Journal of Personality and Social Psychology* 96, no. 1 (2009): 11; T. L. Webb and P. Sheeran, "How Do Implementation Intentions Promote Goal Attainment? A Test of Component Processes," *Journal of Experimental Social Psychology* 43, no. 2 (2007): 295–302, https://doi.org/10.1016/j.jesp.2006.02.001。

8　为了捕捉情绪调节（modulation of emotional feelings），我们需要增加相对客观的测量，例如心率和面部肌电图，参考：Z. Zhu and G. A. Bonanno, "Affective Flexibility: Relations to Expressive Flexibility, Feedback, and Depression," *Clinical Psychological Science* 5, no. 6 (2017), https://doi.

org/10.1177/2167702617717337。

9 P. E. S. Schartau, T. Dalgleish, and B. D. Dunn, "Seeing the Bigger Picture: Training in Perspective Broadening Reduces Self-Reported Affect and Psychophysiological Response to Distressing Films and Autobiographical Memories," *Journal of Abnormal Psychology* 118, no. 1 (2009): 15.

10 S. Christou-Champi, T. F. D. Farrow, and T. L. Webb, "Automatic Control of Negative Emotions: Evidence That Structured Practice Increases the Efficiency of Emotion Regulation," *Cognition and Emotion* 29, no. 2 (2015): 319–331, https://doi.org/10.1080/02699931.2014.901213.

11 参考：E.-W. Park, F. Tudiver, J. K. Schultz, and T. Campbell, "Does Enhancing Partner Support and Interaction Improve Smoking Cessation? A Meta-Analysis," *Annals of Family Medicine* 2, no. 2 (2004): 170–174; N. El-Bassel, A. Ivanoff, R. F. Schilling, L. Gilbert, D. Borne, and D.-R. Chen, "Preventing HIV/AIDS in Drug-Abusing Incarcerated Women Through Skills Building and Social Support Enhancement: Preliminary Outcomes," *Social Work Research* 19, no. 3 (1995): 131–141。

12 B. H. O'Connell, D. O'Shea, and S. Gallagher, "Enhancing Social Relationships Through Positive Psychology Activities: A Randomised Controlled Trial," *Journal of Positive Psychology* 11, no. 2 (2016): 149–162.

13 有关自我对话，参考：Alexander T. Latinjak, "Locating Self-Talk in the Knowledge Map of Sport and Exercise Psychology," in *Self-Talk in Sport*, ed. Alexander T. Latinjak and Antonis Hatzigeorgiadis, 1–10 (New York: Routledge, 2020); Julian Fritsch and Darko Jekauc, "Self-Talk and Emotion Regulation," in Latinjak and Hatzigeorgiadis, *Self-Talk in Sport*, 64–76; Ellen L. Usher and Dale H. Schunk, "Social Cognitive Theoretical Perspective of Self-Regulation," in *Handbook of Self-Regulation of Learning and Performance*, 2nd ed., ed. Dale H. Schunk and Jeffrey A. Greene, 19–35 (New York: Routledge, 2018)。

14 I. Senay, D. Albarracín, and K. Noguchi, "Motivating Goal-Directed Behavior Through Introspective Self-Talk: The Role of the Interrogative Form of Simple Future Tense," *Psychological Science* 21, no. 4 (2010): 499–504, https://doi.org/10.1177/0956797610364751; P. K. Oleś, T. M. Brinthaupt, R. Dier, and D. Polak, "Types of Inner Dialogues and Functions of Self-Talk: Comparisons and Implications," *Frontiers in Psychology* 11 (2020): 227.

15 关于自我对话，特别是远距离自我对话，推荐参考：Ethan Kross, *Chatter: The Voice in Our Head. Why It Matters, and How to Harness It* (New York: Crown, 2020)。关于远距离自我对话，推荐参考：E. Kross, E. Bruehlman-Senecal, J. Park, A. Burson, A. Dougherty, H. Shablack, R. Bremner, J. Moser,

and O. Ayduk, "Self-Talk as a Regulatory Mechanism: How You Do It Matters," *Journal of Personality and Social Psychology* 106, no. 2 (2014): 304; A. Orvell, B. D. Vickers, B. Drake, P. Verduyn, O. Ayduk, J. Moser, J. Jonides, and E. Kross, "Does Distanced Self-Talk Facilitate Emotion Regulation Across a Range of Emotionally Intense Experiences?," *Clinical Psychological Science* (2020), https://doi.org/10.1177/2167702620951539; A. Orvell, Ö. Ayduk, J. S. Moser, S. A. Gelman, and E. Kross, "Linguistic Shifts: A Relatively Effortless Route to Emotion Regulation?," *Current Directions in Psychological Science* 28, no. 6 (2019): 567–573。

16 James C. Coyne, Camille B. Wortman, and Darrin R. Lehman, "The Other Side of Support: Emotional Overinvolvement and Miscarried Helping," in *Marshaling Social Support: Formats, Processes, and Effects*, ed. Benjamin H. Gottlieb, 305–330 (Thousand Oaks, CA: Sage, 1988); J. C. Coyne, "Depression and the Response of Others," *Journal of Abnormal Psychology* 85 (1976): 186–193, https:// doi.org/10.1037/0021-843X.85.2.186; E. D. Diminich and G. A. Bonanno, "Faces, Feelings, Words: Divergence Across Channels of Emotional Responding in Complicated Grief," *Journal of Abnormal Psychology* 123 (2014): 350–361.

第十章　新冠疫情暴发

1 《中国—世界卫生组织新冠病毒溯源联合研究报告》["Report of the WHO-China Joint Mission on Coronavirus Disease 2019 (COVID-19)"]，2020 年 2 月 16 日至 24 日，www.who.int/docs/default-source/corona viruse/who-china-joint-mission-on-covid-19-final-report.pdf。也可参考：Derrick Bryson Taylor, "A Timeline of the Coronavirus," *New York Times*, January 10, 2021, www.nytimes.com/article/coronavirus-timeline.html。

2 "Cumulative Reported Cases of Probable SARS, 1 November 2002–11 July 2003," World Health Organization, www.who.int/csr/sars/country/2003_07_11/en.

3 K.-S. Yuen, Z.-W. Ye, S.-Y. Fung, C.-P. Chan, and D.-Y. Jin, "SARS-CoV-2 and COVID-19: The Most Important Research Questions," *Cell and Bioscience* 10, no. 40 (2020), https://doi.org/10.1186/s13578-020-00404-4.

4 R. Woelfel, V. M. Corman, W. Guggemos, M. Seilmaier, S. Zange, M. A. Müller, D. Niemeyer, et al., "Virological Assessment of Hospitalized Cases of Coronavirus Disease 2019," *MedRxiv*, 2020.03.05.20030502, https://doi.org/10.1101/2020.03.0 5.20030502.

5　B. Carey and J. Glanz, "Travel from New York City Seeded Wave of U.S. Outbreaks," *New York Times*, May 7, 2020, www.nytimes.com/2020/05/07/us/new-york-city-coronavirus-outbreak.html.

6　W. Wan, "The Coronavirus Pandemic Is Pushing America into a Mental Health Crisis," *Washington Post*, May 4, 2020, www.washingtonpost.com/health/2020/05/04/mental-health-coronavirus.

7　J. Aschenbach, "Coronavirus Is Harming the Mental Health of Tens of Millions of People in the U.S., New Poll Finds," *Washington Post*, April 2, 2020, www.washingtonpost.com/health/coronavirus-is-harming-the-mental-health-of-tens-of-millions-of-people-in-us-new-poll-finds/2020/04/02/565e6744-74ee-11 ea-85cb-8670579b863d_story.html; A. Kirzinger, A. Kearney, L. Hamel, and M. Brodie, "KFF Health Tracking Poll—Early April 2020: The Impact of Coronavirus on Life in America," Kaiser Family Foundation (KFF), April 2, 2020, www.kff.org/coronavirus-covid-19/report/kff-health-tracking-poll-early-april-2020.

8　Aschenbach, "Coronavirus Is Harming the Mental Health of Tens of Millions."

9　这些评论及本段其他评论均引自或转述自我所做的现场问答, 问答详情已作为专家评论发表于心理科学协会的网站。G. A. Bonanno, "APS Backgrounder Series. Psychological Science and COVID-19: Remaining Resilient During a Pandemic," Association for Psychological Science, March 30, 2020, www.psychologicalscience.org/news/backgrounders/backgrounder-1-resilient.html.